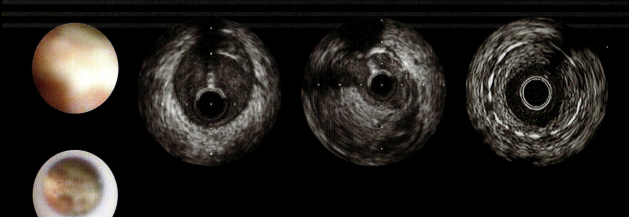

血管内イメージング
パーフェクトガイド

編著 **本江純子** 菊名記念病院 循環器センター センター長

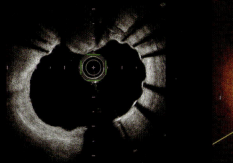
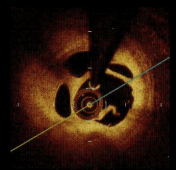
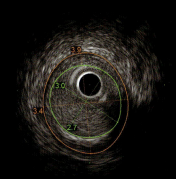
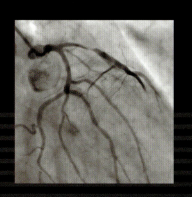
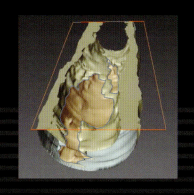
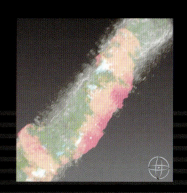

日本医事新報社

序文

　1989年10月，世界で初めてIVUSが臨床応用された。まだステントがない時代で，当時用いられたのは機械走査式20MHzのIVUSカテーテルであった。ヒト剖検血管を用いた観察は行われていたものの，実際にIVUSで冠動脈を観察してみると，毎回新たな発見があり，まさに新鮮な驚きの連続だった。冠動脈内をヒラヒラと動いているものを見つけては，「これは何だ，フラップか？」など言い合い，カテ室は興奮の渦に包まれていた。その後は臨床例が増加し，1996年からはわが国でもIVUS保険適用となった。

　血管内視鏡が臨床応用されたのは，1983年に遡る。その後はわが国でも独自の進化を遂げ，2000年には世界に先駆けて保険適用となった。さらには近赤外線を用いて冠動脈を観察するOCTが開発され，2008年10月から保険での使用が可能となった。プレッシャーワイヤも含めて，これだけのイメージングデバイスがすべて保険で使用できるのは日本だけであり，きわめて贅沢な環境下にあることは認識するべきであろう。イメージングデバイスの選択肢が多数ある場合，「どの症例で何を使用するべきか」という別の悩みが生じてくる。各モダリティにはそれぞれの強みと弱点があり，それらを認識した上で症例に応じて適切なデバイスを選択する必要がある。

　本書では，3種類のイメージングデバイスについて，基礎的知識をふまえた上で，各モダリティを実際どのようにPCIで使用するかを明確にしたいと考えた。どのような症例でどのモダリティを選択し，実際に使う際のポイントやコツについて，経験豊富な先生方に解説して頂いた。具体的な使い分けや複雑病変に対する使い方については，複数の先生方に，特にこだわっている点についても執筆をお願いした。このような企画・出版にご尽力してくださった日本医事新報社の皆様方に，感謝を申し上げたい。

　イメージングモダリティは，あくまでもCAGを補完する観血的検査法である。この点をふまえ，PCI施行前・イメージング画像を見る前に，CAGを十分に読影しておく必要があることを，最後に強調したい。

2018年6月

菊名記念病院 循環器センター センター長

本江純子

執筆者一覧

編著

本江純子　　菊名記念病院 循環器センター センター長

執筆者（執筆順）

山口敏和　　あいちハートクリニック 診療技術部 部長/事務長
井上良和　　名古屋ハートセンター 臨床工学部
伊藤朋晃　　小倉記念病院 検査技師部工学課 主任
道明武範　　小倉記念病院 循環器内科 部長
倉田直哉　　関西労災病院 臨床工学室
北原秀喜　　千葉大学大学院医学研究院 循環器内科学
上月　周　　大阪府済生会中津病院 循環器内科
深町大介　　日本大学医学部附属板橋病院 循環器内科
平田和也　　札幌ハートセンター 札幌心臓血管クリニック 臨床工学部
管家鉄平　　華岡青洲記念心臓血管クリニック 医長
鈴木智詞　　大阪警察病院 循環器内科
樋口義治　　大阪警察病院 循環器内科 部長
門平忠之　　千葉大学大学院医学研究院 循環器内科学
小林欣夫　　千葉大学大学院医学研究院 循環器内科学 教授
伊藤良明　　済生会横浜市東部病院 循環器内科/心臓血管センター センター長/
　　　　　　インターベンションセンター センター長
名越良治　　大阪済生会中津病院 循環器内科
志手淳也　　大阪済生会中津病院 副院長/循環器内科 部長
松岡　宏　　愛媛県立中央病院 医局長
寺本智彦　　一宮西病院 循環器内科 部長
山本裕之　　神戸大学大学院医学研究科 内科学講座・循環器内科学分野
新家俊郎　　昭和大学医学部 内科学講座・循環器内科部門 教授
廣畑　敦　　心臓病センター榊原病院 内科主任部長
嶋村邦宏　　和歌山県立医科大学 循環器内科
久保隆史　　和歌山県立医科大学 循環器内科 准教授
河合健志　　兵庫医科大学 冠疾患科
石原正治　　兵庫医科大学 冠疾患科 主任教授
中村　茂　　京都桂病院 副院長/心臓血管センター 所長
藤井健一　　東宝塚さとう病院 循環器内科 部長
上田恭敬　　国立病院機構大阪医療センター 循環器内科 科長

村松　崇	藤田保健衛生大学 心臓血管センター／循環器内科 准教授
髙木　厚	埼玉県済生会川口総合病院 循環器内科 主任部長／副院長
足利貴志	武蔵野赤十字病院 循環器科 部長
松尾浩志	八尾徳洲会総合病院 循環器内科 部長
横井雅史	豊橋ハートセンター 循環器内科
寺島充康	豊橋ハートセンター 循環器内科 部長
村里嘉信	九州医療センター 循環器内科 医長
武藤光範	菊名記念病院 循環器内科 部長
上野勝己	松波総合病院 循環器内科 心臓疾患センター長
栗山根廣	宮崎市郡医師会病院 循環器内科 科長
米津太志	土浦協同病院 循環器内科 科長
高山忠輝	日本大学医学部内科学系 循環器内科学分野 准教授
小林智子	京都桂病院 心臓血管センター・内科 部長
久米輝善	川崎医科大学 循環器内科学 講師
上村史朗	川崎医科大学 循環器内科学 教授
羽原誠二	倉敷中央病院 循環器内科 部長
南本祐吾	横浜市立大学附属市民総合医療センター 心臓血管センター
日比　潔	横浜市立大学附属市民総合医療センター 心臓血管センター 准教授
石原隆行	関西労災病院 循環器内科 冠血管治療チーム主任
粟田政樹	大阪医療センター 循環器内科
園田信成	産業医科大学医学部 第2内科学 准教授／循環器内科副診療科長
中野将孝	東海大学医学部付属病院 内科学系循環器内科学 講師
成瀬寛之	藤田保健衛生大学 臨床検査科 准教授
尾崎行男	藤田保健衛生大学 循環器内科 講座教授
大倉宏之	奈良県立医科大学 循環器内科 准教授
川崎雅規	岐阜大学附属病院 循環器内科 准教授
角田恒和	土浦協同病院 循環器内科 部長
小宮山英徳	日本医科大学千葉北総病院 循環器内科
高野雅充	日本医科大学千葉北総病院 循環器内科 准教授
柏木　学	和歌山県立医科大学 循環器内科
赤阪隆史	和歌山県立医科大学 循環器内科 教授
廣　高史	日本大学医学部内科学系 循環器内科学分野 診療教授
岡村誉之	山口大学大学院医学系研究科 器官病態内科学 講師
藤村達大	山口大学大学院医学系研究科 器官病態内科学

目 次

基礎編

1　カテーテル室スタッフの対応
- ① IVUS使用時 …………………………………………………… 2
- ② OCT／OFDI使用時 ……………………………………………… 6
- ③ 血管内視鏡使用時 ……………………………………………… 14

2　カテーテルの種類・セットアップ・操作と計測のコツ
- ① IVUSカテーテル ………………………………………………… 17
- ② OCT／OFDIカテーテル ………………………………………… 23
- ③ 血管内視鏡カテーテル ………………………………………… 30

3　PCIに必要な読影の基礎知識・アーチファクト
- ① IVUS ……………………………………………………………… 36
- ② OCT／OFDI ……………………………………………………… 49
- ③ 血管内視鏡 ……………………………………………………… 55

4　虚血評価
- IVUSおよびOCT／OFDI …………………………………………… 60

実践編

5　適　応
- ① この病変にはIVUS！ …………………………………………… 66
- ② この病変にはOCT／OFDI！ …………………………………… 73
- ③ この病変には血管内視鏡！ …………………………………… 80

6　ステントの留置方法（サイズ，長さ，ランディングゾーン）・エンドポイントの決め方
- ① IVUS ……………………………………………………………… 87
- ② OCT／OFDI ……………………………………………………… 94

7　PCI合併症予測とその対策
- ① IVUS ……… 102
- ② OCT／OFDI ……… 107
- ③ 血管内視鏡 ……… 114

8　イメージングモダリティの使い分け
- ① 私の使い分け：part 1 ……… 118
- ② 私の使い分け：part 2 ……… 124
- ③ 私の使い分け：part 3 ……… 132

9　生体吸収性スキャフォールドにおける血管内イメージングの役割
- IVUSおよびOCT／OFDI ……… 138

10　イメージングデバイスの合併症と対策
- ① IVUS ……… 145
- ② OCT／OFDI ……… 151
- ③ 血管内視鏡 ……… 156

応用編

11　分岐部病変に対するイメージングガイド下PCI
- ① part 1 ……… 160
- ② part 2 ……… 166

12　石灰化病変に対するイメージングガイド下PCI
- ① part 1 ……… 172
- ② part 2 ……… 181

13　急性冠症候群に対するイメージングガイド下PCI
- ① IVUS ……… 194
- ② OCT／OFDI：part 1 ……… 198
- ③ OCT／OFDI：part 2 ……… 205
- ④ 血管内視鏡 ……… 213

14　ステントを使用しないイメージングガイド下PCI
- ① part 1 ……… 217
- ② part 2 ……… 228

15 ステント再狭窄病変に対するイメージングガイド下PCI
　　IVUSおよびOCT／OFDI …………………………………………… 232

遠隔期の評価・薬物療法・新技術

16 ステント留置後遠隔期における血管反応と血管内イメージング
　　① IVUSおよびOCTによる評価 ………………………………… 238
　　② 血管内視鏡による評価 ………………………………………… 246

17 晩期合併症の予測因子
　　① IVUS …………………………………………………………… 251
　　② OCT／OFDI ………………………………………………… 257
　　③ 血管内視鏡 …………………………………………………… 263

18 血管内イメージングによる予後予測と予後改善効果
　　IVUSおよびOCT／OFDI …………………………………………… 271

19 薬物療法の効果
　　① IVUS …………………………………………………………… 276
　　② OCT／OFDI ………………………………………………… 283
　　③ 血管内視鏡 …………………………………………………… 287

20 次世代の血管内イメージング
　　① IVUS …………………………………………………………… 294
　　② OCT／OFDI ………………………………………………… 300
　　③ 血管内視鏡 …………………………………………………… 304

21 3次元血管内イメージングって素晴らしい！
　　① 3D-IVUS ……………………………………………………… 307
　　② 3D-OCT／OFDI …………………………………………… 312

略語一覧 …………………………………………………………… 318
索　　引 …………………………………………………………… 319

基礎編

1 カテーテル室スタッフの対応

① IVUS使用時

山口敏和，井上良和

　IVUSは，血管内超音波(intravascular ultrasound)の略称として用いられている。通常，超音波検査は非侵襲的な検査方法として知られているが，IVUSはカテーテルを使用して血管内から観察を行う侵襲的な検査方法である。術前に病変の形態や血管の径，長さなどの情報を得られ，手技をより正確に行うことができる。術中には解離や血腫などの合併症を発見することができるため，PCIの安全性を向上させることができる。術後においてはステントが適切に留置できたかどうかを評価することができるため，IVUSガイド下でのステント留置がPCI術後の再狭窄率を低下させるという報告もある。そのため，現在わが国で行われている多くのPCIでは，IVUSが活用されている。

1. IVUSの特徴と使用方法

　IVUSカテーテルを使用するためには，PCIを行う際に用いられるシステムと同様にガイディングカテーテル，ガイドワイヤが必要となる。IVUSではカテーテル先端についた超音波探触子(トランスデューサ)を血管内に挿入し，血管内から血管壁に向かって出された超音波信号の反射波を分析して画像化し，組織性状や形状を画像によって直接観察する。

　冠動脈造影(CAG)との違いは，血管内腔の影絵ではなく，血管の断面を観察することができる点にある。内腔ではなく，血管径を正確に計測(定量的評価)することが可能で，画像の濃淡で動脈硬化，石灰化，粥種の性状の診断ができる。また，中膜と内膜の境界(プラーク)，プラーク性状・分布，解離・血腫などの合併症，心外膜側・心筋側の方向，冠静脈，真腔・偽腔なども観察することができる。

　血管造影では，造影剤が満たされる内腔のみの表示になるため，びまん性病変ではCAGで50％狭窄であってもIVUSでは血管の内側から観察することで90％狭窄となり，評価方法により異なった結果になることがある(図1)。

　IVUSの利点として，正確な病変部の計測が可能，病変部のプラーク性状

の把握，治療デバイスの選択，および，より正確なサイズ選択，合併症の予測・評価，エンドポイントを決めやすい，などが挙げられる。

2. IVUSの原理

　パルスエコー法画像診断として実用化されているほとんどの医用超音波画像診断法の基礎は，パルスエコー法である。圧電結晶によって電気エネルギーを超音波パルスに変換し，反射された超音波を振動子で検出する。振動子は超音波エネルギーを電気エネルギーに戻し，これを増幅，フィルター処理することで画像化する（図2）。

　超音波は，近距離では平行発進したまま保ち続けるのでより良い画像を描出することができるが，遠距離ではしだいに分散されるので画像を描出でき

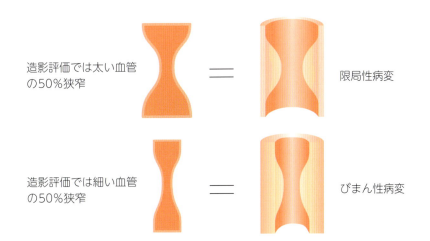

図1 ▶ IVUSとCAGの評価の違い

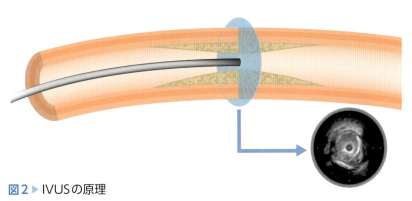

図2 ▶ IVUSの原理
超音波信号は血管壁に向かって送信され，血管壁にぶつかり反響し，その反射信号がシステムで受信される。システムは受診信号をグレースケールに変換し，画像構成する。遠いものは遠くに，近くのものは近くに表示され，硬いものは高輝度（白く）に，軟らかいものは低輝度（黒く）に描出される。

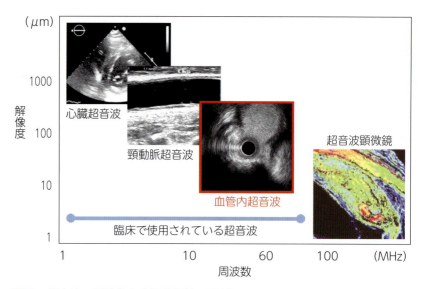

図3 ▶ 超音波の周波数と空間分解能の関係
高周波：解像度高い／深達度浅い，低周波：解像度低い／深達度深い
現在臨床で用いられている超音波の周波数と空間分解能の関係を示す。数MHz領域では心エコーなど内部臓器を観察するために用い，十数MHz領域では頸動脈・下肢エコーなど体表組織のエコー，血管内から観察するIVUSでは20〜60MHz領域が用いられている。それ以上の周波数では，超音波顕微鏡など臨床以外の分野でも用いられる。

ない場合がある。

　超音波の周波数が高いと解像度が高い画像が得られるが，深達度が浅くなる。周波数が低いと深達度が深く遠距離まで画像が構築できるが，得られる解像度が低くなってしまうのが超音波の特性である（図3）。

3. IVUS施行時のカテーテル室スタッフの役割と注意点

　PCIの現場でIVUSを使用する場合，介助者がカテーテルのセットアップを行い，術者がカテーテルを操作する。解析者は得られた画像に対し病変部の特徴や血管内で起こっている事象について術者にリアルタイムに伝え，治療方法を共有する。このように役割を分担することで円滑なPCIができる（図4）。

　通常使用するIVUSのカテーテルは1mm以下の先端シャフト径であるが，病変を通過させることにより血流障害が起こるため，心電図や血圧の変化などのバイタルを観察する必要がある。術者は透視画像を見ながら操作しているため，介助者，解析者を含むその他のスタッフがバイタルを観察する必要がある。IVUS施行時は，術者・介助者もプルバック中もしくはライブ中にIVUS画像を確認することができるが，術野では病変長以外を正確に計測することは困難である。解析者が術者の求めている情報を的確に提供するためには，術前のカンファレンスや術野の会話などから判断して計測を行わなければな

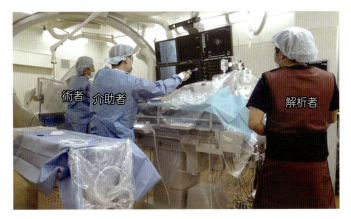

図4 ▶ 手術室レイアウト例

らない．血管径，病変長を計測し，バルーンのサイズ，ステントのサイズを考慮して準備する必要がある．そして，ステント留置後には，それが適切に行われたかを確認する．これらの情報を，術者，介助者，解析者を含むカテスタッフ全員で正確に共有することで，PCIの安全性を高め，質の高い治療を行うことができる．そのためには，スタッフ間のコミュニケーションが大切である．また，解析者の読影能力によって大きく左右されるため，カテーテル室スタッフは日頃からトレーニングする必要がある．

●文献

- ▶ 森野禎浩，他：今さら聞けないIVUS．メジカルビュー社，2008．
- ▶ 見目恭一，編：臨床工学技士 イエローノート 臨床編．メジカルビュー社，2013．
- ▶ 遠田栄一：コンパクト超音波シリーズVol4 心臓アトラス．ベクトル・コア，1995．
- ▶ 日本心血管インターベンション治療学会：心血管インターベンション技師(ITE)講習会テキスト．

1 カテーテル室スタッフの対応

② OCT／OFDI使用時

伊藤朋晃，道明武範

　OCT／OFDIの解像度は15〜20μmであり，IVUSと比較して約10倍の解像度を有するため，詳細な内腔表面の観察が可能である．現在使用されている第二世代のシステムは，周波数領域（frequency-domain：FD）を原理としたOPTIS™OCTイメージングシステムと，LUNAWAVE®OFDI血管内画像診断システムの2機種であり，使用本数は年々増加傾向にある（図1）．カテーテル室スタッフは，いつでも安全かつスムーズにOCT／OFDIを施行できるよう環境マネジメントを行う必要がある．実際にOCT／OFDIを行う時のワークフローを図2に示した．

1. OCT／OFDIの準備

　必要となる装置・器具について，表1（☞p8）に示す．

1）準備にあたっての注意点

　物品，器具出しは不潔にならないように注意する．カテーテルとドライブ接続部はヘパリン加生理食塩液に浸漬させると故障の原因となるので，トレイ内などに出すようなことはせず，清潔介助者に渡す．

　OCTガイド下PCIでは，血球除去のために造影剤や低分子デキストランが必須であるため，通常の検査・治療より造影剤使用量，フラッシュ溶液の

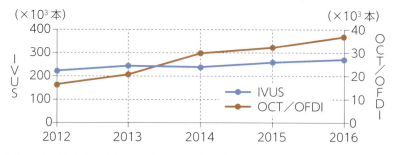

図1 ▶ IVUSとOCT／OFDIの使用本数の推移
IVUSの使用本数はほぼ一定であるが，OCT／OFDIの使用本数は増加している．
（矢野経済研究所のデータをもとに作成）

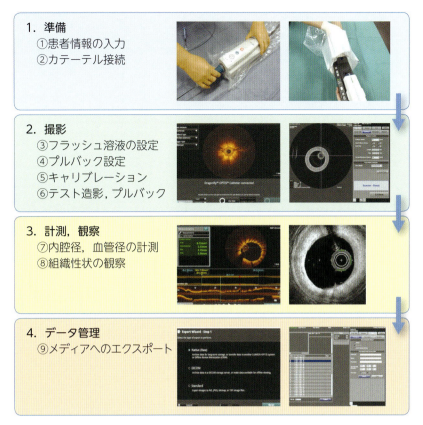

図2 ▶ OCT/OFDI使用時のワークフロー

注入量が増加する。造影剤腎症，ボリューム負荷による心不全の増悪などのリスクアセスメントを患者背景から事前に把握し，術中観察する必要がある。

2) 患者情報の確認

検査，治療でOCT/OFDIを使用するにあたり，事前に取得しておくべき項目として，①機能［推算糸球体濾過量（e-GFR，血清Cr値）］，②心機能［左室駆出分画（EF）］，③冠動脈入口部の病変の有無，が挙げられる。それぞれ，①造影剤腎症の合併の回避，②ボリュームの過負荷による，うっ血性心不全の合併の回避，③ガイディングカテーテルのエンゲージに影響が考えられる，などの理由による。

2. OCT/OFDIの撮影

OCT/OFDIの撮像のためには，冠動脈内にフラッシュ溶液注入による赤血球除去が必須となる。フラッシュの方法は，オートインジェクタを用いる方法と，三連活栓を使用する際に用いる，シリンジで手押しにより行う方法がある。いずれにしてもOCT/OFDIは，フラッシュ溶液をいかに効率的に

表1 ▶ OCT/OFDIに必要な装置・器具

装置・器具	備考・注意
イメージングシステム	—
カバー	—
オートインジェクタ，または三連／三方活栓	—
耐圧チューブ	—
シースイントロデューサ	—
ガイディングカテーテル	1.78mm以上の内腔を有し，側孔がないものが望ましい
Yコネクタ	—
ガイドワイヤ	最大ガイドワイヤ外径0.36mm（0.014インチ）
トルクデバイス	必要に応じて
造影剤（低分子デキストラン）	低分子デキストランは，デキストランに電解質成分が含有するもの（L注）と，ブドウ糖のみ含有するもの（糖注）がある。L注はそのままフラッシュ溶液として使用できるが，糖注はそのまま使用すると不整脈が起こる可能性があるため，塩化カリウム（KCl）を混注して使用する必要がある
ヘパリン加生理食塩液	—
シリンジ（ルアーロック機能を有するもの）	OCTのみ。ドライブモーターにカテーテルを接続すると同時にキャリブレーションが行われる。この時，カテーテルが回転するので断線予防のため，造影剤で満たしてから接続する

注入し，血流を除去するかが重要である。不足していると画像描出が不鮮明となる。反対に，過量であると前述のようにフラッシュ溶液（造影剤使用時）により造影剤腎症やうっ血性心不全を惹起する可能性がある。オートインジェクタの設定は施設ごとに工夫する必要がある。

1）フラッシュ溶液・プルバック速度

医師にフラッシュ溶液，プルバック速度の指示を受け，装置の設定を行う。それぞれの溶液に合った設定にされていない場合は，血管径などの計測値に誤差を生じる原因となるため，使用するフラッシュ溶液の種類（造影剤，低分子デキストラン，half saline）に合った設定を必ず選択する。

メーカー推奨ではないものの，屈折率を考慮した結果として，低分子デキストラン使用時のOCTでのフラッシュ溶液の選択（Flush Medium）はContrast：Saline＝1：1，OFDIではContrast 25％が精度の良い設定となる（図3）。

通常のOCT/OFDIガイド下PCIでは，速くかつ長くプルバックする設定が多いが，分岐部など鮮明な3D構築を想定したプルバックの場合，OCT［Hi-

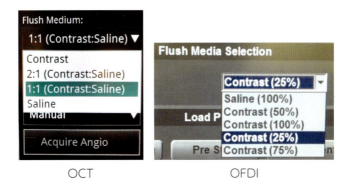

OCT　　　　　　　　　OFDI

図3 ▶ フラッシュ溶液の選択

表2 ▶ OCT/OFDIの各臨床試験でのオートインジェクタ使用条件

	OCT[1]	OFDI[2]
フラッシュ流速	4mL/秒	4mL/秒
フラッシュ量	14mL	16mL（総量）
オートインジェクタ内圧	300psi（20atm）	300psi（20atm）

＊：OFDIの臨床試験では造影剤を使用し，流速3～4mL/秒，総量12～16mLでフラッシュを行っている。

Res（プルバック長54mm）〕ではプルバック速度18mm/秒（10フレーム/mm），OFDI（20mm/秒）ではプルバック長130mm（7.9フレーム/mm）以下とすることで解析可能な画像描出が可能となる。指示がない場合は，確認を行う。

　なお，屈曲が強い血管では，高速プルバックを行うとプルバック中にカテーテルがローテーションして，断線の原因やオリエンテーションイメージが不確かになることがある。このような時は，プルバック速度を遅くするよう提案することでカテーテルのローテーションを回避できることがある。

　次に，オートインジェクタを用いてフラッシュを行う時の設定を示す。筆者らの施設（以下，当院）では，各試験で使用された条件（表2）をふまえ，インジェクタ内圧限界300psiは固定，LCA 3.5mL/秒（12～14mL），RCA 3mL/秒（10～12mL）を通常の設定として，対象となる血管径に応じて増減している。

低分子デキストランの準備方法

　低分子デキストランを使用する場合，外付けのオートインジェクタを使用する方法もあるが，OCT/OFDI撮影のたびにつなぎ替える煩わしさが生じる。そのため当院では，三方活栓をメインラインに追加して低分子デキスト

ラン点滴バックをつないでおき，オートインジェクタ，三連活栓使用（手押しによるフラッシュ）時ともに，撮影のたびにデキストランを輸液ラインからシリンジにて引き，手押しで冠動脈に注入している。施設によって様々な接続方法があると思われるが，ここから当院における低分子デキストラン接続方法，および接続時の注意点につき説明する。

　術者からラインを受け取り，通常の点滴のように滴下筒を押すと，マイクロバブルが発生する（図4）。当院では図5のように，滴下筒を逆さにしてゆっくりと液面を完全に満たし，ボトル内のエア抜きを兼ねて行っている。

　滴下筒がない輸液ラインでは，術者がシリンジに陰圧をかけるとマイクロバブルが発生するが，この時滴下筒が満たされていることでマイクロバブルが抜ける。このように，あらかじめ一手間かけることで，フラッシュに必要なデキストランをシリンジで引く際に生じるマイクロバブルを抜くことがで

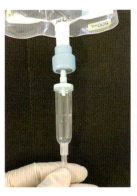 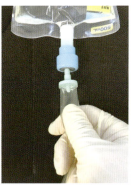 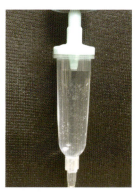

図4 ▶ 低分子デキストランのマイクロバブル
デキストランは粘度が高いため，点滴筒を押して液面を溜めるとマイクロバブルが発生する。

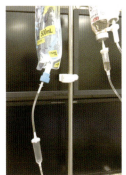 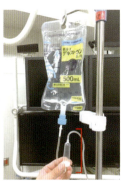 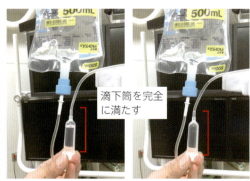

図5 ▶ マイクロバブル混入防止の工夫
滴下筒を反転させ，落差にて滴下筒液面を完全に満たす。こうすることで，フラッシュ時にシリンジにデキストランを引く際に，マイクロバブルが混入するのを防ぐことができる。

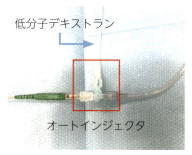
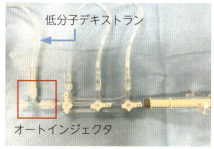

オートインジェクタ使用時　　　　　三連活栓使用時

図6 ▶ 低分子デキストランのライン接続例

きる．すなわち，術者がフラッシュのたびにマイクロバブルを除去する面倒な手間を減らすことができる（図6）．

2）キャリブレーション・テスト造影

　カテーテルの一番外側のリングが4つのキャリブレーション（calibration）マークと重なっていることを確認する．OCT/OFDIはオートキャリブレーションであるが，必要に応じてマニュアルで拡大/縮小して調整する（図7）．

　プルバックの前にテスト造影を行い，画像描出が鮮明であるかどうか確認することが重要である．スキャンを行い，テスト造影（少量フラッシュ）して，血管内腔から完全に血流の除去ができ，明瞭な画像が得られることを確認する（図8）．

　テスト造影で血流の除去が不十分な場合は，ガイディングカテーテルのエンゲージが不十分など適切なポジションでないことが原因として考えられる．ガイディングカテーテルが十分にエンゲージし適切なポジションであることを確認した後に，再度，テスト造影で画像を確認する．ほかに画像描出不良が生じる理由として，血管径が大きいことによるフラッシュ溶液の量の不足，病変の下流であることによるフラッシュ溶液の到達不良などが考えられる．

3．計測・観察

　計測，組織性状の読影は他項に譲る．血流の除去はOCT/OFDIにおいて必須であるが，言い換えれば一過性に虚血状態になることでもある．撮像後に，胸痛の有無，心電図ST上昇の有無を必ず確認する．その他，鮮明な画像描出のためガイディングカテーテルが深く入り過ぎてウェッジした時や，血流の除去のため造影剤注入量が過剰な場合にも，胸痛，心電図変化の原因となりうる．筆者は，フラッシュ時に非持続性の心室細動へ移行した症例を経験した．フラッシュ，プルバックした後には心電図変化の有無を確認する．

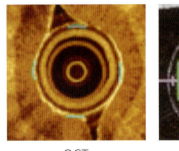 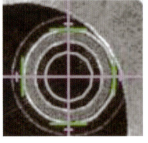

OCT　　　　　　　　OFDI

図7 ▶ リングとキャリブレーションマークの正しい位置関係

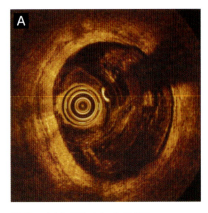 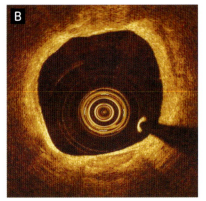

図8 ▶ 血流の除去による違い
A：血流の除去が不十分な状態
B：血流の除去が完全に行われている状態

4. データ管理

　　管理方法は施設ごとのルールに従って行う．この時，プルバックのRUNに，対象血管や"pre"，"post POBA"，"post Stent"など，誰が見返してもどのタイミングのプルバックであるかがわかるように，コメントを入力しておくことも大切である．

5. OCT／OFDI施行時のカテーテル室スタッフの役割と注意点

　　OCT／OFDIは，高解像度の特徴を活かし，今後もより細かな解剖，病変性状，ステント留置後の評価などの読影が進むことが考えられる．カテーテル室スタッフは，OCT／OFDIによって得られる情報と，画像描出に必須である造影剤／その他の溶液を冠動脈に注入することの間にはトレードオフがあると認識することが重要である．そのために，術者とは腎機能や心機能の情報共有を行い，患者にはフラッシュ前に声かけを行うことで不安感を取り

表3 ▶ OCT／OFDIで起こりうる有害事象

死亡	不安定狭心症
急性心筋梗塞	薬物反応
内出血・血腫	造影剤等へのアレルギー反応
心室細動を含む不整脈	感染
低血圧／高血圧	動静脈瘻
出血性合併症	空気塞栓
冠動脈スパスム	血管解離
虚血性脳血管障害	穿刺部出血
末梢塞栓	血管内血栓症
冠動脈またはバイパスグラフトの完全閉塞	悪心
冠動脈の破裂・穿孔・損傷	動悸

除き，不測の事態には迅速に対応する．OCT／OFDIでは表3のような有害事象発生の可能性があり，場合によっては外科的処置等を含む処置を行う必要性も考えられる．

　OCT／OFDIにおけるカテーテル室スタッフの対応は，確認（OCT／OFDIの適応，フラッシュ溶液の種類），評価（フラッシュ後の胸痛，心電図変化）を怠らないこと，ひと工夫［GuideLinerカテーテルの使用（☞p153, 169），低分子デキストランの準備など］することが，安全かつスムーズに手技を施行できる環境マネジメントの一歩につながると考える．

●文献

1) セント・ジュード・メディカル株式会社：SJM OCTイメージングカテーテル添付文書，2015年8月改訂（第5版）．
2) テルモ株式会社：ファーストビュー®添付文書，2013年6月26日改訂（第2版）．
▶ Ozaki Y, et al：Comparison of contrast media and low-molecular-weight dextran for frequency-domain optical coherence tomography. Circ J. 2012；76(4)：922-7.

1　カテーテル室スタッフの対応

③ 血管内視鏡使用時

倉田直哉

　血管内視鏡カテーテルは，様々ある画像イメージングモダリティの中で唯一実像をフルカラーで観察することのできるデバイスである．そのため，血栓や黄色プラークの検出，ステント留置後の新生内膜の評価にはきわめて有用である．しかし，これらを適切に評価するためには明瞭な画像を抽出することが重要であり，そのために血管内視鏡カテーテルの準備や操作を適切にする必要がある．カテーテルの準備や操作方法は他項に譲り，ここでは血管内視鏡時のコメディカルスタッフの役割と注意点について述べる．

1．血管内視鏡施行時のカテーテル室スタッフの役割と注意点

　現在，血管内視鏡カテーテルは主に血流維持型が使用されている．血流維持型カテーテルでは，低分子デキストランなどを持続的に投与することにより冠動脈の血流を排除しながら観察を行うが，血流排除に伴い様々なバイタルサインの変化が起きる．血管内視鏡施行時には，術者をはじめ他のスタッフも内視鏡画像に注視しがちで，バイタルサインの変化に気づくのが遅れることがある．そのため，コメディカルスタッフは画像のみならずバイタルサインの変化に注意する必要がある．以下に，血管内視鏡施行時によく起こる2つのバイタルサインの変化と，その際のコメディカルスタッフの対応について述べる．

1）心電図変化

　血管内視鏡施行の血流排除に伴い，一時的ではあるが心電図変化が起き（図1），患者は胸部違和感を訴えることがある．コメディカルスタッフは患者に対して適宜声をかけ，患者の表情を確認する必要がある．ただし患者によっては，声をかけても「大丈夫」と我慢してしまう場合もある．表情が強張っているなどの変化を認めることもあるため，ただ単に声をかけるだけでなく，表情を確認することも重要である．さらに，右冠動脈や環流域の大きい左回旋枝を観察する際に，血流排除に伴い徐脈となることもあるため（図2），薬剤（硫酸アトロピンなど）の準備をしておくことが大事である．変化が起こってからの準備では一歩出遅れるので，前もって準備しておくことが重要である．

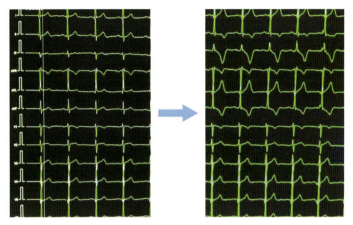

図1 ▶ 血管内視鏡施行時の心電図変化

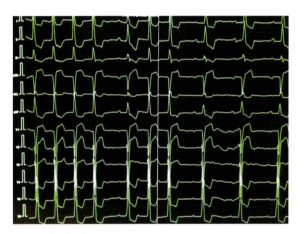

図2 ▶ 徐脈の心電図

2) 血圧変化

　血管内視鏡では，血流排除を完全にするためにガイディングカテーテルを深く挿入（ディープエンゲージ）したり，サポートカテーテル［GuideLiner（日本ライフライン社）など］を使用したりする．それに伴い血圧が低下することがあり（図3），患者が胸部違和感を訴えることがある．コメディカルスタッフは心電図変化時と同様に患者に対して適宜声をかけ，患者の表情を確認する必要がある．また，心電図変化の時と同様に患者によっては我慢をする場合もあるため，ただ単に声をかけるだけでなく表情を確認することが重要である．さらに，血圧低下時には一時的に輸液を速めるなどして対応する必要がある．また，ディープエンゲージやサポートカテーテルを挿入した時は，圧がなまってしまうこともある（図4）．術者が気づかない場合もあるため，術

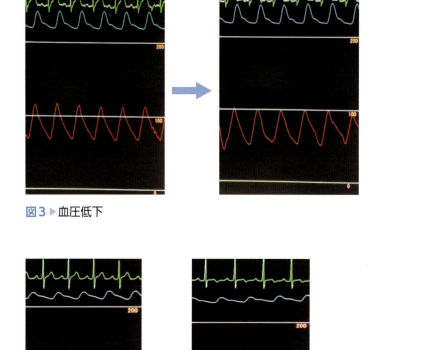

図3 ▶ 血圧低下

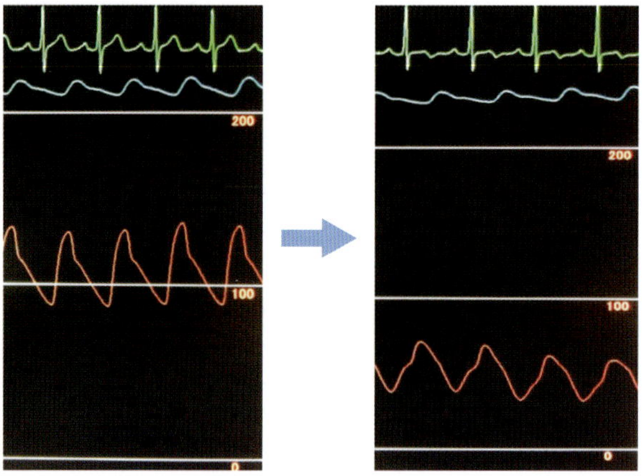

図4 ▶ 血圧のなまり

者に報告するとともに血管内視鏡施行時には非観血式血圧計（マンシェット）の測定間隔を一時的に短くして，血圧を適宜確認できるようにしておくことも大事である。

　血管内視鏡はわが国が世界に誇る検査法である。今後，生体吸収性スキャフォールドなどの新たなデバイスの登場に伴い，血管内視鏡による新たな知見が得られると期待され，今後も重要な検査法であると考える。その上で，検査を安全に行うためにはコメディカルスタッフの協力は必須であり，刻々と変化する患者のバイタルサインをしっかりと確認することが重要である。

基礎編

2　カテーテルの種類・セットアップ・操作と計測のコツ

① IVUSカテーテル

北原秀喜

1. IVUSカテーテルの種類

現在，わが国で臨床使用可能である主なIVUSカテーテルを示す。スキャン方式の違いにより，システムは以下の2つに大別される（図1，表1）。

1）機械走査式カテーテル

カテーテル先端付近に設置された単一の超音波探触子（トランスデューサ）を，カテーテル（プロテクトシース）内で機械的に回転させることで，全周性の断層画像を得るものである。したがって，必ずヘパリン加生理食塩液（生食）にてプロテクトシース内をフラッシュする必要がある。シース内でプルバックすることができるため，長軸方向の距離情報は比較的正確である。た

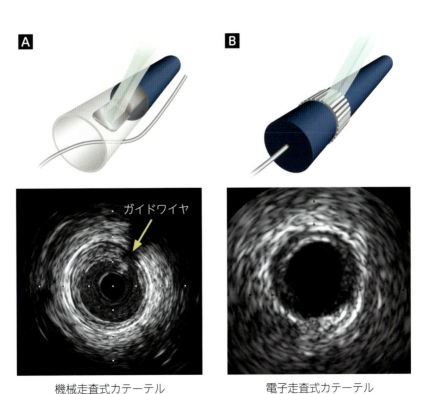

図1 ▶ IVUSカテーテルの種類

表1 ▶ わが国で臨床使用可能な主なIVUSカテーテル

名称	メーカー	方式	周波数(MHz)	最大回転数(rpm)	カテーテル外径(音響窓部／シャフト部)(Fr)
OPTICROSS	ボストン・サイエンティフィック	機械走査	40	1800	2.4／3.0
ViewIT®	テルモ	機械走査	40	1800	2.6／3.2
Navifocus®	テルモ	機械走査	40	1800	2.5／3.2
AltaView®	テルモ	機械走査	40／60	5400	2.6／3.0
EagleEye® Platinum	フィリップス	電子走査	20	1800	3.5／2.9
Revolution	フィリップス	機械走査	45	1800	3.2／3.5
TVC Insight™	ニプロ	機械走査	40	960	3.2／3.6
Kodama®	アシスト	機械走査	40／60	3600	3.2／3.6

名称	適合GC(Fr)	プルバック速度(mm／s)	プルバック長(cm)	コンソール	特殊解析アプリケーション
OPTICROSS	5	0.5〜1.0	10	iLab	iMAP
ViewIT®	5	0.5〜2.0	15	VISIWAVE／VISICUBE	IB-IVUS
Navifocus®	6	0.5〜2.0	15	VISIWAVE／VISICUBE	IB-IVUS
AltaView®	5	0.5〜9.0	15	VISICUBE	—
EagleEye® Platinum	5	0.5〜1.0*	13*	S5／S5i	ChromaFlo, Virtual Histology
Revolution	6	0.5〜1.0	15	S5／S5i	—
TVC Insight™	6	0.5	12	TVC	NIRS
Kodama®	6	0.5〜10.0	12	HDi	—

GC：ガイディングカテーテル，＊：R-100プルバックシステム使用時

だし，トランスデューサの不均一な回転による画像の歪み(non-uniform rotational distortion：NURD)が生じることがあるため注意が必要である。モノレール式の構造であるが，トランスデューサよりも先端側にガイドワイヤルーメンの出口(エグジットポート)があるため，撮像の際には必ずガイドワイヤアーチファクトが観察される。周波数は40〜45MHzが主流だが，最近では解像度の高い60MHzを用いたシステムも臨床導入されている。

2) 電子走査式カテーテル

カテーテル先端付近に64個のトランスデューサが全周を取り囲むように配置されており，連続的に超音波を出すことによって全周性の断層画像を得るものである。プロテクトシースがないためエア抜きが不要であり，回転部位もないためNURDも認められない。やはりモノレール式の構造であるが，エグジットポートがトランスデューサよりも近位部にあるため，ガイドワイヤは観察されない。現行ではEagle Eye®システム（フィリップス社）のみである。20MHzと周波数が低いことから，前述の40～60MHzカテーテルと比べると空間分解能は劣るものの，画像の深達度は深いため大血管や末梢血管で優位な場合がある。

2. IVUSカテーテルセットアップのコツ

電子走査式カテーテルでは，先端からヘパリン加生食を注入するだけでセットアップが完了する。機械走査式カテーテルでは，プロテクトシース内の空気を除去する作業が重要である。通常のセットアップ方法は**表2**の通りである。

IVUSのセットアップに関しては，本書編著者である本江純子先生が作成された動画がYouTubeにアップロードされているので，ぜひ参照されたい〔『IVUS操作のコツ カテーテルの準備』ボストン・サイエンティフィック社［https://youtu.be/vroVNLsNA18］〕。

3. IVUSカテーテル操作のコツ

1) カテーテル挿入時の注意点

IVUS先端をガイドワイヤに通した後，挿入する直前にも再度フラッシュを行っておく。IVUSの挿入は必ず透視下で先端の位置を確認しながら行う。

表2 ▶ 機械走査式カテーテルのセットアップ

① IVUSカテーテルをパッケージから取り出し，イメージングコアを手前まで引き抜く
② 小サイズシリンジを三方活栓の直線方向に接続し，ヘパリン加生食にてフラッシュを行う。最初のフラッシュはゆっくりと行い，先端からヘパリン加生食が出てきたら，プロテクトシース内に残った気泡を除去できるようカテーテル本体に軽く振動を与えながら，強めにフラッシュを行うとよい
③ フラッシュ終了後，プロテクトシース内に空気が混入しないように，三方活栓はカテーテル方向をオフにしておく
④ イメージングコアをカテーテル先端まで進めた状態でモータードライブユニット（MDU）に装着する。
⑤ イメージを作動させ，画像がきちんと出ることを確認しておく

機械走査式IVUSではイメージングコアを回転させておくとカテーテル自体にコシが出るため，病変通過が少し容易になる．また，回転に伴う微細な振動により石灰化病変やステントなどに引っかかりにくくなり，通過性が向上したりカテーテルの損傷を予防したりすることができる．屈曲部においては，柔らかいプロテクトシースは屈曲に追従しようとするのに対し，固いイメージングコアはまっすぐ進もうとするため，通過性に影響が出てくることがある．したがって，通過困難な場合には，イメージングコアを数cm引いた状態でカテーテルを進めると通過できることがある．病変部を通過できない場合は無理をせず，バルーンやロータブレーターの使用などを検討する．

2）画像記録時の注意点

狭窄病変を観察する際は，冠血流が悪化し胸痛やST変化を生じることがあるため，心電図の変化には注意を払う．記録の際にはNURDの発生を防ぐため，ガイディングカテーテルはできるだけまっすぐになるよう操作し，体外に出ている部分は必ず直線状に保つよう気をつける．IVUSカテーテルは，できれば病変部よりも遠位に進めてから少しだけ手前に引き，たわみを取ってから記録を開始する．止血弁の締めすぎはNURDの原因となる一方で，ゆるめておくとIVUS自体がプルバック中に抜けてくることがあるのでこれも注意が必要である．通常，まずは病変の遠位部から冠動脈入口部まで自動プルバックを行い，その後必要に応じて手動で病変部の確認を行う．なお，カテーテル内の気泡の残存により画像が不鮮明になった場合は追加のフラッシュが必要になることがあるが，冠動脈内で行うと空気塞栓を引き起こすことがあるため注意が必要である（図2）．

3）カテーテル抜去時の注意点

プルバック後はイメージングコアが手前に引けており先端部にコシがないため，そのまま引き抜くとエグジットポートが石灰化病変やステントストラットに引っかかったり，ガイドワイヤがたわんで折れ曲がったりする原因となる．イメージングコアをカテーテル先端まで戻し，透視下でゆっくりと抜去する．また，大きな血管ではガイドワイヤがたわんでIVUSカテーテルと離れてしまうことがあるが，そのまま引き抜くとやはりガイドワイヤが折れ曲がる可能性があるため，ガイドワイヤを引いたりIVUSを再挿入したりしてたわみを取るようにする．ガイドワイヤが折れ曲がる，たわみが取れないなどの場合は，無理をせずガイドワイヤとIVUSを一緒に抜去する．

挿入時と同じ理由でイメージングコアを回転させたまま抜去するが，引き抜いた後にIVUSが強くたわんだ状態で回転させておくと断線のリスクにもなるため，ガイディングカテーテル内に十分入ったら回転は止めてしまって

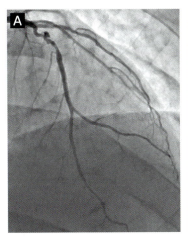
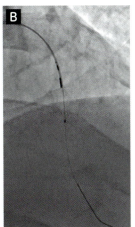
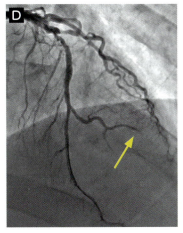
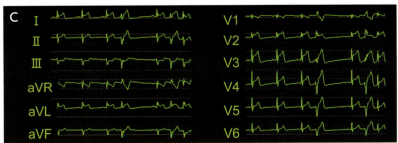

図2 ▶ IVUSを冠動脈内でフラッシュした際に発生した空気塞栓の1例
A：IVUS挿入前の左冠動脈造影（cranial view）。
B：IVUSにて左前下行枝（LAD）近位部を観察した際に，画像が不明瞭であったため冠動脈内でフラッシュを行った。
C：プルバック途中から胸痛が出現し，Ⅰ，aVL，V_2〜V_5でST上昇と心室性期外収縮が出現。
D：IVUS抜去後の造影にて対角枝の閉塞を認めた（矢印）。その後，数分程度で血流の改善がみられたことから空気塞栓が考えられた。

かまわない。抜去後は，必ずフラッシュをしてプロテクトシース内に溜まった血液を除去しておく。

4．IVUS画像計測のコツ（図3）

　IVUS画像の計測においては，音波の性質上，輝度の低い組織から高い組織に移行するリーディングエッジ（leading edge）の計測が正確とされている。具体的には，血管内腔と血管壁の境界や，外弾性板に相当する中膜と外膜の境界をトレースすることで，内腔径・断面積や血管径・断面積を計測することができる。また，ステント留置部であればステントストラット内側のリーディングエッジをトレースすることでステント径・断面積を計測できる。血管断面積から内腔断面積を引くことによりプラーク断面積が求められ，プラーク断面積を血管断面積で除したものが％プラーク断面積となる。同様に，

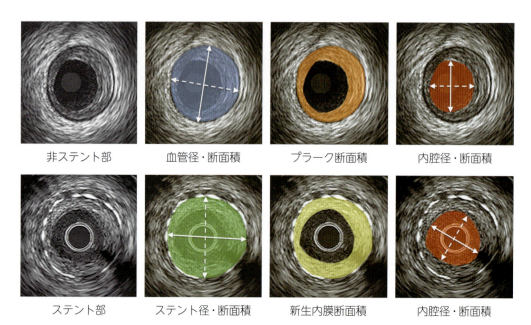

図3 ▶ IVUS断面像の計測

　ステント留置後においてはステント断面積から内腔断面積を引くことにより，新生内膜断面積が求められる．

　自動プルバックを利用することで，長軸像の観察ができるだけでなく，長軸方向の長さを計測することができる．記録した長軸像からコンソール上で長さを計測する方法や，ライブ画像を見ながらマニュアルでカテーテルを動かして長さを計測する方法がある．後者の場合，MDUに目盛りがついているシステムと，コンソール上に計測値が出てくるシステムとがある．長軸方向の計測においては，IVUSカテーテル自体が心臓の拍動で前後に動くため，1〜2mm程度の誤差は考慮してステント長などを選ぶほうがよい．

　IVUSから得られる情報を冠動脈病変の評価や治療方針の決定に役立てるためには，各種IVUSカテーテルの特徴を理解した上で，適切な操作により質の高い画像を得るとともに，正確な計測を行うことが重要である．

●文献
- 本江純子：PCIで使い倒すIVUS徹底活用術．本江純子，編．メジカルビュー社，2015，p16-20．
- Kitahara H, et al：Intravascular Ultrasound. Textbook of PanVascular Medicine, 2nd ed, 2015, p1379-418.

基礎編

② OCT/OFDIカテーテル

上月　周

1. OCT/OFDIカテーテルの種類

　OCTには，time-domain（TD）-OCTとfrequency-domain（FD）-OCTの2種類がある。現在，臨床で使用されているのはFD-OCTである。FD-OCTはアボット社とテルモ社より販売されており，一般的に，アボット社のものをOCT，テルモ社のものをOFDIと呼ぶ。基本的にはほぼ同じ画像を提供するが，カテーテルの性状や解析ソフトウェアは異なる。一般に，OCTカテーテルは柔軟性に優れ造影像を阻害しにくいという特徴を有し，一方，OFDIカテーテルは直進性，耐久性に優れるという特徴を有している。解析ソフトウェアはいずれも一長一短あり，片方が極端に優れているというものではない。

2. OCTカテーテルセットアップのコツ

　現在使用されているカテーテルは，Dragonfly™ OPTIS™である。以下の手順でセットアップを行う（動画1）。

1）ステップ1：DOCの受け取り

　滅菌カバーの端を介助者に渡し，DOC（drive motor optical controller）をその中に挿入してもらう。DOCを直接触らないように受け取り，コードを滅菌カバーで覆う。この際，DOC保護キャップを外し，DOC裏面に固定しておくのを忘れないようにする（図1）。

2）ステップ2：カテーテル内造影剤フラッシュ（図2）

　フラッシュルーメンに三方活栓および専用3mLシリンジを接続し，カテーテル内を造影剤でフラッシュするとフープ越しにDistalチップから液体が出てくるのが確認できる。なお，ステップ3を先に行った場合は見えにくいため，カテーテルをフープから取り出して確認する。フラッシュが終わったら三方活栓でロックしておく。三方活栓を挟む理由は，①血管内においてカテーテル内への血液の混入を減らすため，②シリンジ内の造影剤がなくなった時に，エアの混入なく追加するため，である。なお，このステップ2はステッ

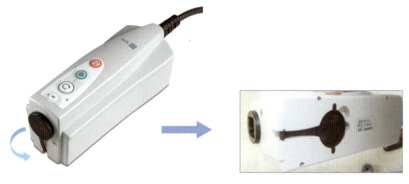

図1 ▶ DOC受け取り時
DOCを滅菌カバー内に入れる前に，保護キャップを外す。　　　（アボット社より提供）

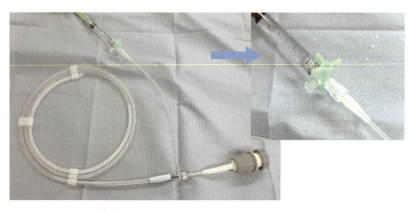

図2 ▶ カテーテル内造影剤フラッシュ
造影剤をフラッシュし，三方活栓をロックする。

プ4の前に行わないと，カテーテル断線のリスクとなる。

3）ステップ3：フープ内ヘパリン加生理食塩液フラッシュ

　フープの末梢端より，ヘパリン加生理食塩液（生食）をフラッシュする。カテーテルをヘパリン加生食で拭くだけでも十分であるが，手技の途中でフープに収納する際，ヘパリン加生食でフープ内を満たしておくと収納が容易であるため，筆者の施設（以下，当院）ではフープごとフラッシュするようにしている。

4）ステップ4：DOCの接続

　滅菌カバーのプラスチックリングをDOC接続部に合わせ，OCTカテーテルを差し込む。差し込み部は正方形になっており，どの角度で差し込んでも問題ない。奥まで差し込んだら時計回りに90°回して固定する。

5）注　意

　カテーテルがフープに入った状態では，カテーテルの湾曲によりフラッシュ

時の抵抗が強くなり，フラッシュが十分にできないことがある．先端チップから造影剤が出てくることが確認しにくいため，フラッシュが不完全なまま体内でフラッシュして空気塞栓を生じたとの報告もあり，メーカーからは，カテーテルをフープから出してからプライミングすることが推奨されている．ただし，手順を間違えなければ当院で行っている方法のほうが，簡便にセットアップできるため，本稿では当院の方法を紹介した．

3. OFDIカテーテルセットアップのコツ

現在使用されているのはFastView®である．カテーテル内が閉鎖腔となっており造影剤フラッシュが不要なため，セットアップは簡便である．

1) ステップ1：ホルダーチューブ内へヘパリン加生食フラッシュ

OCTと同様である．

2) ステップ2：MDUの受け取り

OCTと異なり保護キャップがないため，そのまま滅菌カバーでMDU（motor drive unit）を受け取りアダプターを接続する．OCTやIVUSよりも重いため，注意が必要である．

3) ステップ3：MDUへの接続（図3）

カテーテルの黒い矢印が真上にくるようにMDUに差し込む．奥まで入ったら時計回りに回し，接続インジケータが点灯するのを確認する．滅菌カバーのシールをクランプ部に合わせ，カテーテルのユニットコネクターを接続し，"Auto Forward"ボタンを押してスキャナが手前までくれば，セットアップは完了である．

4) 注　意

OFDIカテーテルの光ファイバーは接続角度が決まっている．向きを補正する回転機構が備わっているが，強く押すとカテーテルの接続部とMDUの接続部の角度が合う前にカテーテルがMDU内に侵入してしまい，そこでスタックしてしまう．こうなってしまうと，自力で取り出すことは不可能である．テルモ社の技術担当者による部品交換が必要となり，それまでの間，OFDIは使用不可能となってしまう．筆者も，わずかなずれのみでスタックしてしまった経験がある．これを防ぐために，当院では細かく左右に動かしながら挿入するようにしている（動画2）．

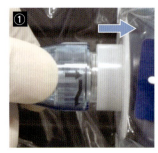 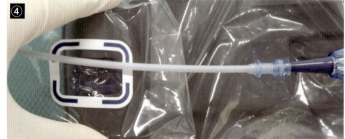

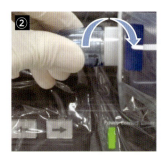 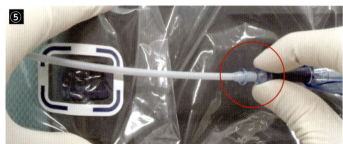

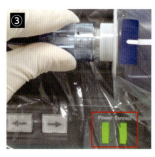 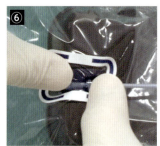

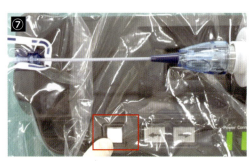 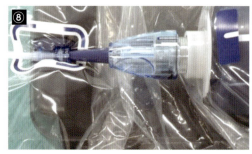

図3 ▶ MDUへの接続
①矢印を上に向けてMDU内にカテーテルを挿入する。左右に細かく動かしながら挿入するのがコツ。
②中のばねを押しながら時計回りに回す。
③接続インジケータが点灯。
④カバー上のシールをMDU左端のクランプ部分に合わせる。
⑤カテーテルのスライド部分を左に持っていく。
⑥MDUに固定する。
⑦ "Auto Forward" ボタンを押す。
⑧セットアップ完了。

(テルモ社より提供)

4. OCT／OFDIカテーテル操作のコツ

1) OCTカテーテル操作時の注意点

断　線

OCTは，オンラインの状態でカテーテルを挿入した際に断線しやすい。IVUSは通常，オンラインの状態でカテーテルを血管内に持ち込むが，OCTでは必ずオフラインの状態で血管内に持ち込むようにする。

プロラプス

OCTは柔軟性に富んだ細いカテーテルであり，屈曲を伴った高度狭窄部も通過できることが多い。しかし，ワイヤのエグジットポート部分の強度が弱いため，同部位に横方向の力が加わると，プロラプス(prolapse)してしまう。一度プロラプスしてしまうと，同部位に"折れ癖"がつき，通過性が一気に落ちてしまうため注意が必要である。先端に狭窄や屈曲で抵抗が生じた時，エグジットポート周辺の空間が大きいと要注意である。特に，左回旋枝(LCX)入口部より数cm程度末梢に高度狭窄がある症例では，エグジットポートが左前下行枝(LAD)との分岐部にあり，LAD側に容易にプロラプスするため，注意が必要である。カテーテルを押す際，エグジットポート付近の動態に注意し，プロラプスしそうになったら押すのをやめる。対処法としては，ガイドライナー等のガイドエクステンションを用いることでプロラプスを予防し，カテーテルを目的部まで持ち込むことができる（動画3）。

血液混入のチェック（図4）

カテーテル内への血液の混入は画像不良の原因となる。撮像直前に混入がないことを確認し，混入があれば，再度造影剤をフラッシュする。この際の

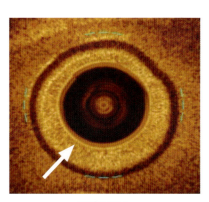
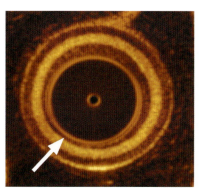

　　　血流の混入　　　　　　　　　フラッシュ後

図4 ▶ 血流の混入
血液がカテーテル内に混入すると左図のようになるため，必ず造影剤をフラッシュして右図の状態であることを確認し，撮像する。

（アボット バスキュラー社より提供）

フラッシュは1～2滴程度で十分である。
2）OFDIカテーテル操作時の注意点
　OCTと比較してカテーテルの直進性が強く，また閉鎖腔となっているため，OFDIにおいては上記の点に注意をする必要はあまりない。一方，プルバック後はスキャナをプルバック開始点に戻す必要がある。セットアップ時に使用した"Auto Forward"ボタンを押し，スキャン部分がカテーテル先端に戻るのを待つ。IVUSカテーテルの要領で手動で強引に戻そうとすると，故障の原因となるため注意が必要である。

5. OCT／OFDI画像計測のコツ
　ここでは，PCI中の計測方法を述べる。PCI中の計測は，主にステント留置前のストラテジー決定のための計測，およびステント留置後のエンドポイントの決定のための計測である。手技の流れを止めないように，極力短時間で必要な項目をチェックする必要がある。

1）ステント留置前の計測方法

OCT（動画4）
　L-mode, lumen profileを両方オンにした状態で操作する。画面左端の"Distal reference frame"をつかみ，Distalからスキャンする。Distal referenceを決定し，同部分に"Distal reference frame"を置いておく。

　次に，画面右端の"Proximal reference frame"をつかみ，Distal referenceまで移動させ，そこから病変部をスキャンするように手動で中枢部に向かって動かしていく。この時確認する点は，①石灰化の状態（前拡張，ロータブレーターが必要か），②側枝の状態（プロテクトが必要か），③血栓・脂質性プラークの状態（distal protectionが必要か）の3点である。

　病変部を越えたらProximal referenceを決定し，同部位に"Proximal reference frame"を置く。この操作の際，画面下には病変長がリアルタイムで表示される。たとえば病変長が20.5mmと表示された場合，実際留置可能なステントは23mmとなるため，23mmのところまで"reference frame"を持って行き，ランディングする部位の状態を確認することができる。

　両referenceを決定すれば，ステント径を決める。ステント径は自動的に表示されるdistal referenceのmean diameterをもとに決定する。自動計測の精度は非常に高いが，血流除去が不十分な時など不正確な場合もあるので，必ずトレースのラインを確認し，必要があれば手動で修正する。

　エッジを正常もしくは線維性プラークに留置する場合，Distal reference内腔径より0.25～0.5mmサイズアップのステントを選択する。たとえば，

distal reference mean diameterが2.5mmであれば，2.75〜3mmのステント径を選択する。Proximal referenceが大きい場合は後拡張のバルーンで調整する。脂質性プラークへのランディングは，高率にエッジの解離を形成し，再狭窄につながるので，極力避ける。やむをえず留置する場合は，小さめのステントを低圧で留置する。

OFDI（動画5）

　測定の順序はOCTと同じであるが，auto lumen profile機能がないため手動で行う必要がある＊。まず，Distal referenceを決定し"Bookmark"ボタンを押す。"Length"を選択し，Distal referenceから病変部をスキャンする。こうすることで，Distal referenceからの距離がリアルタイムで表示される。Proximal referenceをステントの長さに合わせて微調整し，決定したら再度"Bookmark"を押す。Distal/Proximal referenceで"Lumen Auto"ボタンを押し，血管径を測定する。ラインがずれている場合は手動で修正する。

＊：2017年10月より，ソフトウェアのバージョンアップによりオートトレース機能が追加された。

2) ステント留置後の計測方法

OCT（動画6）

　ステント留置前と同様，L-mode，lumen profileを両方オンにした状態で操作する。画面左端の"Distal reference frame"をつかみ，ステントdistal edgeの状態［解離の有無，マルアポジション（malapposition）の有無］を確認し，ステントdistal edgeに"Distal reference frame"を置く。画面右端の"Proximal reference frame"をつかみ，ステント内をDistalからスキャンする。この際確認するのはステントの拡張状態，マルアポジション，ステント内の突起物（多くの場合血栓）である。ステントのProximal edgeまでくると，Distalと同様，解離とマルアポジションの有無を確認し，エッジに"Proximal reference frame"を置く。こうすることで，自動的にMinimal stent areaがLumen profile画面に表示されるため，追加拡張の必要性を検討する。マルアポジションを認めた場合は，画面を拡大し，血管壁との距離を測定して追加拡張の必要性を検討する。

OFDI

　OFDIにはlumen profile，オートトレース機能はないため，手動で確認する。確認するポイントは同じである。

2 カテーテルの種類・セットアップ・操作と計測のコツ

③ 血管内視鏡カテーテル

深町大介

1. 血管内視鏡カテーテルの種類

　血管内視鏡は，冠動脈内を直接肉眼的に観察することが可能なデバイスである。動脈硬化性病変は黄色プラークとして診断でき[1]，血栓の検出能に優れている。血栓は白色，赤色，混合血栓に分けられる。

　これらの血栓の診断は，OCT/OFDIでも可能であるが，それよりも優れているのが特徴である。また，ステント留置後の新生内膜による被覆状況も直接肉眼的に観察が可能である。抗血小板薬2剤併用療法（DAPT）期間を新生内膜からの評価で短縮することが可能である。

　現在，主な血管内視鏡カテーテルは2種類ある。1つはオーバーザワイヤ（over the wire）タイプで，ワイヤを抜去しその中に内視鏡を入れていくタイプ，もう1つはモノレールタイプで，バルーンが進むのと同様に観察部位まで持っていくタイプである。両方ともに，血流維持型血管内視鏡のカテーテルである。

1）オーバーザワイヤタイプ

　オーバーザワイヤタイプのビジブル（ファイバーテック社）については，システムを図1，その特徴を表1に示した。

2）モノレールタイプ

　モノレールタイプのスマートアイ（アイハート・メディカル社）は，内視鏡にワイヤールーメンを有するタイプでは，ワイヤに沿って進めることが可能である（図2）。GuideLinerやGuidezilla™といったマイクロカテーテルを持っていき，より血流を排除して冠動脈内を観察することが可能となる。

2. 血管内視鏡カテーテルセットアップ・操作と計測のコツ

　以下，ビジブルでのセットアップとコツを述べる。

1）観察前

　プロービングカテーテル内を，生理食塩液（以下，生食）で十分にフラッシュする（図3）。

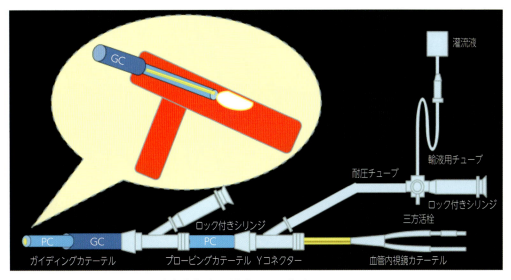

図1 ▶ 血流維持型血管内視鏡（ビジブル）の模式図：冠動脈

（インターテックメディカルズ社より提供）

表1 ▶ ビジブル（オーバーザワイヤタイプ）の特徴

- 極細で世界最細の血管内視鏡カテーテル
- 光ファイバー6000本＝6000画素
- 全長3,500mm，有効長1,550mm
- 有効部外径 φ0.75mm
- 視野角70°
- 観察深度1〜5mm
- 材質：有効部PTFE
- 虚血用バルーン未装着のため，合併症を軽減
- プロービングカテーテルからのフラッシュのみで観察を行う

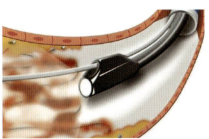

図2 ▶ スマートアイ
（アイハート・メディカル社より提供）

　プロービングカテーテルはインナーとアウターの2つから構成されるが，両方を十分に生食でフラッシュした後，インナーをアウターに入れていく（図4）。この際，インナーが折れないようにゆっくりと操作する。その後，内視鏡のホワイトバランスを行う（図5）。

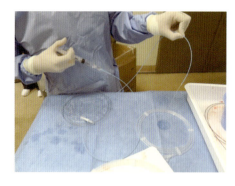

図3 ▶ 入念な生食でのフラッシュ

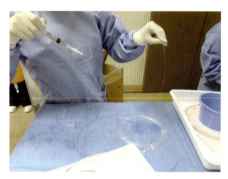
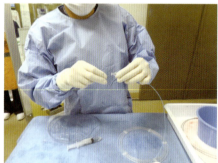

図4 ▶ プロービングカテーテルのセットアップ

インナーは，十分に生食でフラッシュしてからゆっくりと入れる。勢いよく入れるとインナーが折れてしまう。

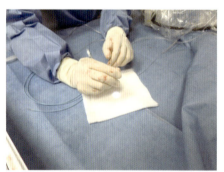
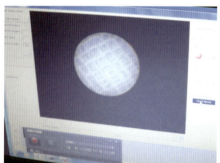
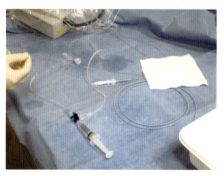

図5 ▶ ホワイトバランスの調整

内視鏡は色調を最も評価するものであるため，ホワイトバランスはしっかり調整する。

ワイヤが冠動脈内に留置されている場合にプロービングカテーテルを入れる際は，カテーテルをまっすぐ十分に伸ばし，ワイヤが先に進まないよう慎重に入れていく（図6）。ワイヤが先に進んでしまう場合には，無理をせずにいったんワイヤを抜去し，プロービングカテーテルにワイヤを入れてから冠動脈へ進めていく。こうすることで，冠動脈穿孔を予防できる。

冠動脈内にプロービングが進んだ後，インナーとワイヤを抜く。その後，ゆっくりと空気抜きを行う（図7）。勢いよく空気抜きを行うと，陰圧が強すぎて効果的に空気が引けないことがある。引けない場合には，血管に先端が当たっているか，スパスムを発生し遠位部が亜閉塞している可能性が高い。この場合は無理せずに少しプロービングカテーテルを引いてきて，血液が引けるところまで近位部に戻ることが重要である。

空気抜きは何度も行い，十分に空気が引き切れてからデキストランでカテーテルをフラッシュする。このフラッシュを怠ると良好な画像が得られないことが多い。

その後，血管内視鏡をプロービング内に持っていく。この時にプロービン

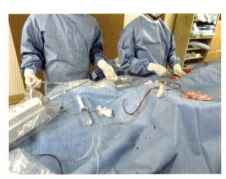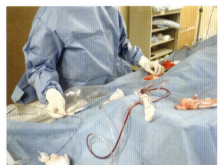

図6 ▶ ワイヤが冠動脈内に留置されている場合
PTCAワイヤがプロービングの後ろから出るまでは，なるべくまっすぐに。出たらしっかりとワイヤを把持する。

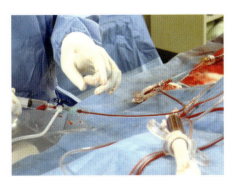

図7 ▶ 念入りな空気抜き

グカテーテルにつけたYコネクターを少しだけ締めておくことが重要である。きっちり締めてしまうと内視鏡が奥に進まないが，緩すぎるとデキストランのフラッシュがYコネクターから出てしまうため，有効なフラッシュができなくなる。

　ある程度のところで，透視画像と内視鏡画像の両方を見ながら内視鏡の先端がプロービングカテーテルから出ないように調整する。プロービングの内腔先端が少し見える程度の位置で固定することが良好な位置を保つコツである。

　ステント内を観察する際，プロービングカテーテルを持っていく時にステントのエッジに当たって進まないことがあるが，ステントが短縮してしまうことがあるため，強引に押してはならない。この場合には，IVUSなどを用いてステントが血管に圧着していない可能性を確認する。これらに問題がない場合には，少しワイヤを引っ張りながらプロービングカテーテルを入れると進むことがある。

2) 観察開始〜観察中

　観察開始の際には，録画を担当する臨床工学技士に録画開始されたことをしっかり確認し，第二術者にデキストランで十分にフラッシュしてもらいながら，冠動脈内を近位部に引いてくる(図8)。この際に重要なポイントは，主術者は(右利きであれば)左手でプロービングカテーテルを持ち，右手で内視鏡の位置を合わせることである。この時，可能であれば第三術者にガイディングカテーテルを持ってもらい，プロービングカテーテルを引いてくる際に動かないようにキープしてもらうこともポイントである。第三術者がいない場合には，動かないようにガイディングカテーテルをペアン鉗子でつかんでおくとよい。

　観察中に心電図にてST上昇や胸痛症状が出現した場合には観察を中断し，速やかにプロービングカテーテルと内視鏡を両方とも抜去することが重要である。デキストランでのフラッシュの際に空気が入ったり，中等度病変にプ

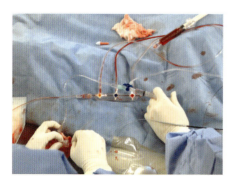

図8 ▶ 術者と第二術者
内視鏡を行っている術者は内視鏡とプロービングカテーテルのみを持ち，第二術者がデキストランでのフラッシュを行う。フラッシュのシリンジは5mL。

ロービングカテーテルが入ったりすることで，冠動脈が閉塞している，またはスパスムを起こしている可能性が考えられる。抜去後に必ず造影を行い，冠動脈の状態を評価する。

　プロービングカテーテル抜去後も必ず再造影を行い，冠動脈に問題がないかを評価する必要がある。

●文献

1) Ueda Y, et al:The healing process of infarct-related plaques:insights from 18 months of serial angioscopic follow-up. J Am Coll Cardiol. 2001;38(7):1916-22.

3 PCIに必要な読影の基礎知識・アーチファクト

① IVUS

平田和也

IVUSを読影するには，まず，超音波の特性と動脈の構造を理解する必要がある。その上で，基本的なイメージはもちろん，アーチファクトの理解も重要となる。IVUSのアーチファクトはPCIへ活用することも可能であるため，その特性をよく理解しておく。

1. IVUS読影の基礎知識

1) 超音波の特性

超音波探触子（トランスデューサ）から発信された超音波信号は血管壁に向かい，血管壁でぶつかり反射する。その反射信号がシステムで受信され，白黒（グレースケール）の画像に構成される。遠いものは遠くに近くのものは近くに表示され，硬いものは高輝度（白が強く）に，軟らかいものは低輝度（黒が強く）に描出される。超音波の周波数が高いと解像度が高い画像が得られるが深達度が浅く，周波数が低いと解像度が低い画像が得られるが深達度が深い画像が描出される，これが超音波の特性である。

2) 動脈の構造

動脈は，内膜，中膜，外膜の3層構造で，内膜と中膜の境界に内弾性板，中膜と外膜の境界には外弾性板がある。内膜は内皮細胞，中膜は平滑筋細胞，外膜は線維芽細胞，内弾性板と外弾性板はエラスチンで構成されている（図1）。

IVUSでプラークを定性的に評価するには，プラークと外膜のエコー輝度を比較する。

短軸像において，プラークが偏っているものを偏心性病変（eccentric），プラークが同心円状のものを同心性病変（concentric）と表現する（図2）。

長軸像において，病変部の断面積がその前後の対照血管より大きい場合をポジティブリモデリング，病変部の断面積がその前後の対照血管より小さい場合をネガティブリモデリングと表現する（図3）。

3 PCIに必要な読影の基礎知識・アーチファクト ①IVUS

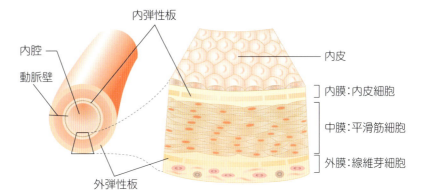

図1 ▶ 血管の構造

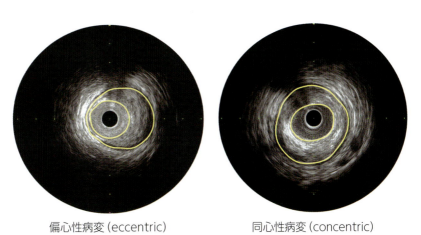

図2 ▶ 偏心性病変と同心性病変

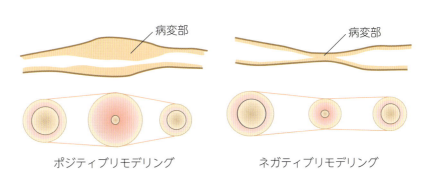

図3 ▶ ポジティブリモデリングとネガティブリモデリング

2. 基本的なIVUSイメージ

1) 正常血管（図4）

　正常血管では内膜，中膜，外膜の3層が観察される。内膜は単一な内皮細胞であるため超音波の反射が不十分で，内膜と中膜の境界にある内弾性板が高輝度で描出される。内弾性板の外側に低輝度に描出されるのが中膜，その外側の高輝度が外膜，外膜と中膜の境界の内側に高輝度に描出されるのが外弾性板である。

2) プラーク（粥腫）

線維性プラーク（fibrous plaque）（図5A）

　外膜と比べて，中程度な高輝度もしくは高輝度で描出されるのが線維性プラークである。

脂質性プラーク（fatty plaque）（図5B）

　外膜と比べて，低輝度で描出されるのが脂質性プラークである。プラーク内にカプセル状に低輝度（黒く抜ける）となるものを，リピッドプールやリピッドコアと表現する。

線維脂質性プラーク（fibro fatty plaque）（図5C）

　内側のプラークは外膜と比べて中程度高輝度で，外側は低輝度で描出されるのが線維性脂質性プラークである。

石灰化プラーク（calcified plaque）（図6）

　きわめて高輝度で描出され，石灰化の後側は超音波が通過しないため画像が描出されず黒く抜けてしまう（音響陰影，後述）。

　超音波の反射強度が急激に変化すると，反射波がカテーテルと石灰化病変で往復する時に石灰化病変部の後側に等間隔に多重エコー（reverberation）が描出される。石灰化が内腔側に存在している場合を浅在性（superficial），

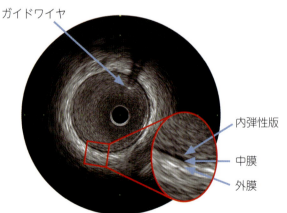

図4 ▶ 正常血管の見え方

内弾性板：内膜と中膜の境界にあり，高輝度で描出される。
中膜：内弾性板の外側に低輝度に描出される。
外膜：中膜の外側に高輝度に描出される。
外弾性板：外膜と中膜の境界の内側に高輝度に描出される。

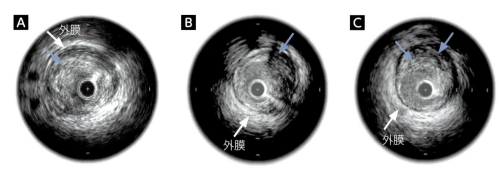

図5 ▶ 主なプラーク（粥腫）
A：線維性プラーク。外膜に比べて，中程度高輝度で描出される。
B：脂質性プラーク。外膜に比べて，低輝度で描出される。
C：線維脂質性プラーク。外膜に比べて，内側は中程度高輝度，外側は低輝度で描出される。

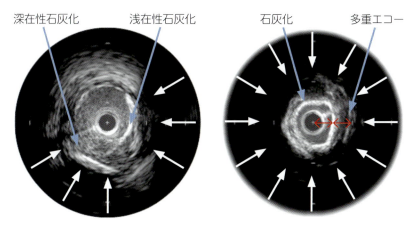

図6 ▶ 石灰化プラーク
白矢印：音響陰影

外膜に近い領域に存在している場合を深在性（deep）と表現する。

減衰プラーク（attenuated plaque）（図7）

　超音波の吸収と散乱によりプラーク内でエコーが減衰し，プラークの後方が描出されない（陰影欠損）。長軸方向に長く存在する場合は，バルーン後やステント留置後に末梢塞栓が起こる可能性があるので注意が必要である。

3）血栓（thrombus）（図8）

　内腔に構造物が突出しているのが特徴で，拍動により可動性がある場合もある。血栓は時間経過で変化するため，時間が経った血栓は高輝度，新しい血栓は低輝度と様々である。プラークとの識別が困難な時は，生理食塩液や造影剤でフラッシュすると血栓とプラークの識別が容易になる。

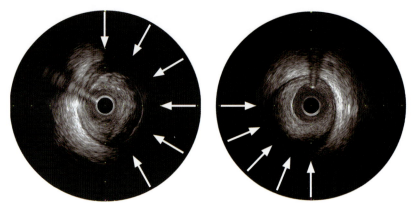

図7 ▶ 減衰プラーク
矢印：音響陰影

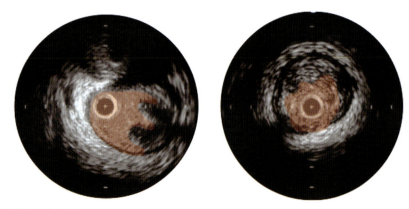

図8 ▶ 血　栓

4) 解離 (dissection) (図9)

血管内に亀裂が生じ，プラーク内にとどまる場合を内膜解離 (intimal dissection)，中膜に及ぶ解離を中膜解離 (medial dissection) と表現する。一般的に，内膜解離は亀裂 (tear)，中膜解離は解離 (dissection) と表現される。バルーン後やステント留置後の両端エッジ近傍に発生する可能性が高い。

5) 血腫 (hematoma) (図10)

解離により解離腔に流入した血液が盲端でとどまる状態。内腔外に不可動の血流エコー像が描出される。

3. IVUSのアーチファクト

IVUSを読影したり計測したりする上で，アーチファクトを理解することは重要である。アーチファクトはIVUSにつきものであり，特性を理解することが大切である。また，アーチファクトを利用してPCIに活用することも可能である。

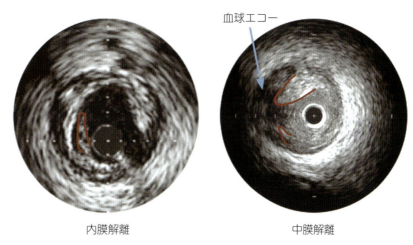

図9 ▶ 解　離

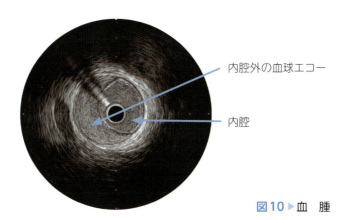

図10 ▶ 血　腫

1）超音波の特性によるアーチファクト

リングダウン（ring down）（図11）

　トランスデューサに接する近傍区域でビームが混乱し，画像に乱れを生じるために発生する。カテーテルの周囲に白いハロー（ハレーション）状に表示される。

　機械走査式，電子走査式ともに認められるが，影響が大きいのは電子走査式である。電子走査式では装置側の操作でリングダウンアーチファクトを除去する機能もある。

血球ノイズ（blood speckle）（図12）

　周波数の高いIVUSカテーテル使用時は，血球からの信号がノイズ（血球エコー）として描出される。赤血球から散乱するノイズ（血球エコー）により内腔の境界が不明瞭となる。生理食塩液をフラッシュすると血球エコーが消失して内腔の境界が明瞭となる（ネガティブコントラスト）。電子走査式カテーテルでは血球エコーがない画像が抽出される。

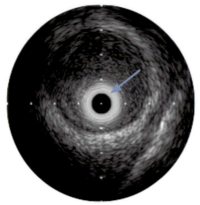

図11 ▶ リングダウン

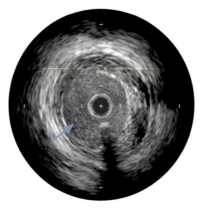 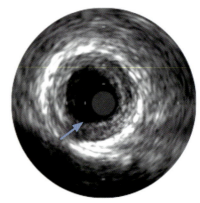

機械走査式40MHz，血球エコーあり　　電子走査式20MHz，血球エコーなし

図12 ▶ 血球ノイズ

サイドローブ（side lobe）（図13）

　トランスデューサの中心軸から発信されるメインローブと，それ以外の方向に発信される弱いビームのサイドローブがある。サイドローブは弱いビームであり，画像構築する上での影響は少ないものの，音響インピーダンスの強い構造物があると弱いビームのサイドローブでも十分な反射信号となり，メインローブの反射信号に重なって描出される。これがサイドローブアーチファクトである。ステントストラットや石灰化などの音響インピーダンスの強い構造物があると認めることが多い。

音響陰影（acoustic shadow）（図6）

　石灰化，ガイドワイヤ，ステントなどの音響インピーダンスの強い構造物ではその後方が黒くなる陰影欠損が見られる。

多重エコー（reverberation）（図6）

　音響インピーダンスの強い構造物では戻ってきた反射エコーが再び反射し

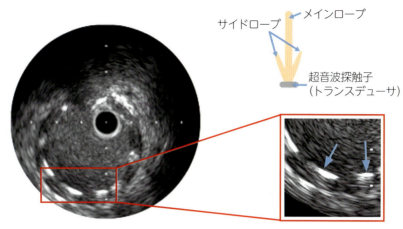

図13 ▶ サイドローブとそのアーチファクト

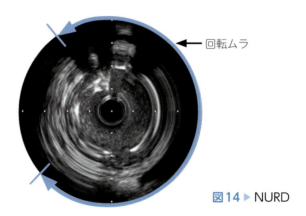

図14 ▶ NURD

てもう一度発信され，再度戻ってきたエコーは反射体までの距離の2倍の距離に存在するかのように表示される。石灰化病変で見られる。

減衰 (attenuation) (図7)

　石灰化などの音響インピーダンスの強い構造物ではないのにもかかわらず，後方が黒くなる陰影欠損が見られる。超音波の吸収と散乱によりプラーク内でエコーが減衰してしまい，後方が黒く描出される。

2) 操作の影響によるアーチファクト

ナード (non-uniform rotational distortion：NURD) (図14)

　機械走査式カテーテルのトランスデューサの回転ムラによる画像の歪みを，ナードと表現する。血管の屈曲や蛇行，ガイドカテーテル形状など様々な原因で生じる。体外部分のカテーテルの屈曲も回転ムラの原因となりうる。

気泡（air bubbles）（図15）

　超音波は空気を通過しないため，トランスデューサのセンサー表面にエアがあると画像信号が得られず画面が暗く描出される。セットアップ時にヘパリン加生理食塩液でしっかりとエア抜き（フラッシュ）を行うことが重要である。

　カテーテルをフラッシュする時は，血管内で行うと空気塞栓を起こす可能性があるので必ず体外で行うことが重要である。

3）心拍動の影響によるアーチファクト
モーションアーチファクト（motion artifact）

　心拍動の影響で短軸・長軸の両方に画像のぶれが認められるアーチファクトである。

4）器具によるアーチファクト
ガイドカテーテルアーチファクト（guide catheter artifact）（図16）

　冠動脈の入口部でガイドカテーテルのディープエンゲージにより同心円状の高エコー輝度の構造物が描出される。ガイドカテーテルがディープエンゲー

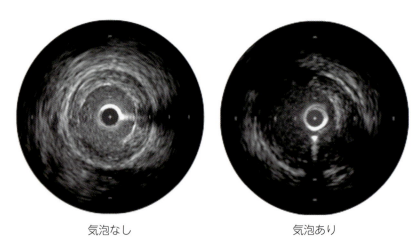

| 気泡なし | 気泡あり |

図15 ▶ 気　泡

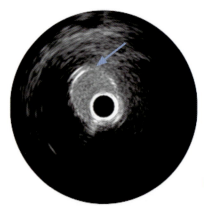

図16 ▶ ガイドカテーテルアーチファクト

ジされている時は，ディープエンゲージ部位はIVUSで観察できない。また，入口部の狭窄や解離などを見落とす可能性があるので，必ずガイドカテーテルを入口部から抜いて観察する。

ガイドワイヤアーチファクト（guide wire artifact）（図17）

ガイドワイヤのような音響インピーダンスの強い，構造物ではその後方に音響陰影を認める。ガイドワイヤアーチファクトの方向によっては，プラークが観察できない部分が発生する場合がある。

5）その他のアーチファクト

ポジションアーチファクト（position artifact）（図18）

左主幹部や右冠動脈の入口部の観察時は，ガイドカテーテルを抜いた状態でIVUSを観察すると血管に対して同軸にならない場合がある。血管に対して同軸になっていないとカテーテルは斜め切りとなり，内腔が楕円形に描出されるため正確な計測ができないので注意が必要である。

カテーテル断線（disconnection）（図19，動画1）

画面が急に真っ黒になって同心円状にいくつかの円が見られると，カテーテルのシャフト断線が疑われる。IVUSカテーテルとモータードライブユニットとの接続が不十分である時も同様の症状となるので，接続を確認する。

プルバック中の断線の前兆として，画像上で血管自体が回転し，その後ナードが発生する。プルバック後にインナーカテーテルを戻す際，ゆっくり行わなければ断線する可能性があるので注意が必要である。

電気ノイズ（electrical noise）（図20）

カテーテル室内にある他の装置が電気的ノイズを発生し，IVUS画像にノイズが入ることがある。画像上に，白い粒の噴き出しや放射状の線などが描出される。

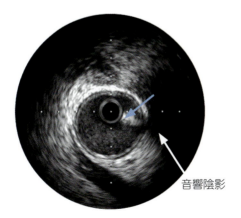

図17 ▶ ガイドワイヤアーチファクト

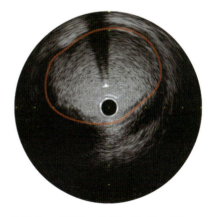

図18 ▶ ポジションアーチファクト

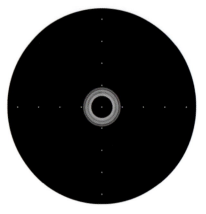
図19 ▶ カテーテル断線

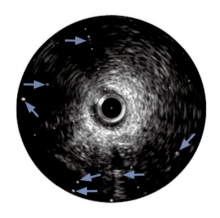
図20 ▶ 電気ノイズ

4. IVUSアーチファクトのPCIへの活用

1) 血球ノイズの活用

　バルーン後やステント留置後などで内膜が破れて中膜内に血球エコーが確認されれば，解離・血腫である（図9，図10）。バルーン後やステント留置後は，内腔以外に血球エコーがないか注目して観察する。

　ステント留置後，ステントの外側と内膜の間に血球エコーが確認されれば，ステント圧着不良（malapposition）である（図21）。ステント留置後はステントの外側の血球エコーの有無にも注目して観察する。

2) 減衰が観察された時

　180°以上の減衰エコー像で，長軸で5mm以上にわたる場合はスローフロー／ノーリフローのリスクが高い（図7）。急性冠症候群（ACS）で見られることが多く，このような減衰エコー像が確認された場合は末梢保護や冠拡張薬の準備を考慮する。

3) ガイドワイヤアーチファクトの活用

　分岐部病変にステント留置後，側枝にガイドワイヤを再通過させ，KBT（kissing balloon technique）施行時にステントの内側を通って側枝にガイドワイヤが通過しているか，またステントストラットのどの位置からガイドワイヤが側枝に通っているか，ガイドワイヤアーチファクトを活用する（図22，動画2）。

　慢性完全閉塞（CTO）でPCIを行う際，ガイドワイヤが偽腔（false lumen）を通過している時にIVUSで真腔（true lumen）を確認しながらガイドワイヤを操作することも可能である（図23）。

　CAG画像とIVUS画像のガイドワイヤアーチファクトの方向，側枝や心

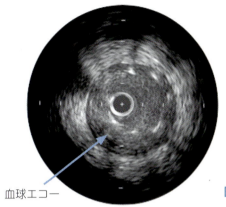
血球エコー　　　　　　　　　　図21 ▶ ステント圧着不良

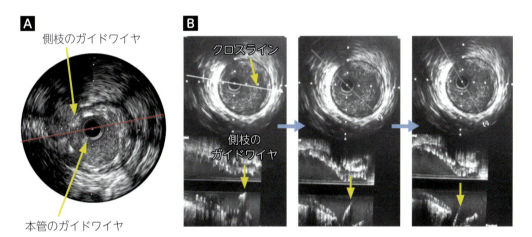

図22 ▶ 側枝ワイヤの確認
A：短軸，B：長軸
短軸像のクロスラインを回すと，長軸像で側枝のガイドワイヤの通過を確認することができる。

（本江純子先生より提供）

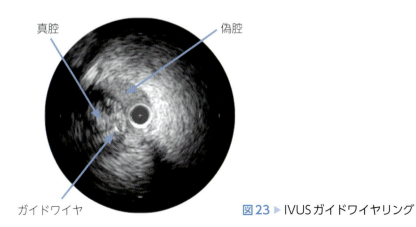

図23 ▶ IVUS ガイドワイヤリング

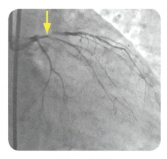 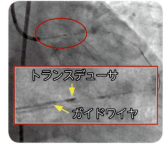 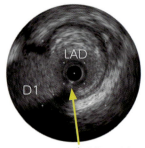

RAO CAU　　　　　　　　　　　　　　　　　　　　ガイドワイヤ

図24 ▶ CAGとIVUSのオリエンテーション

IVUSとCAGで，ガイドワイヤがどの方向に見えるかを確認する。CAG上でトランスデューサの下側にガイドワイヤがあり，IVUS画像上では7時方向にガイドワイヤが見える。このケースでは，IVUS画像上で心外膜を時計方向の12時とすると，IVUS画像上3時方向から見ていることになる。

外膜の方向から，IVUS画面上でCAGの見ている方向を同定することが可能である。これを，CAGとIVUSのオリエンテーションと呼ぶ（図24）。方向性冠動脈粥腫切除術（DCA）でプラークを切除する時などでは，CAGとIVUSのオリエンテーションが不可欠である。

◉文献

- ▶ 本江純子, 編：PCIで使い倒すIVUS徹底活用術. メジカルビュー社, 2015.
- ▶ 本江純子, 他, 編：IVUSマニュアル. 中山書店, 2006.
- ▶ 角辻　暁, 他：IVUS & logical intervention：「角辻式」IVUSのとり方、見方、使い方. メジカルセンス, 2003.

基礎編

3 PCIに必要な読影の基礎知識・アーチファクト

② OCT/OFDI

管家鉄平

　OCT/OFDIとは，近赤外線を用いた光の干渉を応用して組織の微小構造を高解像度で画像化するイメージングモダリティで，冠動脈内の組織性状診断においても優れた能力を発揮する．

　ここでは，PCIに必要なOCTを中心に基本的な画像の解釈の方法と，治療ストラテジーに影響するアーチファクトについて解説する．

1. 読影の基礎知識

　OCT/OFDIの画像化は，カテーテル先端から放出された光が生体内組織によって散乱し，その中の直進する反射光を検出することから始まる．光の散乱の程度は組織によって異なり，散乱の強い組織は高シグナルで表現され，散乱の少ない組織は低シグナルで表現される．さらに，生体内組織の中には光を吸収してしまうものがあり，それによって光が減衰してしまい，組織の深部に届く光が少なくなる．そうなれば，その深部の組織からの散乱による反射光も少なくなる．

　よって，OCT/OFDIの画像を理解するには，組織による光の散乱と減衰の違いを理解しておけばよい．そもそも光がなければ散乱もしないため，まずは組織によって光が減衰するかしないかを考える．そして，減衰せずに光が進む場合は，組織による散乱の程度の違いを考える．これを表1にまとめた．

　このように考えると，代表的な病変組織のOCT/OFDI画像を理解しやす

表1 ▶ 組織による光の減衰・散乱の違い

光の減衰	シグナル	組織
減衰する組織：光が深部まで届かない	無シグナル	ヘモグロビン，脂質
減衰しない組織：光が深部まで届く	散乱が強い→高シグナル	線維性組織，フィブリン
	散乱が弱い→低シグナル	石灰化病変
	散乱がない→無シグナル	造影剤

2. 基本的な画像イメージ（OCT）

1) プラーク（粥腫）

線維性プラーク（図1，動画1）

光が減衰することなく深部まで到達しており，線維性組織の裏側の組織も観察可能である。線維性組織は散乱が強いため，均一な高シグナルを呈する。

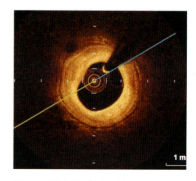

図1 ▶ 線維性プラーク

石灰化プラーク（図2，動画2）

光は減衰することなく深部まで到達しているため，裏側の組織も観察可能で境界も明瞭であるが，石灰化病変は散乱が弱いため低シグナル領域として観察される。

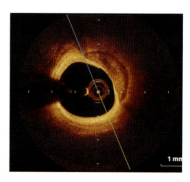

図2 ▶ 石灰化プラーク

脂質性プラーク（図3，動画3）

光の減衰が生じることにより深部まで光が到達していない。血管内腔の辺縁は整で，連続性もすべて確認できる。プラークの表層は，光の散乱が強い線維性皮膜で覆われているため高シグナルとなっている。薄い線維性皮膜は不安定プラークを示唆する1つの所見であるが，矢印の部

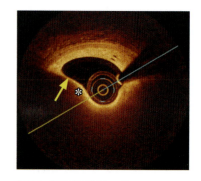

図3 ▶ 脂質性プラーク

分の線維性皮膜は，ちょうどカテーテルと垂直方向であるため，実際に薄いのか，それともカテーテルに近い部分（＊）の脂質によって光が減衰しているのか区別することができない。

2) 血栓

赤色血栓（図4, 動画4）

血管内腔に突出しており，辺縁は不整で内腔との連続性が保たれていないため，プラークとは区別することができる。光の減衰が強く深部まで光が到達せず裏側の組織は観察できないため，ヘモグロビンの存在が示唆され，赤色血栓と判断される。

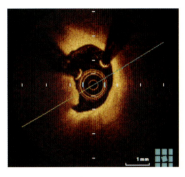
図4 ▶ 赤色血栓

白色血栓（図5, 動画5）

急性冠症候群（ACS）症例にステントを留置し，冠動脈疾患集中治療室（CCU）帰室前に確認血管造影したところ，ステント内に陰影欠損が認められたためOCTが施行された。光の減衰はなく裏側の組織も観察可能であるため，ヘモグロビンが内部に存在しない白色血栓と考えられる。

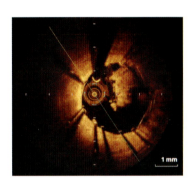
図5 ▶ 白色血栓

器質化血栓（図6, 動画6）

lotus root appearance（蓮根様），honeycomb appearance（蜂の巣様）などと表現されるOCT所見である。血栓閉塞後の再疎通症例で認められる。血栓が器質化される過程でヘモグロビンを含む赤血球成分が貪食され平滑筋細胞や線維性組織に置き換わるため，光は減衰せず深部まで到達し，均一な高シグナルとなる。

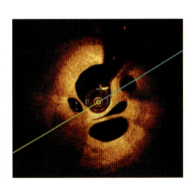
図6 ▶ 器質化血栓

石灰化結節（calcified nodule）
（図7, 動画7）

内腔に突出しており内膜との連続性がなく，光が減衰して深部まで到達せず，裏の組織を観察することができない。前述の原則からすると赤色血栓と判断されてしまうが，本症例はcalcified noduleである。calcified noduleは必ずしも赤色血栓を伴わず，光が減衰することが知られている。calcified noduleは，長軸方向に連続するプレート状の石灰の一部が突出して形成されると考えられており，病変の前後のフレームに存在する石灰との連続性を確認することが，赤色血栓と区別する1つのポイントである。

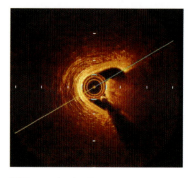

図7 ▶ calcified nodule

3. OCT／OFDIのアーチファクト

実際の血管内OCT／OFDI画像では，病変が単一の組織性状とは限らないため，各組織における光の減衰と散乱の違いを考えながら読影すると理解しやすい。アーチファクトが疑われる場合は，前後のフレームにおける病変の連続性を評価したり，血管造影所見や3D画像を観察したりすることにより，アーチファクトか否かを判断することが可能である。

以下，治療ストラテジーに影響する可能性のある，OCTにおけるアーチファクトが認められた症例を2例提示する。

1）内膜解離様の所見

右冠動脈（RCA）の中等度狭窄（図8）に対しOCTで評価を行ったところ，内膜が解離しているような所見が認められた（図9, 動画8）。

しかし，患者はきわめて安定した状態で解離をきたすような病態ではなく，術者も内膜損傷をきたすような手技をした自覚はなかった。

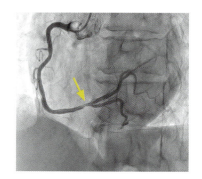

図8 ▶ 右冠動脈の中等度狭窄病変

OCT撮像時を振り返ると，血液排除目的の造影剤量を通常よりも減らしており，またガイドカテーテルのエンゲージも不十分であったことから，血液排除が不十分であったことに起因するアーチファクトを疑った。造影剤を増量しガイドカテーテルを十分にエンゲー

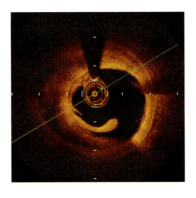

図9 ▶ 血液排除（造影剤）不十分：内膜解離様所見

血液排除不十分なOCT撮像によって得られた，解離様に見えるアーチファクト。残存する血液によって光が減衰しており，その裏側のシグナルが低下している。

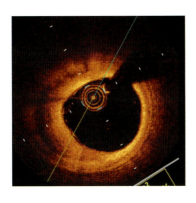

図10 ▶ 血液排除（造影剤）十分

十分な造影剤量と，ガイドカテーテルのエンゲージが良好な状態でのOCT撮像。図9で認められたような解離様構造は見られず，血管内腔のエリアも正確に評価できる。

ジさせて再度OCTを撮像した。それにより得られた画像（図10，動画9）を見ると，始めに得られたOCT画像で認められた内膜解離所見は認めなかった。

　見きわめるポイントとしては，前後のフレームを観察することにより，血管内膜との連続性を確認したり，血管造影時のガイドカテーテルのエンゲージの状態を確認したりすることが重要である。造影剤の使用量が気になる症例の場合，造影剤量を減らすことによって本症例のように正確な診断が妨げられる危険性がある。造影剤量を減らすよりも，十分な量の低分子デキストランを用いることによって，血液を完全に除去することに努めたほうがよい。

2）アコーディオン現象

　右冠動脈#2の病変にステントを留置した後のOCT画像では，右冠動脈近位部に解離様の所見が認められた（図11，動画10）。しかし，OCTカテーテルを挿入していない時の血管造影所見（図12A）を見ると，本来は屈曲の強い部位であり，OCTカテーテルを挿入することにより血管が直線化しているためアコーディオン現象が生じていることが考えられた（図12B）。

　見きわめるポイントは，アコーディオン現象の場合はわずか1～2フレームのみでしか解離様所見は認められないのに対して，実際の解離では前後の数フレームにわたって認められる点である。また最近は，3D画像で確認する

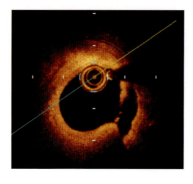

図11 ▶ 右冠動脈近位部における内膜解離様所見

内膜の連続性はないが不自然であり,同様の所見はこの1フレームのみであった。

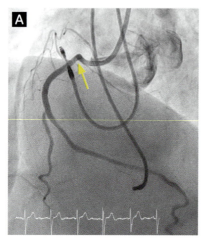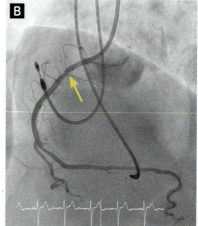

図12 ▶ OCTカテーテル未挿入時/挿入時の比較：血管造影
A：右冠動脈（RCA）近位部に屈曲が認められる。
B：OCTカテーテルの挿入時。未挿入時と比較して,血管が直線化していることがわかる。

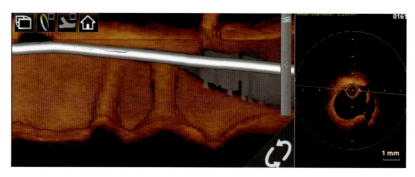

図13 ▶ 3D画像でのアコーディオン現象
3D画像を構築することにより,アコーディオン現象が生じていることが視覚的に明らかとなる。

ことによって,アコーディオン現象が生じているかどうかを判定することができる(図13)。

③ 血管内視鏡

鈴木智詞，樋口義治

血管内視鏡は血管内膜面を直視下に見ることのできる唯一のデバイスであり，表面性状と色調の把握については他のデバイスでは得られない詳細な情報を得ることができる。これは，冠動脈内に存在するプラークあるいは血栓といった構造物を，質的に診断できることを示している。現在，日本国内で使用可能な血管内視鏡システムはいわゆる"血流維持型"のものであり，その宿命として光ファイバー先端の赤血球除去が画像を得るための必要条件となる。画像取得の不良は，そのほとんどが"疎血"不良に起因する。

ここでは，血管内視鏡で観察される基本的な画像の解釈と，手技に伴うアーチファクトについて概説する。

1. 血管内視鏡による安定プラークの評価

プラークの評価は視覚的な色調によってなされる。プラークの大きさは定量的な評価ができない。正常な血管内膜面は白色，あるいは薄い乳白色で表面は平滑である。この状態を血管内視鏡的評価でグレード0とし，動脈硬化性変化の進行にしたがってグレード3まで分類される[1]（図1，動画1）。

プラークの黄色調は，脂質コアの大きさとその線維性被膜の厚さによって規定される。すなわち，脂質コアが大きく線維性被膜が薄くなるほど黄色調が強くなり，プラークは不安定化する方向へ向かう。OCT/OFDIによる線

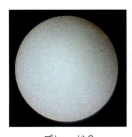
グレード0
白色～乳白色

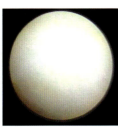
グレード1
淡黄色

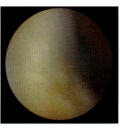
グレード2
黄色

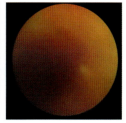
グレード3
濃黄色

図1 ▶ 血管内視鏡によるプラークの黄色度評価

維性被膜の厚さと血管内視鏡で観察される黄色調とは逆相関することが報告されており，病理学的に菲薄と診断される線維性被膜（TCFA）＜65μmのプラークはすべて黄色プラークであった[2]。また，急性心筋梗塞を発症した症例では，梗塞責任血管に強い黄色調のプラークが見られるのみならず梗塞責任血管以外にも黄色プラークが見られ，冠動脈3枝ともに動脈硬化が進展していることが血管内視鏡で示されている[3]。

2. 血管内視鏡による不安定プラーク（破綻プラーク）の評価

急性冠症候群（ACS）による破綻をきたしたプラークでは，プラークのラプチャー（rupture）像および血栓の形成が見られ，しばしばダイナミックな変化を直視下で観察することができる。

1）プラークラプチャーの評価

脂質コアの増大と線維性被膜の菲薄化が臨界点を超えるとプラークはラプチャーを起こし，急性冠症候群を発症する。発症してからは，多くが血栓に覆われているので観察は困難であるが，潰瘍状の内膜面の破綻や潰瘍底に赤色血栓が付着した状態が見られることがある。

冠動脈内膜の傷害には様々な程度があるが，明文化された指針は存在しない。軽いものから順に，①内膜面の亀裂，②びらん様所見，③潰瘍状破綻，がある（図2，動画2）。

2）血栓の評価

血栓はその色調から，赤色血栓（動画3），白色血栓（動画4），混合血栓（動画5）に分類される（図3）。血栓の量については，視野の一部で壁に付着する程度のものから，隆々とした血栓まで様々であるが，今のところ定量する手段がない。赤血球が凝集した状態の新鮮な血栓が赤色血栓であり，血小板凝集とフィブリンからなるものが白色血栓，白色血栓に加えてフィブリンネットに捕捉された赤血球が含まれると混合血栓となる。血栓はしばしば破綻した

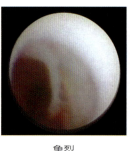
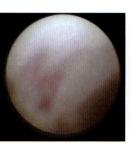
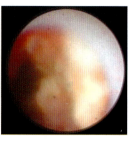

亀裂　　　　　　　びらん　　　　　　　潰瘍

図2 ▶ 冠動脈内膜傷害

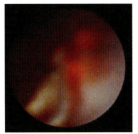 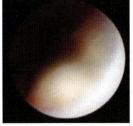 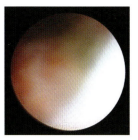

　　　　赤色血栓　　　　　　　白色血栓　　　　　　　混合血栓

図3 ▶ 血管内視鏡による血栓の分類

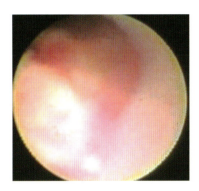

図4 ▶ 急性心筋梗塞で観察された血栓

黄色プラークの表面に付着した状態で観察される。急性心筋梗塞においては，血栓が湧き上がるように生成されて，末梢へ飛散する様子がしばしば観察される（図4，動画6）。

3. 血管内視鏡によるステントの評価

　現在PCI治療の主流となっている薬剤溶出性ステント（DES）であるが，晩期血栓症のリスクを完全には払拭できていない。晩期血栓症のリスクを推測するためには，ストラット表面への新生内膜の被覆度を評価することが有用と考えられる。この目的においてはOCT/OFDIと血管内視鏡による観察が可能である。血管内視鏡による評価では，まったく被覆されていない状態をグレード0として，被覆度に応じてグレード2まで分類される[4]（図5）。

　グレード2をさらに詳しく観察し，新生内膜を通してストラットが透見できるものを，グレード2，完全に新生内膜に埋没してストラットが透見できないものをグレード3とする分類もある[5]（図6）。

　血管内視鏡では，ステント留置症例においてもプラークの色調評価と血栓の評価が可能である。このことはステント留置後の薬物治療，特に抗血小板薬の継続使用につき判断を与える材料となる。

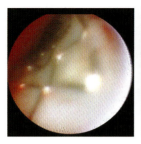 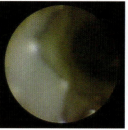 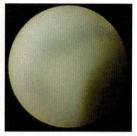

グレード0
ストラットがまったく被覆されず，金属光沢が観察される

グレード1
薄い新生内膜により被覆される

グレード2
新生内膜により完全に被覆されている

図5 ▶ ステントストラット新生内膜の被覆度評価

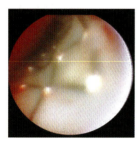 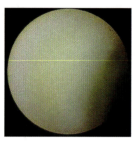

グレード2
ストラットが透見できる

グレード3
ストラットは透見できない

図6 ▶ ステントストラットの新生内膜被覆

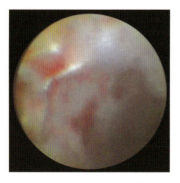 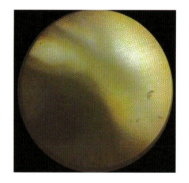

図7 ▶ ステント留置後慢性期に見られた血栓

図8 ▶ ステント留置後慢性期に見られた黄色プラーク

　第一世代のDESは，その留置慢性期においてもステントストラットや内膜面に血栓の付着が見られる症例がある（図7，動画7）。DES留置慢性期のプラーク色調は予後に大きな影響を与える。ステント留置により慢性期に白色の平滑な内膜となっている症例と慢性期に黄色調を呈する症例では，後者のほうが心血管事故の多いことが示されている[6]（図8）。

4. 血管内視鏡のアーチファクト

血管内視鏡におけるアーチファクトとは，①血管内にはないはずのものが見える，②本来の性状とは違って見える，などを言う。ほぼすべてが手技に起因するものであり，最初のセットアップを慎重に行うことが重要であると思われる。①は気泡やレンズの汚れであり，セットアップの際の十分なエア抜きや，対物側およびコンソール接続側のレンズをよく拭くことが肝要である（図9，動画8）。②の原因となるのは光量であり，光量が強いとプラーク表面がハレーションを起こし実際より白く見えるため，誤診する可能性がある（図10）。

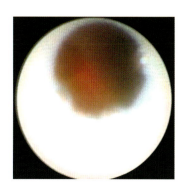

図9 ▶ 血管内視鏡観察時に混入した気泡

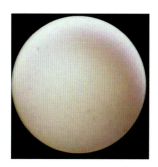 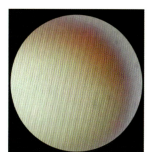

光量が過剰なためにプラーク表面が白色調に見られる　同一プラークを適切な光量で見たもの

図10 ▶ 光量によるアーチファクト

●文献

1) Ueda Y, et al：The healing process of infarct-related plaques. Insights from 18 months of serial angioscopic follow-up. J Am Coll Cardiol. 2001；38(7)：1916-22.
2) Kubo T, et al：Implication of plaque color classification for assessing plaque vulnerability：a coronary angioscopy and optical coherence tomography investigation. JACC Cardiovasc Interv. 2008；1(1)：74-80.
3) Asakura M, et al：Extensive development of vulnerable plaques as a pan-coronary process in patients with myocardial infarction: an angioscopic study. J Am Coll Cardiol. 2001；37(5)：1284-8.
4) Nishimoto Y, et al：Angioscopic Comparison of Resolute and Endeavor Zotarolimus-Eluting Stents. Circ J. 2016；80(3)：650-6.
5) Kotani J, et al：Incomplete neointimal coverage of sirolimus-eluting stents：angioscopic findings. J Am Coll Cardiol. 2006；47(10)：2108-11.
6) Ueda Y, et al：In-Stent Yellow Plaque at 1 Year After Implantation Is Associated With Future Event of Very Late Stent Failure：The DESNOTE Study (Detect the Event of Very late Stent Failure From the Drug-Eluting Stent Not Well Covered by Neointima Determined by Angioscopy). JACC：Cardiovasc Interv. 2015；8(6)：814-821.

4 虚血評価

IVUSおよびOCT／OFDI

門平忠之，小林欣夫

冠動脈造影において中等度狭窄病変であっても，血管内イメージングで計測される最小内腔面積が予想以上に小さいことはしばしば経験されることである．まずは，中等度狭窄病変のIVUS画像を提示する（図1，動画1）．

1. IVUSを用いた虚血評価

これまでに，IVUS計測の最小内（管）腔面積（MLA）を用いて虚血評価をした研究は数多く報告されている．その多くは血流予備量比（FFR）≦0.80もしくは≦0.75をゴールドスタンダートとしており，負荷心筋シンチグラフィや冠血流予備能（CFR）を用いた研究もある．しかしながら，いずれも観察研究であり，いまだ無作為化試験は行われていない．

1）左主幹部（LMT）以外の病変

以前はAbizaidらやNishiokaらが報告したMLA 4.0mm^{2}が虚血のカットオフ値として広く認識されていた[1, 2]．しかし，近年ではより小さなカットオフ値が報告されており，特にアジア人を対象とした研究でその傾向にある．カットオフ値は2.1〜4.0mm^{2}と様々であるが，3mm^{2}前後とする報告が多い[3]．多くのIVUS研究において，MLAカットオフ値は陽性的中率が40〜70％前後と低く，陰性的中率が70〜90％前後と高い．すなわち，カットオフ値以下の場合に虚血陽性と判断するのは必ずしも適切ではないが，カットオフ値以上の場合には虚血陰性として経過観察（defer）できる可能性が高いということになる．

IVUSとFFRを比較した最大の前向き観察研究であるFIRST studyでは，MLA 3.07mm^{2}がカットオフ値であり，その陽性的中率は40％，陰性的中率は83％であった．また，血管径に基づいたカットオフ値の検討では，血管径3.0mm未満の場合にはMLA＜2.4mm^2，血管径3.0〜3.5mmならばMLA＜2.7mm^2，血管径＞3.5mmならばMLA＜3.7mm^{2}であった[4]．また，病変部位ごとに検討した研究もあり，左前下行枝（LAD）近位部のカットオフ値は3.0mm^2，第二対角枝分岐部より近位の左前下行枝中間部では

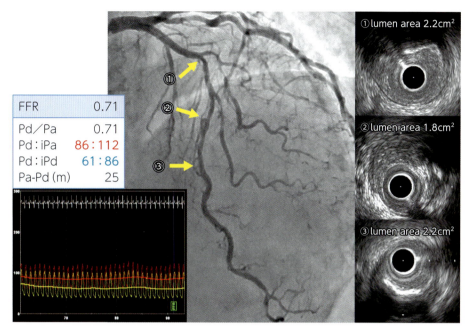

図1 ▶ 左前下行枝中間部の中等度狭窄

左前下行枝（LAD）中間部にびまん性の中等度狭窄を認めた。FFRは0.71であり，IVUSで計測したMLAは1.8mm^{2}であった。
＊使用IVUS：AltaView®（テルモ社），プルバック速度3.0mm／秒，90フレーム／秒，Hモード。

2.75mm^{2}と報告された。同研究において左回旋枝（LCX）と右冠動脈（RCA）のMLAカットオフ値は見出すことができなかった[5]。

2）左主幹部（LMT）病変

Jastiらは，左主幹部のMLAカットオフ値を6.0mm^{2}と報告した[6]。これは，左前下行枝と左回旋枝のカットオフ値を4.0mm^{2}と仮定してMurrayの法則を適用した場合に算出される値に一致する。後に，IVUSとFFRを使用した観察研究において，MLA＞6.0mm^{2}でdeferした群は，MLA＜6.0mm^{2}で血行再建した群と比較して長期予後は同等であることが示された[7]。近年になり，ParkらはFFR≦0.80を示すカットオフ値として4.5mm^{2}を報告した[8]。これは左前下行枝と左回旋枝のMLAカットオフ値を3.0mm^{2}としてMurrayの法則を適用した場合に算出される値に近い。彼らは破綻プラークも有意狭窄の予測因子であることを示した。破綻プラークのように表面不整で複雑な形状をしたり血栓が存在したりする場合には，冠血流が阻害されて圧力損失が増強されると考えられている。

IVUSやOCT／OFDIによる左主幹部評価の注意点として，カテーテルと左主幹部の同軸性を保つことが困難な場合が多く，いわゆる斜め切りとなるため内腔面積評価が不正確となることが挙げられる。

3) 病変長，plaque burden，左前下行枝病変

IVUSで測定した病変長が20mm以上[9,10]，もしくは内腔面積3.0mm²未満の横断面が3.0mmを超えて連続している病変[11]は虚血に関連するという報告がある。plaque burdenについては71〜83％がカットオフ値として報告されている[9〜12]。また，前述のようにLAD病変において有意に虚血が多いという報告が散見される[4,5,9,11]。

2. IVUSとOCTの計測値の比較

OPUS-CLASS studyでは，定量的冠動脈造影，IVUS，frequency-domain（FD）-OCTを用いた血管内腔の計測値が比較検討された[13]。最小内腔径（MLD）計測において三者間に良好な相関関係がみられ，特にIVUSとFD-OCTの相関がより良好であった（$r = 0.95, p < 0.001$）。MLD計測値は，FD-OCTに比べるとIVUSで有意に大きくなり（＋9％），定量的冠動脈造影は有意に低値となった（－5％）。MLA計測においては，FD-OCTに比べてIVUSで10％高値であるものの，良好な相関関係がみられた（$r = 0.95, p < 0.001$）。同研究では，ファントムモデルを用いた検討も行われた。IVUSは内腔面積を8％過大評価してばらつきも大きいが，FD-OCTは実際の内腔面積に近く計測のばらつきが少なかった（ファントムモデルの内腔面積7.45mm²，IVUS vs FD-OCT，8.03±0.58mm² vs 7.45±0.17mm²，$p < 0.001$）。OCT/OFDIでの計測結果は，IVUSに比べて約10％小さいことを考慮すると，従来のIVUS研究の知見をそのままOCT使用の際に適用することは困難であることを認識する必要がある。

3. OCTを用いた虚血評価

IVUS研究ほど多くはないが，OCTで測定したMLAとFFRの比較研究がいくつか報告されている（表1）。ほとんどはFFR≦0.80をゴールドスタンダードとしており，カットオフ値は1.5〜2.9mm²である。陽性的中率は80％前後，陰性的中率は70〜90％の報告が多く，IVUS研究に比べると陽性的中率が高く，陰性的中率は同程度である。

血管内イメージングを用いた虚血評価の多くはFFRをゴールドスタンダードとした観察研究であり，いまだ無作為化試験は行われていない。使用モダリティ，血管径，病変部位ごとにMLAカットオフ値が報告されているが，実臨床に応用する際にはそれぞれの陽性的中率と陰性的中率に留意すべきであり，中等度狭窄ではFFRで評価すべきであろう。

表1 ▶ OCTで測定したMLAを用いて虚血評価をした主な研究

研究	病変数	タイプ	FFR	MLA カットオフ値	陽性的中率(%)	陰性的中率(%)	感度(%)	特異度(%)
Gonzalo N, et al. J Am Coll Cardiol. 2012.	61 40〜70%狭窄	FD-OCT	≦0.80	<1.95mm^2	66	80	83	63
Shiono Y, et al. Circ J. 2012.	62 >30%狭窄	occlusive TD-OCT	<0.75	<1.91mm^2	81	92	94	77
Reith S, et al. Heart. 2013.	62 40〜70%狭窄	FD-OCT	≦0.80	<1.59mm^2	81	74	76	79
Pawlowski T, et al. Int J Cardiovasc Imaging. 2013.	48 40〜70%狭窄	non-occlusive TD-OCT	≦0.80	<2.05mm^2	NA	NA	75	90
Pyxaras SA, et al. Am Heart J. 2013.	55 30〜50%狭窄	FD-OCT	≦0.80	<2.88mm^2	NA	NA	73	71
Zafar H, et al. J Cardiol. 2014.	41 >30%狭窄	FD-OCT	≦0.80	<1.62mm^2	89	91	97	70

IVUS研究に比べるとカットオフ値が小さく，陽性的中率が高い。陰性的中率は同程度である。

●文献

1) Abizaid A, et al : Clinical, intravascular ultrasound, and quantitative angiographic determinants of the coronary flow reserve before and after percutaneous transluminal coronary angioplasty. Am J Cardiol. 1998 ; 82(4) : 423-8.
2) Nishioka T, et al : Clinical validation of intravascular ultrasound imaging for assessment of coronary stenosis severity : comparison with stress myocardial perfusion imaging. J Am Coll Cardiol. 1999 ; 33(7) : 1870-8.
3) Kadohira T, Kobayashi Y. Intravascular ultrasound-guided drug-eluting stent implantation. Cardiovasc Interv Ther 2017 ; 32(1) : 1-11.
4) Waksman R, et al : FIRST : Fractional Flow Reserve and Intravascular Ultrasound Relationship Study. J Am Coll Cardiol. 2013 ; 61(9) : 917-23.
5) Koo BK, et al : Optimal intravascular ultrasound criteria and their accuracy for defining the functional significance of intermediate coronary stenoses of different locations. JACC Cardiovasc Interv. 2011 ; 4(7) : 803-11.
6) Jasti V, et al : Correlations between fractional flow reserve and intravascular ultrasound in patients with an ambiguous left main coronary artery stenosis. Circulation. 2004 ; 110(18) : 2831-6.
7) LITRO Study Group (Spanish Working Group on Interventional Cardiology) : Prospective application of pre-defined intravascular ultrasound criteria for assessment of intermediate left main coronary artery lesions results from the multicenter LITRO study. J Am Coll Cardiol. 2011 ; 58(4) : 351-8.

8) Park SJ, et al:Intravascular ultrasound-derived minimal lumen area criteria for functionally significant left main coronary artery stenosis. JACC Cardiovasc Interv 2014;7(8):868-74.
9) Chen SL, et al:Diagnostic accuracy of quantitative angiographic and intravascular ultrasound parameters predicting the functional significance of single de novo lesions. Int J Cardiol. 2013;168(2):1364-9.
10) Lee CH, et al:New set of intravascular ultrasound-derived anatomic criteria for defining functionally significant stenoses in small coronary arteries (results from Intravascular Ultrasound Diagnostic Evaluation of Atherosclerosis in Singapore [IDEAS] study). Am J Cardiol. 2010;105(10):1378-84.
11) Kang SJ, et al:Validation of intravascular ultrasound-derived parameters with fractional flow reserve for assessment of coronary stenosis severity. Circ Cardiovasc Interv. 2011;4(1):65-71.
12) Ahn JM, et al:Validation of minimal luminal area measured by intravascular ultrasound for assessment of functionally significant coronary stenosis comparison with myocardial perfusion imaging. JACC Cardiovasc Interv. 2011;4(6):665-71.
13) Kubo T, et al:OCT compared with IVUS in a coronary lesion assessment:the OPUS-CLASS study. JACC Cardiovasc Imaging 2013;6(10):1095-104.

実践編

5 適応

① この病変にはIVUS！

伊藤良明

　冠動脈内イメージングデバイスにはIVUSやOCT/OFDI，そして内視鏡が使用可能である．ここでは，とりわけIVUSが病態把握や治療方針決定に有用である症例を紹介する．

　IVUSとOCT/OFDIを施行する際の違いの1つは，OCT/OFDIでは血流遮断が必要であるということである．OCT/OFDIは血流遮断のフラッシュしている間のみ画像を観察できるという特性から，任意の部位を，手動で画像を見ながら観察をするということができない．血流の遮断が困難な冠動脈入口部病変や末梢病変への施行だけでなく，血管径が大きい場合にもフラッシュがしきれず画像描出には限界がある．病態で言うと，急性心筋梗塞や慢性完全閉塞など冠動脈が閉塞していてフラッシュができない状況下での使用は不可能である．また，短軸像での組織の深達限界がOCT/OFDIは1〜2mm程度のため，血管径が大きいと血管全体の把握ができなくなってしまう点もIVUSとの大きな違いである．逆に言うと，上記のような特性からIVUSの有用な病変や病態を浮き彫りにすることが可能となる．ここでは，IVUSが特に臨床上有用であった症例を紹介する．

1. 急性心筋梗塞の発症機序解明

　急性心筋梗塞は，通常冠動脈プラークの破綻により血栓性閉塞を生じ発症する．OCT/OFDIは血栓の検出には優れているものの，急性心筋梗塞の場合は冠動脈の順行性血流が低下または消失しているため血流の遮断が困難なことが多い．また，責任病変の多くは陽性リモデリングをきたしていることも多く，血管径の把握が難しいOCT/OFDIではプラーク量の評価を含め困難なことが多い．一方，IVUSでは，そのいずれの評価も可能であり有用性が高い．また頻度は稀であるが，梗塞がプラーク破綻以外の要因で発症することがあり，その鑑別にもIVUSはきわめて有用である（図1，動画1〜2）．

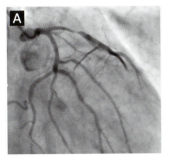 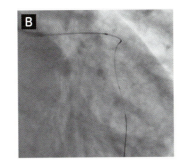

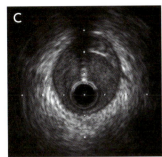 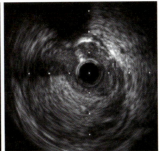 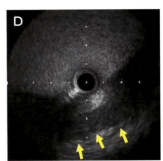

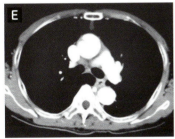 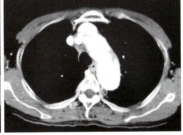

図1 ▶ 急性心筋梗塞発症機序解明に有用であった1例

A：突然の胸痛を発症し来院。心電図にてV_1〜V_4のST上昇を認め，急性心筋梗塞と診断し緊急冠動脈造影を施行した。左前下行枝（LAD）＃6で99％狭窄と造影遅延を認めた。
B：ガイドワイヤを挿入しIVUSを施行した。
C：狭窄部のIVUS所見では血腫の形成を認め，真腔は血腫により圧迫されていた（☞動画1〜2）。
D：自然冠動脈解離や大動脈解離などとの鑑別が必要であるが，左冠動脈入口部にIVUSを移動すると，大動脈にも解離腔と思われる所見を認めた。
E：CTにてStanford A型の大動脈解離を認めた。本症例は左主幹部（LMT）から前下行枝（LAD）にかけてステントを留置後に緊急大動脈上行〜弓部置換の手術を行い救命した。

2. 冠動脈血腫，らせん状解離

　冠動脈血腫やらせん状解離は，自然冠動脈解離で発症する場合や治療のデバイスによる医原性のものを含め，突然順行性血流が低下し，時にショックに至ることもある。鑑別のためにはイメージングデバイスを施行することがきわめて有用である。しかし，OCT/OFDIを持ち込み，血流遮断のために造影剤をフラッシュするということは血腫の拡大や解離の進展を助長するリスクがあるため，禁忌と考えてよい。

したがって，かかる病態を疑ったらIVUSの施行が有用であり，その後の治療方針決定にも役に立つ(図2)。

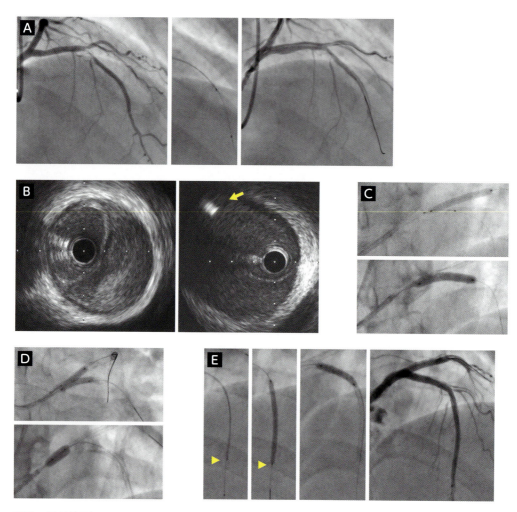

図2 ▶ 最終造影までIVUSのみで緊急離脱(bail-out)に成功した1例

A：LAD #7の分岐部病変。ガイドワイヤ通過後にIVUSを施行した。しかし，その後突然の胸痛とST上昇がみられたため造影を行うと，左冠動脈入口部から左前下行枝のみならず回旋枝の末梢までの冠動脈解離を認めた。おそらく，冠動脈入口部でガイディングカテーテルによる解離を生じたものと思われた。冠動脈の造影は血腫の増大を助長するため禁忌に近いと思われる。

B：bail-outのために，まず造影を行わずにガイドワイヤを回旋枝にも挿入し(矢印)，IVUSにてガイドワイヤの軌道を確認した。IVUSは真腔内に存在し，血管外側には解離腔を認めた。

C：左主幹部へのステント留置は避けられず，2ステント治療を決定した。キュロットステントは側枝へのリワイヤをする際に側枝の真腔へ再挿入できなくなる可能性があるため，クラッシュステントを施行する予定とした。回旋枝へステントを留置後，前下行枝へもステントを留置した。

D：KBT (kissing balloon technique) とPOT (proximal optimization technique) を施行した。

E：次に前下行枝の末梢側へIVUSを行い，解離腔の末梢側の進行部を確認後，ステントを留置した。対角枝の解離の残存を認めたが，前下行枝と回旋枝の血管はTIMI IIIとなりbail-outに成功した。

F：最終造影をするまでIVUSだけを施行しながらbail-outに成功し，IVUSが随所で有用であった。

3. 腎機能障害例におけるIVUSガイド下PCI

　腎障害がある患者では，極力造影剤使用を控えてPCIを施行する必要がある。IVUSガイド下に施行することで，造影剤の使用を控えた治療が可能である（図3）。その際にはトランスデューサの位置を認識しながらマーキングを行ったり，ステント留置後の造影の代わりにIVUSでエンドポイントを決定したりと，本来は造影で確認すべきことをIVUSにて施行することで，施行が可能となる。

4. 慢性完全閉塞（CTO）病変

1）閉塞血管の確認（図4，動画3〜4）

　慢性完全閉塞病変は，閉塞断端が断絶しているような場合は通常，その断端に側枝が存在していることが多い。そこで，側枝にガイドワイヤを挿入した後にIVUSにて確認をすると閉塞血管の断端が確認できることが多い。時にはマイクロチャネルの存在が確認できたり，石灰化で入口部が塞がれていたりすることもあり，IVUSの所見は重要である。

2）ガイドワイヤの軌道確認

　完全閉塞病変へのワイヤリング後に，そのガイドワイヤの軌道が血管内のどこを通過したかを確認する際にIVUSは有用である。閉塞部位内や閉塞遠位部の断端に側枝が存在する場合，同部の偽腔を拡張すると側枝が閉塞してしまう。IVUSではその予測が可能である。

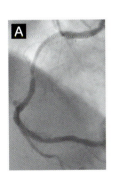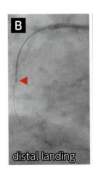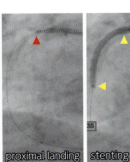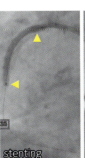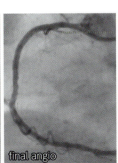

図3 ▶ 造影剤4mLにて治療を施行した腎障害患者の1例

A：血清クレアチニン値が3台の腎障害を持つ患者である。10mLの造影剤で冠動脈造影を施行し，RCA＃1〜＃2に有意狭窄を認めた。

B：後日，PCIを施行し，ガイディングのエンゲージからワイヤリング，そしてIVUSを施行した際に対照血管部位をIVUSにてマーキングを行い（赤矢頭），同部の距離と血管径を確認後にステントサイズを決定した。ステント留置後も造影をせずIVUSを行い，エンドポイントを確認後に最後に4mLの造影剤で最終造影を行い，計4mLの造影剤で治療を終了した。

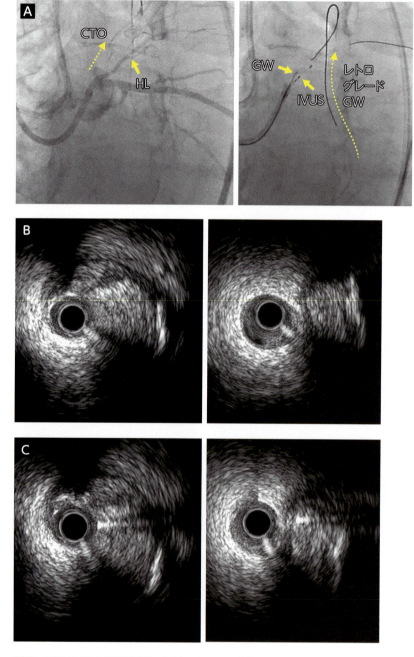

図4 ▶ 閉塞血管の断端確認に有用であった1例

A：LAD近位部のCTOの患者である。造影ではCTO入口部の判別がつかず, HL (high lateral) branchにワイヤリングを行い同部にIVUSを挿入し, CTO入口部の確認を行った。

B：3時の方向にCTOの閉塞血管が確認できた。入口部には石灰化はほとんど見られなかった。

C：IVUSを確認しながら順行性に (antegradeから) ワイヤリングを行ったところ, ガイドワイヤ (GW) がCTOの血管内に挿入されていることが確認できた。

3) IVUSガイド下ワイヤリング（図5）

　詳細をここで説明するのは困難であるが，偽腔に進んだガイドワイヤにIVUSを挿入し，真腔の部位や方向を透視でも同定してセカンドガイドワイヤを真腔に導くという手法である。偽腔を意図的に拡張するという手技になるためルーチンに行われるべきものではないが，順行性（antegrade）も逆行性（retrograde）のアプローチを施行しても順行性ガイドワイヤが偽腔に迷入した際に行いうるオプションの1つと考えておくべきである。

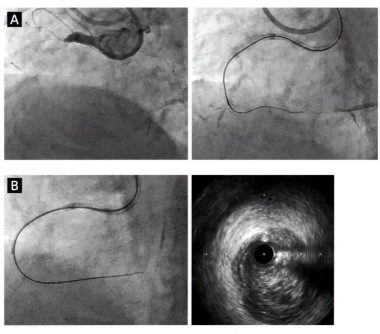

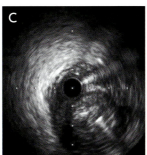

図5 ▶ IVUSガイドワイヤリングを施行した1例

A：RCA＃1のCTO症例である。antegradeのガイドワイヤは偽腔へ迷入した。retrogradeの良好なルートがなく，本例はIVUSガイドワイヤリングを行った。
B：antegradeからIVUSを施行するとIVUSは偽腔に存在し，4〜5時の方向に真腔と思われる血管を確認できた。
C：ガイドワイヤとトランスデューサとのバイアスなどを用いて真腔の方向を透視で推測しセカンドガイドワイヤを操作すると，ガイドワイヤは真腔に誘導され，血行再建に成功した。

4) 方向性冠動脈粥腫切除術（DCA）（図6, 動画5〜6）

DCAは，比較的大きな血管のデバルキングを行うデバイスで，IVUSによるプラークのオリエンテーションと透視との対比ができないと行えない手技である。OCT/OFDIでも施行不可能ではないが，3〜4mm程度ある血管全体を確認しながら手技を行うべきである。繰り返し施行する必要もあるため，IVUSが非常に有用である。

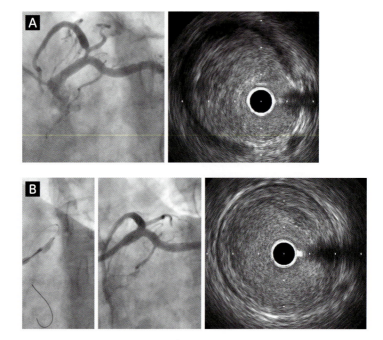

図6 ▶ DCAにIVUSが有用であった1例

A：LAD＃6の狭窄病変である。IVUSを施行すると，偏心性の線維性プラークを回旋枝の対側に認めた。
B：約20カット後のIVUSでは内腔9mm^{2}以上となり，％プラーク面積も40％未満となったため，ステントを挿入せず治療を終了した。

5 適応

② この病変にはOCT／OFDI！

名越良治，志手淳也

血管内イメージングモダリティであるIVUSとOCT／OFDIは，病変部の性状やステント留置後の拡張不良，圧着不良など，冠動脈造影のみでは判別できない多くの情報をもたらしてくれる。そのためPCIにおける血管内イメージングの持つ役割は非常に高く，現在のわが国においては，イメージングモダリティガイド下のPCIが一般的である。IVUS，OCT／OFDIはそれぞれに特徴があり，どちらが有用であるかは一概には論じられない。

現在使用されているものは，frequency domain type（FD-OCT）であり，アボット社のILUMIEN™ OPTIS™，およびテルモ社OFDIのLUNAWAVE®の2種類である。いずれも解像度の高い画像を短時間で描出可能であり，PCIをガイドするツールとして，ストレスなく使用可能である。OCT／OFDIはプラーク性状を考慮したステントランディングゾーンの選択を可能にし，ステント再狭窄病変の病変性状も描出しうる。また，超音波が通過しない石灰化病変の全姿を描出することが可能である。さらに，コンソールに3D画像の再構成機能を備えており，透視画像や2D画像からは判別困難である，ステント留置後に行う側枝方向へのガイドワイヤのリクロスポイントを判別可能である。

これらの特徴から，石灰化病変，分岐部病変およびステント再狭窄病変では，OCT／OFDIは特に有用であると考えられる。以下，それぞれの病変に応じた活用法を述べる。

1. 石灰化病変

OCT／OFDIでは，石灰化病変は境界明瞭な低輝度領域として描出され，その厚みの計測が可能であり，PCIでの治療戦略において有益な情報となりうる（図1A）。筆者らの施設（以下，当院）では，OCTにより石灰化の厚みを計測し，バルーンでの拡張が可能かどうかを判断する[1, 2]。また，ロータブレーターを施行する際にはOCTカテーテルの近傍の病変が切除される場合が多く，ロータバーサイズ選択の参考としている。OCTはその高い解像

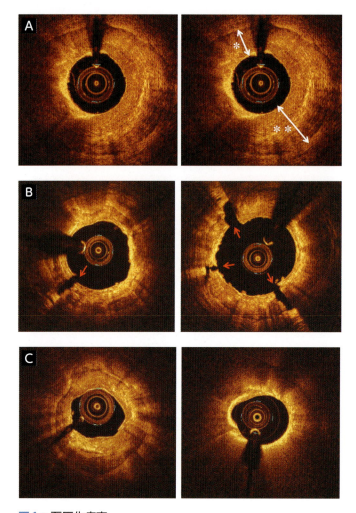

図1 ▶ 石灰化病変

A：360°の石灰化病変。境界が明瞭であり，＊＝640μm，＊＊＝1100μmであった。
B：360°石灰化病変のバルーン拡張後，クラック（亀裂）が1箇所（左），および3箇所（右）入っているのがわかる。
C：いずれも360°石灰化病変。左は境界が明瞭であるのに対し，右は境界が不明瞭。

度から，バルーン拡張後の石灰化のクラック（crack，亀裂）が明瞭に観察され，その所見によってステントが十分拡張可能かどうかの判断が可能であり，当院では基本的には石灰化のクラックの所見を確認後にステントを留置している（図1B）。

ただし，OCTで石灰化病変がすべて境界明瞭ではなく，中には境界域が不明瞭なタイプの石灰化病変も存在しており，注意が必要である（図1C）。

2. 分岐部病変

OCT/OFDIでは，コンソール上で3D画像の再構成が可能であり，分岐部病変でのPCIにおける有用なガイドとなりうる[3]。当院では，ステント留置後のジェイルドストラットのパターン，ステントリンクの位置および側枝方向へリクロスしたガイドワイヤのリクロスポイントが適切かどうかの判別に役立てている(図2)。

3D-OCTガイド下に施行したPCIの1例を図3に示した。また，造影との同期機能を使って，側枝をクロスオーバーせずに，just stentingを施行する症例でのステントランディングポイントを決定し，ステント留置後のステントの突出の程度を3D画像で観察の上，追加での処理が必要かどうかの判断材料としている(図4，☞p77)。

1) ダブルルーメンカテーテルの利用

OCTの3D画像の結果，側枝へのリクロスを別のステントセルに選択する必要がある際は，Crusade(カネカ社)や朝日インテック社のASAHI SASUKEなどのダブルルーメンカテーテルを使って再度リクロスを行うことがある。これは，1回目にリクロスしたワイヤにダブルルーメンカテーテルを沿わせ，新たなガイドワイヤで再度リクロスを行い，ダブルルーメンカテーテルがジェイルドストラットを越えて側枝方向に進めば同じステントセル部分をリクロスしており，越えなければ別のセルをリクロスしていると判断できる。その後OCT/OFDIで確認する際は，側枝前後のみの短い観察にとどめ，さらに低分子デキストランを使用するなど，造影剤の量に留意する。低分子デキストランによる血球除去でも十分に3D画像の再構成は可能であ

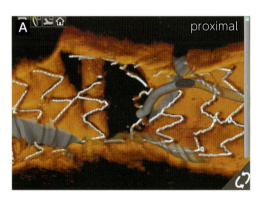 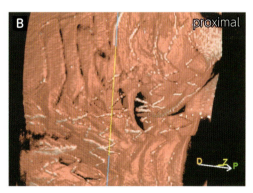

図2 ▶ ガイドワイヤのステント側枝へのリクロス後のOCT画像
A：アボット社OCTの3D画像。ステント構造，ガイドワイヤが明瞭に描出され，リクロスポイントがはっきりと判別できる。
B：テルモ社OFDIによる3D画像(カーペットビュー)。ガイドワイヤのリクロスポイントとともにステントリンクの位置関係がわかりやすい。

るが，その際は特にガイディングカテーテルがしっかりエンゲージできているか注意して行う（動画1〜3*）。

＊動画1：左前下行枝（LAD）から対角枝方向にかけてステントを留置，LAD方向へリクロスしたガイドワイヤ（GW）に沿わせてASAHI SASUKE（以下，SASUKE）がステントのストラットを通過することを確認している。

＊動画2：1回目にリクロスしたGWにSASUKEを沿わせ，2回のリクロスを試みている。1回目のGWよりもカリーナ（carina）付近を通過している。

＊動画3：2本目のGWリクロス後に再度SASUKEを進めたがストラットを通過せず，GWがそれぞれ別のステントセルを通過していることがわかる。

3. 再狭窄病変

OCT/OFDIはステント内の新生内膜の厚みや性状を判別可能であり，再狭窄病変における病変性状を描出しうる。再狭窄病変は，①homogeneousタイプ，②layeredタイプ，③heterogeneousタイプの3パターンに分類されている（図5）[4]。

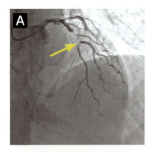
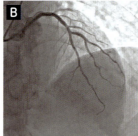
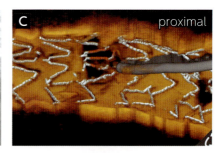
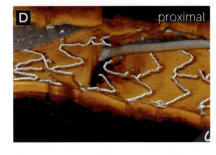
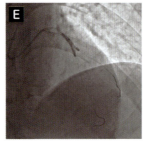
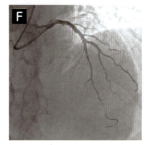

図3 ▶ 3D-OCTガイド下での分岐部PCIの1例

A：左前下行枝（LAD）と対角枝（Dx）との分岐部病変であり，Medina（1,1,0）の病変。
B：XIENCE Xpedition®ステント2.5×23mmを留置した。その後，Dxへ向けてガイドワイヤをリクロスしてOCTで確認した。
C：ガイドワイヤはproximal cellにリクロスしている。
D：NCテンクウ3.5×8mmでPOT（proximal optimization technique）を行った上で再度ガイドワイヤのリクロスを試みたところ，ガイドワイヤはdistal cellにリクロスされていた。POTによってdistal cellが拡大していることがわかる。
E：最終的にKBT（kissing balloon technique）を施行した。
F：LADおよびDxともに良好な拡張を得て終了した。

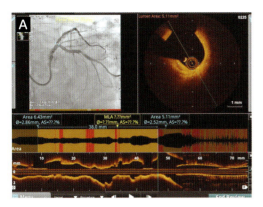
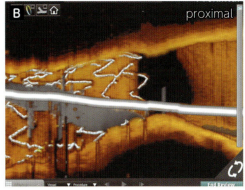

図4 ▶ 造影同期画像を参照し左前下行枝分岐直後にステントを留置した1例
ステント留置後は3D画像を再構成し，左主幹部 (LMT) へのステントの突出がわずかであることがわかる。

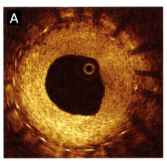
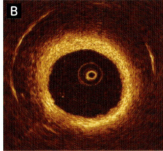
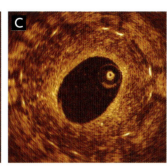

図5 ▶ 再狭窄病変のOCT画像
A：homogeneous。均一な輝度の高い病変として描出される。
B：layered。輝度の高い病変と低い病変の2層構造になっている。
C：heterogeneous。輝度の低い病変の中にまだらに輝度の高い部分を認める。

（文献4より転載）

　現在，再狭窄病変に対しては薬剤溶出性バルーン (DEB) での治療が多く，これらの所見が治療戦略に影響を与えることは少ないものの，homogeneousタイプに比較して，layeredタイプやheterogeneousタイプはバルーンで拡張しやすく，初期獲得径 (acute gain) は得られやすい特徴がある[5]（図6）。ただし，acute gainが得られやすいことが再々狭窄を減らすことにはつながらず，今後さらなる研究が必要と考えられる。

1) Push法

　病変部の狭窄度が強い時は，OCT/OFDIカテーテルを病変の末梢に進めることで造影剤による血液の除去ができず，病変部の観察ができない場合がある。その際は，OCT/OFDIカテーテルをあえて病変部の近位部に置いておき，造影剤を流すと同時にOCT/OFDIカテーテルを進めると病変部

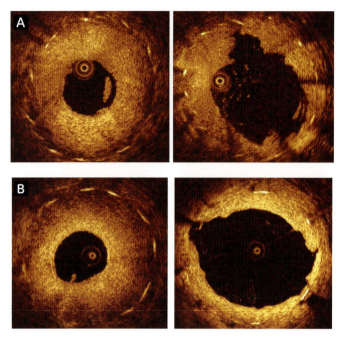

図6 ▶ 再狭窄病変

A：3.0mmのステント留置後にhomogeneousタイプの再狭窄を呈したため，3.0mmのスコアリングバルーンで拡張。lumen area（管腔面積）は1.14mm^{2}から3.71mm^{2}へ拡大した。

B：2.75mmのステント留置後にlayeredタイプの再狭窄を呈したため，2.75mmのスコアリングバルーンで拡張。lumen areaは0.97mm^{2}から4.72mm^{2}へ拡大した。

の観察が可能である。岩手医科大学 房崎哲也先生により考案されたもので，Push法と呼ばれている（動画4〜6＊）。

＊動画4：左回旋枝（LCX）に留置したステントの近位部が高度狭窄（再狭窄）しており，末梢まで十分に造影されない状態。

＊動画5：OCTカテーテルを病変の近位部に置いたまま造影。病変末梢が造影されたと同時にOCTカテーテルを進めている（Push法）。

＊動画6：Push法にて撮像したOCT画像。造影剤の除去が十分であり，高度狭窄部位の末梢も観察できている。

　以上，OCT/OFDIが特に有用と考えられる病変について記載した。OCT/OFDIは画像を描出するために造影剤が必要であり，また透過深度（penetration depth）の問題から，対照血管内腔径を参照してステントのサイジングを行うなど，PCIのガイドとして使用するためには，ある程度の慣れが必要である。本稿がPCIのガイドとしてOCT/OFDIを使用する際の一助となり，OCT/OFDIがますます普及すれば幸いである。

●文献

1) Kubo T, et al:Superficial Calcium Fracture After PCI as Assessed by OCT. JACC Cardiovasc Imaging. 2015;8(10):1228-9.
2) Maejima N, et al:Relationship Between Thickness of Calcium on Optical Coherence Tomography and Crack Formation After Balloon Dilatation in Calcified Plaque Requiring Rotational Atherectomy. Circ J. 2016;80(6):1413-9.
3) Nagoshi R, et al:Feasibility and usefulness of three-dimensional optical coherence tomography guidance for optimal side branch treatment in coronary bifurcation stenting. Int J Cardiol. 2018;250:270-274.
4) Gonzalo N, et al:Optical coherence tomography patterns of stent restenosis. Am Heart J. 2009;158(2):284-93.
5) Nagoshi R, et al:Qualitative and quantitative assessment of stent restenosis by optical coherence tomography:comparison between drug-eluting and bare-metal stents. Circ J. 2013;77(3):652-60.

5 適応

③ この病変には血管内視鏡！

松岡 宏

　血管内視鏡は，血管内を肉眼的に直視できる唯一のイメージングデバイスである。超音波や近赤外線の反射を解析して得られるIVUSやOCT/OFDIの虚像と違い，血管内視鏡で直視することにより得られる所見は実像である。"百聞は一見にしかず"という諺があるように，IVUSやOCT/OFDI所見のみで「これは何だろう？」とあれこれ悩んでいるよりも，血管内視鏡で一見すれば"一目瞭然"の診断ができることがある。OCT/OFDIやIVUSの有用性を否定するつもりは毛頭ない。それぞれのイメージング特性によって得意/不得意病変があるので，それを見きわめて，使用するイメージングを決めるべきだと思っている。

　血管内視鏡で診るもの[1]は，究極にはプラーク（血管内壁）の色調と血栓の2つであると言って過言ではない（図1）。筆者らが経験した症例で，この肉眼的，絶対的実像所見のうち，「これぞ，血管内視鏡！」と豪語できる病変を紹介し，血管内視鏡の臨床的有用性について述べたい。

1. old SVGの評価

　伏在静脈グラフト（SVG）は，術後数年経つと静脈グラフト病変（vein graft disease）と呼ばれるグラフトの劣化が生じ（old SVG），術後10年以内に約半数が閉塞あるいは高度狭窄をきたすと言われている。また，その狭窄に対するインターベンションもノーフローやスローフローなどの合併症を生じやすく，難渋することが多い。old SVGを血管内視鏡で観察すると，狭窄部はもちろんであるが，狭窄のない場所でも至る所に脆弱な黄色調の強い不安定プラークや多くの血栓が存在する[2]（図2）。このold SVGの悲惨さはIVUSではもちろんOCT/OFDIでも評価が不可能である（図3）。血管内視鏡は，old SVG内腔の重要な情報を提供してくれるため，old SVG狭窄に対するPCI時には，まず血管内視鏡でSVG内腔の情報をきちんと得てからストラテジーを考えるべきである。末梢保護デバイスを使用するから心配ないといっても，留置する場所が黄色の不安定プラークや血栓だらけで，留置すること

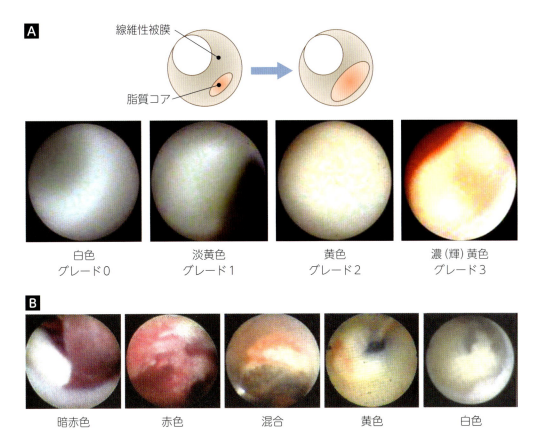

図1 ▶ 血管内視鏡で診るもの

血管内視鏡所見として重要なものに，プラークの色調と血栓がある。
A：プラーク（血管内壁）の色調。動脈硬化が進行して，脂質コアが増大し線維性被膜が菲薄化すればするほど，すなわちプラークが不安定化するほど黄色調が強くなるとされている。通常，血管内視鏡で観察される黄色度は，グレード0（白色），グレード1（淡黄色），グレード2（黄色），グレード3〔濃（輝）黄色〕の4段階に分類される。
B：血栓。観察される色調等から，白色，赤色，混合色等に分類される。また形態から，突出型（塊状，吹流し状，クモの巣状，膜状），非突出型（壁在），綿飴状などと表現される。

でかえって末梢塞栓を生じさせることになるかもしれない。old SVGにおける内腔の評価は血管内視鏡以外のイメージングでは絶対に困難である。

2. ステント血栓症の予測

　　PCIが薬剤溶出性ステント（DES）時代となり，再狭窄という問題は解決された感はあるが，新たにステント血栓症という問題が浮上した。特に，遅発性（1カ月以上～1年未満）や超遅発性（1年以上）ステント血栓症（VLST）はDES特有のものと考えられており，その予測や予防が重要視されている。
　　IVUSやOCT/OFDIでは，ステントストラットの被覆状態については情報が得られるが，その被覆しているものが正常な新生内膜かどうかについて

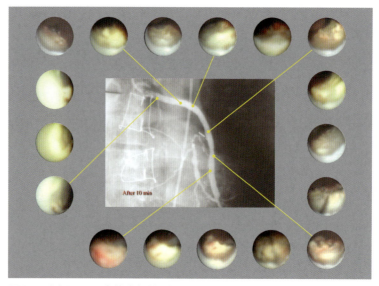

図2 ▶ old SVGの血管内視鏡所見
old SVGには，狭窄がなくても至る所に脆弱な黄色プラークや血栓が存在する。

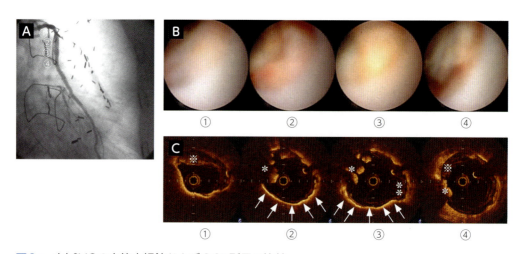

図3 ▶ old SVGの血管内視鏡およびOCT所見の比較
A：血管造影像。B：血管内視鏡所見。C：OCT所見。内腔に突出する赤色血栓（＊），白色血栓（※），マクロファージ？（矢印），プラークの破綻（‡）。
old SVGには血管造影上，有意狭窄は認められない。しかし，血管内視鏡では至る所に脆弱な黄色プラークや多種多様の血栓を認め，あたかもACSかのような所見である。OCTでは血管内壁の凸凹や血栓様所見は認められるが，血管内視鏡で観察されるような悲惨さは感じられない。

は確証がなく，図4に示すような赤色血栓かもしれないのである[3]。ステント血栓症の原因として，ストラットの被覆遅延の問題もあるが，血管内視鏡で観察するとDES留置部があたかも急性冠症候群（ACS）様所見を呈する症例（図5）が散見される。このような症例こそ，ステント血栓症に十分に注意する必要がある。

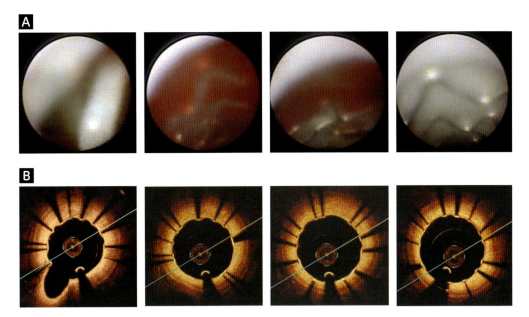

図4 ▶ DES留置後,慢性期のOCTおよび血管内視鏡像

A:血管内視鏡像。B:OCT像。

DES留置後,慢性期のOCTおよび血管内視鏡像である。AとBは同じ部位の所見である。OCTでは,きれいな新生内膜でステントが被覆されているように見えるが,血管内視鏡では赤色の壁在血栓が多く存在する所見である。OCTではステントを被覆する状態は非常によくわかるが,ステントを覆っているものや周囲の血管内皮は同じように描出されており,OCTだけでは赤色血栓の存在を想像すらできない。また,ステントストラットではなく,ストラット間の血管内皮に血栓が存在することにも注目すべきである。すなわち,血栓の発生はステントストラットではなく血管内皮に関係があるように思われる。

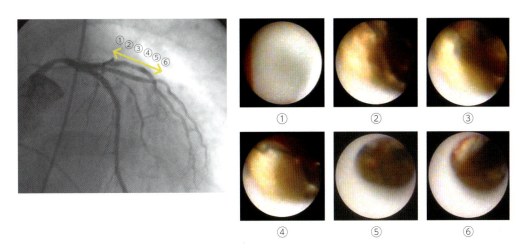

図5 ▶ DES留置慢性期にCAGでは再狭窄を認めなかったが突然死した1例

DES〔シロリムス溶出性ステント(SES)〕留置後の慢性期の冠動脈造影(CAG)では,留置部(①〜⑥)に再狭窄を認めなかった。血管内視鏡ではステント留置していない近位部(①)がきれいな白色内膜であるのに対して,ステント留置部は血栓を伴う非常に強い黄色調(vulnerable)を呈し,血管内職的にはいわゆるACS様の所見であった。抗血小板薬を自己中断したためと思われるが,残念ながら突然死された。

今後，市場に出てくる可能性がある生体吸収性スキャフォールドは血栓症が多いと言われており，この合併症回避には血管内視鏡が大きな役割を果たすと期待している。

3. ステント再狭窄に対するストラテジー

ベアメタルステント（BMS）の再狭窄は新生内膜増殖によるもので，血管内視鏡で観察すると再狭窄部は白色調を呈するが，DES再狭窄部の色調は白色～濃黄色まで様々な色調を呈する。また，血栓を伴うACS様の場合もあり，DES再狭窄の原因はBMSのように一元的にはとらえられない[4,5]。OCT/OFDIで，いわゆるlayerパターンやheterogeneousパターンであっても，血管内視鏡では白色の新生内膜である場合があり（図6），血管内視鏡所見的には，OCT/OFDIの新生内膜の性状パターン分類による評価は無意味なような気

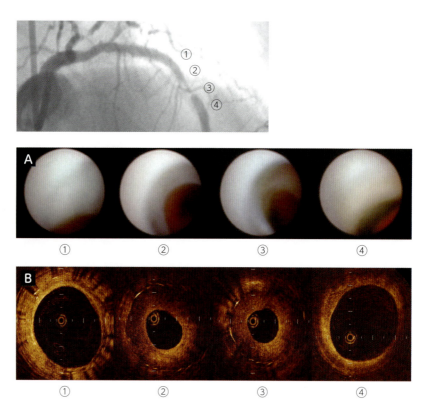

図6 ▶ DES留置約7カ月後の再狭窄病変の血管内視鏡とOCT所見の不一致例
A：血管内視鏡像。B：OCT像。
狭窄部位（②，③）は，OCT所見からは内膜が高輝度で内部か低輝度の不均一（heterogeneous pattern）な不安定な脂質プラーク様であるが，血管内視鏡では白色の安定した新生内膜であった。また，再狭窄部位ではないが，近位部（①）は，OCTでlayer patternであるが内視鏡では白色内膜であり，遠位部（④）は安定したhomogeneous patternの内膜であるが，血管内視鏡では黄色のいわゆる"neoatherosclerosis"様であった。

がしてならない。血管内視鏡で狭窄部位の評価を行い，血栓を伴うACS様であるならば，まず吸引などPCIのストラテジーや抗血小板薬やスタチンなどの薬剤治療強化を考える必要がある。

4. PSS部の評価

超遅発/遅発ステント血栓症の成因に関して，ステント留置部の冠動脈造影所見として，ステントフラクチャーのほか，peri-stent contrast staining：PSSが指摘されている。OCT/OFDIでは，ステントの圧着不良や内膜の大きな掘れ込みなど，詳細な形態的評価が可能であるが，内膜の性状等は診断不可能である。血管内視鏡は，形態的評価は劣るものの，PSS部分には黄色調を呈する内膜と多くの血栓の存在を確認できる（図7）。この血管内視鏡所見から，PSS部分はステントストラットの圧着不良だけでなく，同部位が不安定

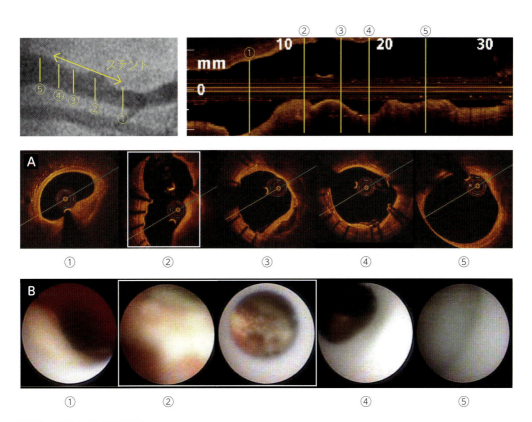

図7 ▶ PSSに関する所見
A：OCT像。B：血管内視鏡像。
OCTでは，大きな"掘り込み"像やステントストラットの血管内"浮遊"像などPSSの特徴を非常に詳細に描出できるが，血管壁性状評価は困難である。血管内視鏡で観察すると，PSS部分②の場所はもちろんであるが，前後の①や③の場所においても黄色プラークや赤色血栓が存在するACS様である。OCTでは，この悲惨な性状を評価することは不可能である。PSSにおける遅発性血栓症は，この血管内視鏡所見から，ステントの圧着不良というよりもDES留置による血管壁のACS様炎症性変化と言うべき内皮障害が根底にあるように考えられる。

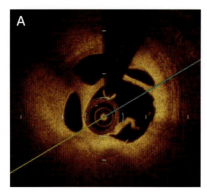 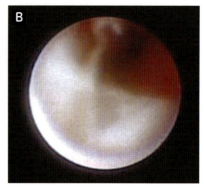

図8 ▶ OCTでいわゆる"蓮根様"所見の血管内視鏡像
A：OCT像（☞動画1）。B：血管内視鏡像（☞動画2）。
OCTやIVUSで認められる，いわゆる"蓮根様"所見は，血管内視鏡では一見して"フィブリンネット"とすぐに診断できる。

プラークを有するACS様だから血栓症を起こしやすいのだと理解できる。

5. いわゆる"蓮根"様所見の評価

　IVUSやOCT/IVUSで観察される，蓮根様（lotus root-like appearance）と表現される病変（図8，動画1）は，多房性のプラーク破裂痕であるとか，血栓が再疎通したものであるなど，その成因についてIVUSやOCT/IVUS所見のみでの，影絵上での議論がなされてきた。血管内視鏡で直視すれば，蜘蛛の巣様の，白色のネット状のもので構成されており，すぐに"蓮根"は"フィブリンネット（血栓）"とわかる（図8，動画2）。

　血管内視鏡は，病変を実際に肉眼的にみて，性状評価のできる唯一のイメージングであることを理解し，是非とも臨床にお役立て頂きたい。

●文献

1) 児玉和久，他：血管内視鏡アトラス：血管内視鏡像の代表的動画集．メジカルセンス，2004．
2) 松岡　宏，他：血管内視鏡による『静脈バイパスグラフト』における血栓とプラークの検討．脈管学．2007；47：77-83．
3) Dai K, et al：Comparison of Chronic Angioscopic Findings of Bare Metal Stents, 1st-Generation Drug-Eluting Stents and 2nd-Generation Drug-Eluting Stents-Multicenter Study of Intra-Coronary Angioscopy After Stent (MICASA). Circ J. 2016;80(9):1916-21.
4) 川上秀生，他：Sirolimus-eluting stent植え込み3カ月後の血管内視鏡所見：協力な抗血小板療法の中止は可能か？．日心血管インターベンション治療会誌．2006；21：409-16．
5) 六甲カルディアックセミナー，編：4．血管内視鏡から診たDES留置部の慢性期血管性状について―ベアメタルステント，シロリムス溶出性ステント，パクリタキセル溶出ステントの比較―．第一世代DES（Drug Eluting Stent）の総括．科学評論社，2010．

実践編

6 ステントの留置方法（サイズ，長さ，ランディングゾーン）・エンドポイントの決め方

① IVUS

寺本智彦

　ベアメタルステント（BMS）時代には，"ステント長"がその再狭窄因子として大きな役割を果たしていたため，できる限りステント長を短くする必要があった。

　薬剤溶出性ステント（DES）では，ステント長よりもむしろ病変をフルカバーすることが，その慢性期成績に良好に働くことがわかってきた。この手技背景の変化に伴い，ステント留置時にIVUSで留意すべき事項も当然変化しつつある。ここでは，IVUSガイド下にステントを留置する際に留意すべきポイント，またエンドポイントについて解説する。

1. IVUSガイド下PCI

　単純病変であれば，造影ガイド下にステントを留置することも可能ではあるが，病変が複雑になればなるほどIVUSがステント留置に果たす役割は大きい。ステント留置時の一連の流れを表1に示した。以降は，その手順について具体的に記載していく。

1) 長軸上の調整：ステント留置部位を探す

　病変がステント留置可能になったら，造影像を参照し，標的病変を挟んだ健常と思われる2点を決定する。この2点がステント近位端，遠位端となる。

　続いてIVUSを用い，造影で決定した2点間で問題ないか確認し，造影で

表1 ▶ ステント留置の流れ

①冠動脈造影（CAG）における健常部を両端の目安とする
②IVUS観察後に微調整
③ステントエッジをどこに置くかを判断
・％プラークエリアは50％以下を推奨
・部分的な石灰化がない
・プラーク性状ができるだけ均一である
④長さ，個数，サイズの決定
⑤ステントエッジに生じる解離，血腫の予防
⑥ステントの圧着を確認

は判別しがたい偏心性プラークや石灰化の存在に配慮する。これらの条件を確認し，必要であればさらに微調整を行う。一般的に，ステントの両端はIVUS計測上％プラークエリアが50％以下の部位が推奨される。DESでは病変をフルカバーすることが推奨され，多少ステント長を長くしてでもできる限り健常な部分を探すべきである。

　標的病変を挟んだ健常部位2点が決定されれば，その2点の距離をIVUSで計測する。2点間の距離計測によりステント長がおおよそ決定すれば，頭の中でステントを実際に留置するシミュレーションを行う。

　ただし，計測した2点間距離とちょうど合致する長さを持ったステントが常にあるわけでもない。ステントを留置する際に，近位端/遠位端のどちらを目安にステントを留置するかは，どちらのステント端がより厳密な位置合わせを要求されるかによる。たとえば，ステント近位端を左主幹部（LMT）入口部に留置したい場合はIVUS画像で左主幹部入口部を描出し，その状態でRAO cranial, straight cranial, LAO cranial viewなどのcranial系の角度で左主幹部が最も良く描出・分離できる角度を探し，IVUSトランスデューサーを左主幹部入口部に置いたまま撮像し，この画像をリファレンス画像として使用する。これは，IVUSマーキング法と呼ばれている。実際の撮像画像を図1に示した。

　透視下における各社IVUSカテーテルの先端部とセンサーの位置関係は，

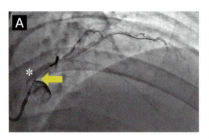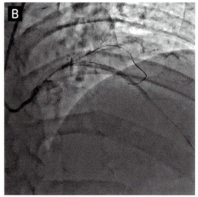

図1 ▶ IVUSマーキング法
＊：IVUSセンサー。使用IVUSはAltaView®（テルモ社）。
A：左主幹部にステントを挿入しようとしている（RAO30°，CRA40°）。左主幹部を分離する際は頭側の角度が使用されることが多い。大動脈と左主幹部入口部がよく分離されているのがわかる（矢印）。
B：実際にステントを留置しているところ。ステントは4.0mmのUltimaster®（テルモ社）。ステントによりマーカーの位置が異なるため，ここぞという病変には最も慣れ親しんだステントを留置すべきである。

図2，図3に示す通りである．この位置関係を用いてステント留置時のマーキングとする．ステント留置の際は，予定通りの場所に一方の端を留置すれば，おのずと他方のステント端が健常部に留置されるのが理想である．

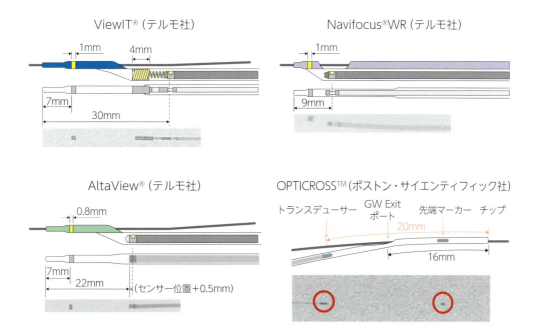

図2 ▶ 各IVUSカテーテルとトランスデューサーなどの位置関係

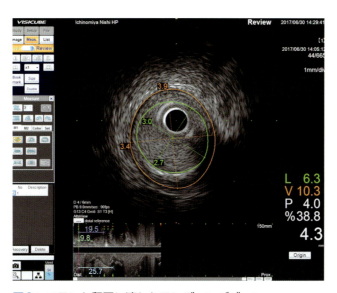

図3 ▶ ステント留置に適したランディングゾーン
計測上％プラークエリアは約39％である．この計測に従えば，推奨されるステント径はDESであれば3.0mmである．

2) ステントのサイズ

　長軸上の観察が終了し，ステントの長さ，ランディングゾーンが決定されれば，続いて短軸上のサイジングを行う。前述したように％プラークエリア50％以下，もしくはそれに近い部位の仮想ステント端が設定されれば，この部位のIVUS画像で血管内腔，血管径を各々計測する（図3）。留置ステント径は遠位端での血管内腔か，クォーターサイズ程度である。図3の場合，推奨されるステント径は3.0mmである。

　IVUS計測上の内腔と外弾性板（EEM）の中間をステント径にする方法もあるが，DESでは必要最低限のステント内腔を得られていれば，慢性期成績は良好であり，内腔径程度のステントを留置し，必要であれば大きめのバルーンで後拡張をかけるほうがより安全である。

　近位部にかけて血管径が大きくなり遠位部径とミスマッチを起こす場合は，内腔よりクォーターサイズ程度アップしたステントを留置し，留置後近位部にかけてサイズアップしたバルーンで高圧拡張を行い血管内腔に圧着させる。なお，近年のステントは特性上薄くなっており，過度の高圧拡張はステントの横軸方向へのストレッチを起こしてしまうことがあり，注意が必要である。

　ステント径を決定したら，もう一度IVUS画像を通しでチェックし，決定したステント径で問題ないか確認する。

　BMSの場合，できる限りのステント内腔を得ることが再狭窄を予防する上で重要であるため，推奨ステント径は遠位部血管径の80％程度と言われている。しかし，BMSを留置するシチュエーションが少なくなっていることや，BMSを留置後に薬剤コーティッドバルーンで追加拡張を行い，新生内膜増殖を抑える試みのストラテジーも存在しており，やみくもに大きなステント内腔を求める必要性は，以前と比較して薄れているかもしれない。

2. エンドポイント

　ステントが目的通りの部位に留置できていれば，IVUSで留置後の確認を行う。ステント遠位端を通り越した部位までIVUSを挿入し，ステント全体の観察を行う。もしIVUSの挿入が完全に行えなければ，ステントの不十分拡張が疑われるため，無理に押し込もうとしてはいけない。ステントの変形や，IVUSカテーテルのスタックなどのトラブルにつながるため，再度，十分に後拡張を追加することや，IVUSとステントの当たりを変えるためにHI-TORQUE WIGGLEガイドワイヤ（アボット社）など作用点を変化させるワイヤを使用することを考える。

　ステント留置後のIVUS観察でのポイントは，①ステントの拡張および圧

着，②ステント近位端・遠位端の解離と血腫の有無，③ステント内の観察，である。

1) ステントの拡張および圧着

留置したステントが設定ステント径より拡張されていなければ，再度バルーン拡張を追加し，十分な拡張を確保する。この際，バルーン本数が許されれば，ステントデリバリーバルーンよりも，留置ステント長より短く，径をクォーターサイズほど上げたノンコンプライアントバルーンを用いた高圧拡張がおすすめである。

ステントの不十分拡張は，ステント急性・亜急性閉塞の最も大きな原因の1つであるため，筆者は基本的に設定ステント径を得られていなければ，よほどの例外（血管自体がネガティブリモデリングしているなど）がない限り，ステント高圧拡張を追加している。

ステントの圧着も重要な観察項目の1つである。晩期に発生するステントストラットの血管径への不十分な圧着は，ステント血栓症の予測因子の1つである。手技早期のステントの不十分圧着がステント血栓症に即つながるというエビデンスは乏しいが，ステントの不十分圧着はステントの拡張不十分とほぼ同義であり，不十分なステント拡張は当然ステント血栓症の最も大きな因子である。よって，ステント近位端のストラットの不十分圧着には神経を払いたい。

この部分のストラットの圧着は，IVUSよりもOCT/OFDIのほうがその解像度の高さのために得意とするところであるが，臨床的意義の点ではIVUSの観察でも十分である。

IVUSで視覚的に明らかな圧着不良が観察されれば，ステント近位端でステントストラットがなくなるぎりぎりの部位の血管内腔を計測し，その内腔に最も近く，かつその計測値より大きい（たとえば，計測した血管内腔が3.8mmであれば3.75mmではなく4.0mmのバルーンを選択する，という意味である）ノンコンプライアントバルーンを選択し，ノミナル気圧程度で拡張を追加する。ステント近位端のストラットを血管壁に圧着させる際は，筆者はバルーンショルダーの短いノンコンプライアント性の高いバルーン〔Pantera LED（日本ライフライン社）〕を好んで用いている。バルーンがストラットより出過ぎて，過度の拡張になれば当然ステント端の解離発生につながるが，消極的な拡張追加ではなかなか理想的な圧着が得られないこともよく経験する。

2) ステント近位端・遠位端の解離と血腫の有無

ステント留置時にやむなくステント端がプラーク内に留置されて過度の拡張圧が加わると，ステント端での血管解離につながる。

IVUS上，内膜内にとどまる，いわゆる"tear"の状態であれば経過観察可能であることが多い。中膜まで達する解離の場合，バルーンでの低圧での拡張など追加し，10〜15分程度経過観察した造影・IVUS画像で解離の進展や造影所見の悪化が確認されれば，ステント追加を考える。一般的に，血流の関係上ステント近位端よりも遠位端の解離のほうが急性閉塞につながる危険性が高いため，注意を要する。

図4，動画1は，血管造影でははっきりと認識できなかったが，IVUSにて確認されたステント留置後近位端に生じた血腫である。この症例では，経過観察のみで追加処置を要しなかった。造影で気になる所見を得て，IVUSでさらに強い確認を得るシチュエーションは多い。しかしながら，このケースのように造影ではまったく認識していない事象を，IVUSを施行することで初めて気づかされた時，IVUSの有用性を実感せずにいられない。

また，図5Aは左前下行枝(LAD)近位部に3.5mmのステントを留置後，ステント近位端に生じた血腫である。この血腫は時間経過とともに増大傾向を認めたため，血管内腔を計測し内腔径より選択した3.5mmのカッティングバルーンでノミナル圧＋2気圧程度で拡張を施行し，血腫との交通形成に成功し，減圧が可能であった(図5B)。カッティングバルーン施行前の動画2，施行後の動画3も参照されたい。

3) ステント内の観察

留置後のステント内の観察で割合高い頻度で見受けられるのが，プラークのステント内の突出(protrusion/prolapse)である。あまりに多量の突出

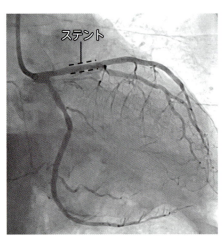

図4 ▶ 左前下行枝に留置したステント近位端に生じた血腫

造影所見上は血腫の存在ははっきりと同定できない。左前下行枝近位部に軽度狭窄所見を認めるのみであった。この際のIVUS像を動画1に示す。留置したステント近位端に血腫の存在を認める。このケースでは15分後に再度造影，IVUSチェックを行い血腫の進展を認めなかったため追加処置を行わず経過観察とした。

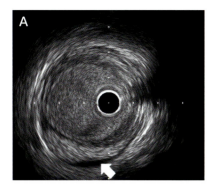 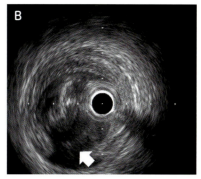

図5 ▶ 左前下行枝近位部に3.5mmのステントを留置後，ステント近位端に形成された血腫
A：カテーテル室で15分程度経過観察したところ増大傾向であったため，3.5mmのカッティングバルーンを用い交通を作ることに成功した。
B：3.5mmカッティングバルーン施行後。造影剤を注入すると，内腔と血腫の存在していた部位に交通ができており，血腫自体も減圧されていることがわかる。

はバルーンで押さえにかかることもあるが，末梢塞栓につながることも多く，末梢保護デバイスを併用下に拡張することが望ましい。少量のプラーク突出は臨床上あまり大きな問題になることは少ないが，急性冠症候群（ACS）の症例ではOCT/OFDIで観察されるプラーク突出の形態により急性期MACEの発生率に差があるという報告もあるため，プラーク突出の質的評価はOCT/OFDIを用いたほうがよいであろう。

以上，IVUSを用いたステント留置に関して私見を述べた。造影ガイド下PCIに比較してIVUSガイド下PCIが慢性期MACEを有意に抑えることは，既に十分なコンセンサスを得られたと言ってよいであろう。IVUSはPCIを安全に行うことのみならず，PCIの慢性期成績を高めるためにも必須のデバイスである。IVUSの読影や使用には十分慣れ親しんでおきたい。

6 ステントの留置方法（サイズ，長さ，ランディングゾーン）・エンドポイントの決め方

② OCT/OFDI

山本裕之，新家俊郎

近年，OCT/OFDIを用いたPCIは，待機例/緊急例を問わず幅広く施行されつつある。OCT/OFDIはIVUSと比較して深達度はやや劣るものの，10倍の解像度を有することから，血管壁構造・プラーク性状やステント留置後の組織逸脱，ストラットの圧着不良，エッジ解離，血栓形成などの詳細な情報の識別に高い診断能を有する[1]。一般的に測定される血管径は，血管造影＜OCT/OFDI＜IVUSの順に大きく測定されると報告されている[2]が，ファントムを用いた実験では，OCT/OFDIはIVUSより精度が高く[3]，臨床例での再現性も高いことが知られており[4]，内腔径や病変長などの位置的情報を正確に測定でき，バルーンやステントのサイズおよび留置位置を決定する上で重要な情報を与えてくれるものと期待される。以下，主にOCTガイド下PCIにおけるステント留置の考え方について概論を述べ，実際の症例を提示する。

1. ステント留置前の病変評価

現在使用されているOCT［ILUMINEN™ OPTIS™（アボット社）］では，1回の撮影で血管全長を75mm（36mm/秒）まで観察することが可能である。病変部の評価をする際には，高度狭窄病変が存在すると末梢血管の描出が困難なことが多く，造影剤を注入して狭窄遠位部を満たしてからOCTカテーテルを挿入する（Push法，☞p77, 207）か，あらかじめ1.5〜2.0mmの小径バルーンによる前拡張を行うことを推奨したい。得られたOCT画像は，全フレームにおいて内腔境界の自動検出が可能で，病変部位の同定にはLumen Profile Display機能を用いて，内腔面積，平均径，%DSなどを計測でき，病変部の評価が瞬時に可能となる。また，これまでは得られたOCT画像が冠動脈造影上のどの部位に相当するかを推定するために分岐血管などをランドマークとして用いる必要があったが，造影像とのco-registration機能が追加された。これにより冠動脈造影上のどの部位に相当する画像かをさらに明確に認識でき，ジオグラフィックミスのリスク軽減が期待され[5]，手技中のストレスが軽減した（図1）。

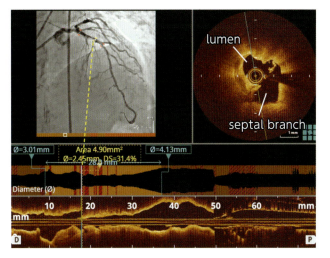

図1 ▶ 造影像とのco-registration機能
冠動脈造影上のどの部位に相当する画像かが明瞭に認識できる。

2. ステントサイズの決定方法

　ステントサイズの決定方法については，大きく分けて2通りの方法が一般的だが，統一された手法は確立されてはいない。ILUMINEN III studyでは外弾性板（EEM）径を指標にする方法が，OPINION trialでは血管内腔径を指標にする方法が用いられ，これらを参考にしたい[6,7]。血管外膜側まで描出できる場合はEEMに相当する径（もしくは0.25mmダウン）で適合するステント径を選択する。病変部のプラーク性状によりEEMが描出困難である場合は内腔reference径を参照（もしくは0.25～0.5mmオーバーサイズまでの許容範囲内に）してステント径を選択することが多い。適切なステントサイズを決定するためには，病変部に対する前拡張が重要である。前拡張が不十分であると狭窄病変の遠位部の血管径・内腔径の評価が過小評価されてしまい，本来の留置可能なサイズよりも小さいステント径を選択してしまうことになるため，この点に留意されたい。

　また，病変長の計測において，ステントエッジを置く対象部は最も正常に見える部位，または線維性内膜肥厚の部位を選択すべきである。これによりエッジ解離のリスクが減少し，慢性期成績も向上することが期待される。実際は，いわゆる"置き所"の選択に苦慮する場合もあるが，脂質成分の多い不安定プラーク上にはできるだけステントエッジを留置しないことが推奨される[8]。

3. ステント留置後

　留置後にステントの評価をする際には，high density pullback mode（54mm，10frames/mm）を選択することで，よりステントの状態を詳細に観察することが可能となる。ストラット圧着不良（ISA），ステント内への組織逸脱，血栓形成，エッジ解離のいずれについてもIVUSに比べてOCT/OFDIでの検出頻度が高いことが示されている[9]。さらに，アボット社は新たなソフトウェアとして，OPTIS™ Metallic Stent OPTIMIZATIONソフトウェアを開発し，これにより明瞭にステントを描出することが可能となった。より視覚的かつ直感的に3次元的なステント構造を把握することができる。

　ステント留置後の後拡張の必要性についての明確な基準は存在しないが，ステント留置直後のOCTで評価した最小ステント面積（MSA）は術後1年時の病変予後を規定する因子である[10]。また，ISAのある領域では高頻度に壁在血栓が形成され，遅発性血栓症の一因子となりうると報告されている[11]。このことをふまえて，①ステント拡張不良（MSAが対象部の平均内腔面積＜90％），②不完全ステント圧着，③非対称性ステント拡張（最小内腔径/最大内腔径＜0.7），④組織逸脱やステント内血栓による血流障害，のいずれかがあれば追加拡張の必要性を検討する。また，3D Navigationモード，ステントApposition Indicator機能を用いることでストラットの圧着程度の自動解析が可能となり，圧着不良部位や拡張不良部位を立体的に認識できるようになった。実臨床ではISAを完全になくすことは難しいが，これらの機能を参考に，血管壁に与えるストレスを最小限となる後拡張バルーンサイズを選択することが可能となると思われる。

　追加拡張後には，エッジ解離，血種，ステント変形が生じているかどうかをOCTで最終確認することが望ましい。病変によってはBifurcationモードも有用であり，分岐部病変の治療の際に問題となるガイドワイヤのストラットへの最適なリクロス位置の同定やステント変形の評価などが容易となった。これによりストラットの状態が立体的に可視化され，ストラットと側枝入口部の位置関係がより詳細に判断できるため，この機能も参考にされたい（図2）。

4. 実際の症例

　60歳代男性の安定狭心症患者，右冠動脈（RCA）中間部・近位部の狭窄病変に対するPCIの症例である。ここではRCA中間部の病変に絞って解説する（図3）。

　初回のOCT評価では，病変部プラークの性状は大部分が深部に減衰を伴い脂質（lipid）成分を含んでおり，一部の内膜（intima）表面にはhigh

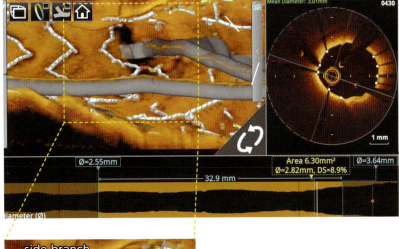

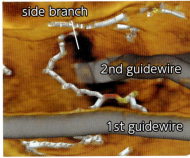

図2 ▶ Bifurcationモード

分岐部病変の治療例。ガイドワイヤのストラットへの最適なリクロス位置の同定やステント変形の評価が容易となり、ストラットと側枝入口部の位置関係がより詳細に判断できる。

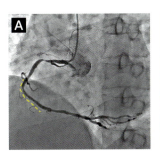 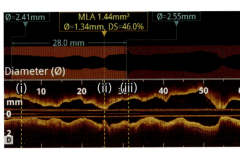

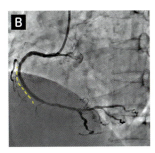 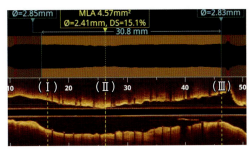

図3 ▶ 症例：造影（LAO45°）およびOCT所見

A：PCI前。MLA 1.44mm^2，病変長は右室枝から遠位部28mmまでの病変と認識できる。（ⅰ）〜（ⅲ）はOCT短軸像（図4）と対応。
B：PCI後。MLA 4.57mm^{2}まで拡張され，血管拡張が良好に得られている。（Ⅰ）〜（Ⅲ）はOCT短軸像（図4）と対応。

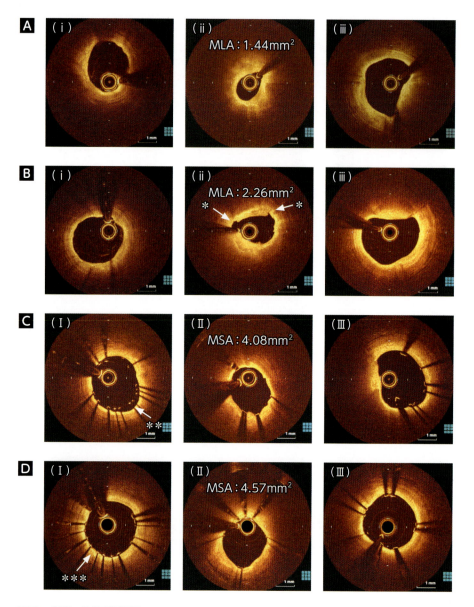

図4 ▶ 症例：OCT短軸像

（i）〜（iii）：ステント留置前の（i）distal reference，（ii）MLA，（iii）proximal referenceの断面

（I）〜（III）：ステント留置後の（I）distal reference，（II）MSA，（III）proximal referenceの断面

A：初回。（i）内腔径2.2mm×2.7mm，EEM 3.4mm，（ii）病変部は大部分が深部に減衰を伴い脂質成分を含んでいるプラークでMLA 1.44mm^2，（iii）内腔径2.1mm×3.0mm，EEM 4.0mmと計測される。

B：前拡張後。（i）内腔径2.4mm×2.8mm，EEM 3.8mmと拡張，（ii）LACROSSE® NSE ALPHA™によるdissectionが良好に観察され（＊），内腔面積は2.26mm^{2}まで拡張，（iii）内腔径2.3mm×3.1mm，EEM 4.2mmと拡張されている。

C：ステント留置直後。（I）ステント圧着不良が認められる（＊＊），（II）MSA 4.08mm^2，（III）ステント圧着は許容範囲内。

D：ステント後拡張後。（I）ステント圧着不良は改善（＊＊＊），（II）MSA 4.57mm^{2}まで改善，（III）さらに良好な拡張が得られている。

intensity bandを認め，マクロファージの存在が示唆される所見を認めた。対象血管の最小血管面積（MLA）は1.44mm^{2}であり，ランディングゾーンはプラークの分布を考慮し，右室枝分岐直後から28mm程度遠位部までと想定された。血管径のreferenceを計測するとdistal：2.2mm×2.7mm，proximal：2.1mm×3.0mmで，観察されるEEMは，distal：3.4mm，proximal：4.0mmであった（図4A, 動画1）。ここで先の注意点の通り，病変部のdistal側がshrinkしていることを考慮し，LACROSSE® NSE ALPHA™（グッドマン社）2.75mm×13mmで前拡張を行った。

　その後のOCTでは，血管径はdistal：2.4mm×2.8mm，proximal：2.3mm×3.1mm，EEMもdistal：3.8mm，proximal：4.2mmとそれぞれ拡張が得られた。さらに，OCTではバルーンによるoptimal dissectionが形成されていることも明瞭に認識可能であった（図4B, 動画2）。

　筆者らの施設では，内腔径に合わせてステント径を選択することが多い。病変が偏心性であり，ステント留置後の解離（stent edge dissection）を避けるために2.75mm×28mmの薬剤溶出性ステント（XIENCE ALPINE®，アボット社）を留置することとした。しかし，ステント留置直後のOCT画像では，拡張不良部位を特にステント遠位部に認めたため（図4C, 図5, 動画3），ノンコンプライアントバルーン3.0mm×15mmで後拡張を行った。追加拡張後のOCT画像ではステントストラットは圧着良好であり，ステントエッジ前後にも解離は認められなかった（図4D, 動画4）。以上から最終造影で合併症がないことを確認し，手技を終了した。

OCT/OFDIには様々な機能が追加搭載され，より簡便に正確な評価が行えるモダリティへと進化している。OCT/OFDIガイド下PCIによる治療予後はIVUSガイド下PCIと比較し非劣性であることも示された[12, 13]。OCT/OFDIガイド下PCIの進化により，さらなる治療予後改善がなされることを期待したい。

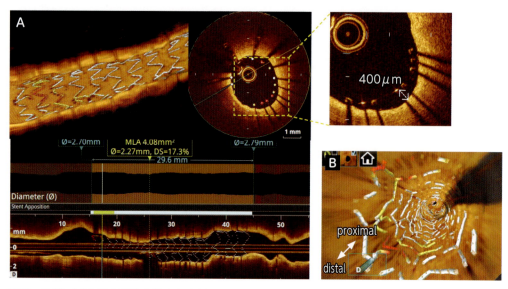

図5 ▶ 症例：圧着不良部位の様々な表示

A：ステントApposition Indicator機能：ステント留置部位の円周上に，25％以上の圧着不良（設定することが可能）が長軸上で1mm以上検出された場合にApposition Indicatorバーがカラー表示される。圧着不良部位は400μmのdistanceであった。

B：3D Navigationモード/Flythroughモード：3D Navigation画面からFlythroughを選択することで，血管内腔からのストラットの状態を観察することが可能となる。

● 文献

1) Yamaguchi T, et al:Safety and feasibility of an intravascular optical coherence tomography image wire system in the clinical setting. Am J Cardiol. 2008; 101(5):562-7.

2) Okamura T, et al:First-in-man evaluation of intravascular optical frequency domain imaging (OFDI) of Terumo:a comparison with intravascular ultrasound and quantitative coronary angiography. Eurointervention. 2011;6(9):1037-45.

3) Kubo T, et al:OCT compared with IVUS in a coronary lesion assessment:the OPUS-CLASS study. JACC Cardiovasc Imaging. 2013;6(10):1095-1104.

4) Okamura T, et al:Reproducibility of coronary Fourier domain optical coherence tomography:quantitative analysis of in vivo stented coronary arteries using three different software packages. Eurointervention. 2010;6(3):371-9.

5) Costa MA, et al:Impact of stent deployment procedural factors on long-term effectiveness and safety of sirolimus-eluting stents (final results of the multicenter prospective STLLR trial). Am J Cardiol. 2008;101(12):1704-11.

6) Kubo T, et al ;ILUMIEN III:OPTIMIZE PCI Investigators:Optical frequency domain imaging vs. intravascular ultrasound in percutaneous coronary intervention (OPINION trial):Study protocol for a randomized controlled trial. J Cardiol. 2016;68(5):455-460.

7) Ali ZA, et al ;ILUMIEN III:OPTIMIZE PCI Investigators:Optical coherence tomography compared with intravascular ultrasound and with angiography to guide coronary stent implantation (ILUMIEN III:OPTIMIZE PCI): a randomised controlled trial. Lancet. 2016;388(10060):2618-2628.

8) Ino Y, et al：Optical Coherence Tomography Predictors for Edge Restenosis After Everolimus-Eluting Stent Implantation. Circ Cardiovasc Interv. 2016；9(10). pii：e004231.
9) Bouma BE, et al：Evaluation of intracoronary stenting by intravascular optical coherence tomography. Heart. 2003；89(3)：317-20.
10) Soeda T, et al：Incidence and Clinical Significance of Poststent Optical Coherence Tomography Findings：One-Year Follow-Up Study From a Multicenter Registry. Circulation. 2015；132(11)：1020-9.
11) Ozaki Y, et al：The fate of incomplete stent apposition with drug-eluting stents： an optical coherence tomography-based natural history study. Eur Heart J. 2010；31(12)：1470-6.
12) Kubo T, et al：Optical frequency domain imaging versus intravascular ultrasound in percutaneous coronary intervention (OPINION trial)：one-year angiographic and clinical results. Eur Heart J. 2017；38(42)：3139-3147.
13) Otake H, et al：Optical Frequency Domain Imaging Versus Intravascular Ultrasound in Percutaneous Coronary Intervention (OPINION Trial)：Results From the OPINION Imaging Study. JACC Cardiovasc Imaging. 2017 pii：S1936-878X(17)30767-2.

7 PCI合併症予測とその対策

① IVUS

廣畑　敦

ここでは，IVUSによる不安定プラークの評価について，症例を中心に示す。

1. 造影上は安定したtype A病変に見えたがIVUSでは減衰プラークであった1例

70歳代女性。比較的，典型的な労作性狭心症を呈しており，冠動脈CTで右冠動脈に狭窄を認めたためステント治療予定となった。IVUS施行後にダイレクトステントを行ったが，直後から下壁ST上昇および胸痛を訴え，造影ではスローフローおよび4-AV, PDに末梢塞栓をきたしていた（動画1，動画2）。

このようなノーリフロー/スローフローの原因としては，心筋虚血そのものによる組織の浮腫，内皮細胞の障害，再灌流に伴う組織の浮腫，血管内皮細胞の障害，活性酸素による障害，末梢塞栓，微小血管のスパスムなどが言われている。

当症例のIVUS所見を提示する（図1，動画3）。同部位は，造影上では安定したtype A病変に思えたが，IVUSではいわゆる減衰プラークで，ポジティブリモデリングかつプラーク量も多かった。また，integrated backscatter (IB)-IVUSでも脂質成分が主体のプラークであった。

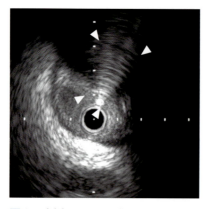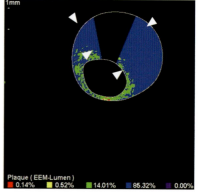

図1 ▶ 症例1：IVUS所見

2. 造影上はtype A病変に見えたがIVUSでは脂質プールであった1例

70歳代男性。心不全の原因精査で左前下行枝（LAD）の狭窄が見つかり，ステント治療を行った。ステント留置直後に胸部誘導でST上昇および胸痛があり，造影ではスローフローとなっていた（動画4，動画5）。同部のIVUSはポジティブリモデリング，減衰を認めており，また，2時方向には脂質プールと思われる低エコー域を認めていた。（図2，動画6）。

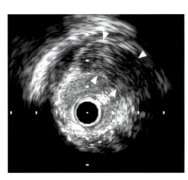 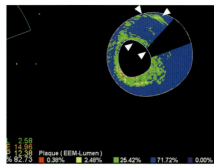

図2 ▶ 症例2：脂質プールと思われる低エコー域

3. グレースケールIVUSおよびプラーク性状診断での末梢塞栓の予想

1) 各試験での報告

グレースケールIVUS，および冠動脈プラーク性状を分析して色づけするプラーク性状診断（plaque characterization）での末梢塞栓（distal embolization）の予想については，いくつかの報告がある。

まず，Shibuya[1]らは末梢保護（distal protection）下にステント留置を行い，フィルター・ノーリフロー（FNR）をきたした群（$n=9$）と起こさなかった群（$n=25$）のIVUS性状での比較を行った。それによると，プラーク体積が大きく，病変が長く，ポジティブリモデリングを起こしていてIB-IVUSでは脂質成分が多いと，FNRになりやすいと報告している（表1）。

またUetani[2]らは，PCI後トロポニンT上昇と術前のIVUS所見との関連を調べた。それによると，IB-IVUSで脂質成分が多くポジティブリモデリングしていると，PCI後トロポニンは上昇しやすいと報告している（表2）。

さらに，Utsunomiya[3]らはステント留置後にスローフローを起こした群（$n=11$）と起こさなかった群（$n=84$）について，グレースケールIVUSおよびiMAPでの比較を行った。スローフロー群では，血管およびプラーク体積が有意に大きく，病変長は長い傾向があり，iMAPでは特に壊死（necrotic）成分が多かったと報告している（表3）。

表1 ▶ IVUS所見からみたFNRの予測因子

	FNR ($n=9$)	non-FNR ($n=25$)	P値
プラーク体積（mm³）	355	199	0.0004
病変長（mm）	27.5	21.2	0.011
リモデリングインデックス	0.93	0.82	0.09
脂質（%）*	29.3	26.1	0.045

＊：IB-IVUS　　　　　　　　　　　　　　　　　　　　　　（文献1より作成）

表2 ▶ PCI後のトロポニンT上昇と術前のIVUS所見との関連

	係数（95% CI）	P値
脂質（mm³）*	0.011 (0.004-0.016)	<0.001
リモデリングインデックス	0.008 (−0.000-0.016)	0.060

＊：IB-IVUS　　　　　　　　　　　　　　　　　　　　　　（文献2より作成）

表3 ▶ IVUS所見からみたステント留置後のスローフローとの関連

		ノーマルフロー ($n=84$)	スローフロー ($n=11$)	P値
グレースケールIVUS	血管体積（mm³）	171.77	281.2	<0.0009
	プラーク体積（mm³）	121.89	201.77	0.001
	病変長（mm）	13.24	18.41	0.074
iMap	プラーク成分：壊死（mm³）	20.08 (14.56%)	43.33 (19.73%)	0.0004 (0.047)

（文献3より作成）

　Hibi[4]らは，グレースケールIVUSでの減衰プラークを認めた距離とノーリフローの関係について調べている．それによると，減衰プラークが5mm以上の距離で認められると71％の確率でノーリフローが発生し，減衰プラーク5mm未満11％，減衰プラークなし10％と比較すると有意に多かったと報告している（$P<0.001$）．

2）まとめ

　グレースケールIVUSで血管がポジティブリモデリングを起こしており，病変長が長く，プラーク総量が多い，減衰プラークを多く含むプラーク，またプラーク性状診断では，IB-IVUSでは脂質成分が多い，iMAPではnecrotic成

分が多い病変は不安定なプラークで末梢塞栓，スローフローなどを起こす可能性がある．また，急性冠症候群（ACS）での末梢保護デバイスのルーチン使用の有効性は証明されていない[4〜6]が，これらはIVUSでプラーク性状の評価をしておらず，complicationを起こすような不安定プラークかどうかの判断をしていない．IVUSで不安定プラークを認めた場合には末梢保護デバイスを使用することでcomplicationを回避できる症例は確かにある．末梢保護は"術者判断でバイアスをかけて"使用すべきデバイスであり，その判断にIVUSは有用であると考える．

4．IVUSで不安定プラークを診断し末梢保護を行った1例

80歳代男性．数日前に発症したACSで紹介となった．右冠動脈に狭窄（動画7）を認めたためステント治療予定としたが，治療前のIVUS（動画8）で，病変部には大量の減衰プラーク，および血栓と思われる部位も認めた（図4）．末梢保護下にステント留置を行ったところ，フィルター内に血栓を含んだデブリ様の成分を回収した（動画9）．スローフローなどのcomplicationもなく終了した．

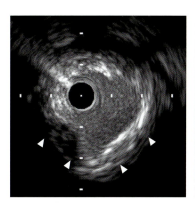
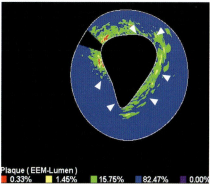

図4 ▶ 症例3：血栓と思われる所見

● 文献

1) Shibuya M, et al：Prediction of distal embolization during percutaneous coronary intervention for unstable plaques with grayscale and integrated backscatter intravascular ultrasound. Catheter Cardiovasc Interv. 2013；81(3)：E165-72.
2) Uetani T, et al：The correlation between lipid volume in the target lesion, measured by integrated backscatter intravascular ultrasound, and post-procedural myocardial infarction in patients with elective stent implantation. Eur Heart J. 2008；29(14)：1714-20.

3) Utsunomiya M, et al:Relationship between tissue characterisations with 40 MHz intravascular ultrasound imaging and slow flow during coronary intervention. EuroIntervention. 2011;7(3):340-6.
4) Hibi K, et al:Clinical utility and significance of intravascular ultrasound and optical coherence tomography in guiding percutaneous coronary interventions. Circ J. 2015;79(1):24-33.
5) Stone GW, et al:Distal microcirculatory protection during percutaneous coronary intervention in acute ST-segment elevation myocardial infarction:a randomized controlled trial. JAMA. 2005;293(9):1063-72.
6) Kaltoft A, et al:Increased rate of stent thrombosis and target lesion revascularization after filter protection in primary percutaneous coronary intervention for ST-segment elevation myocardial infarction:15-month follow-up of the DEDICATION (Drug Elution and Distal Protection in ST Elevation Myocardial Infarction) trial. J Am Coll Cardiol. 2010;55(9):867-71.

実践編

7 PCI合併症予測とその対策

② OCT/OFDI

嶋村邦宏，久保隆史

OCT/OFDIは，既存のIVUSに比べて約10倍，10〜20μmという高い解像度を有し，冠動脈造影やIVUSと比較してより詳細に血管の解剖学的・組織学的情報を提供することができる。OCT/OFDIのこの特徴をもとに，①スローフロー/ノーリフロー現象，②側枝閉塞，③ステントエッジ解離，④冠動脈穿孔の4つのPCI合併症の予測とその対策について述べる。

1. スローフロー/ノーリフロー現象

スローフロー（slow flow）とは，術前に正常であった冠動脈の血流がPCI後に低下することを言う。バルーン拡張やステント留置にて物理的に破砕された何らかの塞栓子（血栓，壊死組織，脂質など）による微小塞栓や，微小血管の冠攣縮などが原因と考えられている。

一方，ノーリフロー（no reflow）は心筋虚血により冠微小循環構造も破壊され，閉塞性病変の開大後も心筋の組織レベルでは再灌流が得られないことを言う。ノーリフロー現象は血流再開後に進行することが多く，再灌流障害の側面もあり，スローフローと同様に，微小塞栓，血栓形成，冠攣縮などに加えて，心筋の浮腫や出血により微小循環が障害されている場合も含まれる。ノーリフロー現象を呈する症例は大きな梗塞サイズを有し，心機能改善が不良で，梗塞後合併症が多いとされ，また院内死亡率が高く，遠隔期予後も不良であることが報告されている[1]。PCIに際して，約2%の頻度でノーリフロー現象が発生することが報告されており[2]，その予測・予防は，PCI後の心機能や予後に直接関係していることからも非常に重要である。これまでのOCT/OFDIの研究ではlipid arc[3,4]やlength[5]，また薄い線維性被膜を伴ったプラーク（TCFA）[6]がprimary PCI後のノーリフローの予測因子であると報告されている（図1）。

ルーチンの末梢保護デバイス使用がスローフロー/ノーリフロー現象を予防できるのかどうか，現時点で確固たるエビデンスはないが，実際に末梢保護デバイスが有効である症例を経験することがある。前述のような，末梢塞栓の

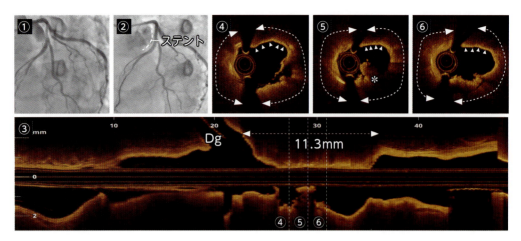

図1 ▶ 責任病変においてOCTで広範な脂質プラークが確認されステント留置直後にノーリフローが認められた1例

ST上昇型前壁急性心筋梗塞の症例である。左前下行枝（LAD）近位部を2mm径のバルーンで前拡張した後の冠動脈造影検査において，対角枝との分岐部の近位部側に高度狭窄を認めた（①）。OCTプルバックをLAD中間部から近位部にかけて施行すると（☞動画1），対角枝が合流する近傍からほぼ全周性の脂質性プラーク（④〜⑥矢印）が約11mm連続し（③），血栓も認めた（⑤*）。また，一部で薄い線維性被膜も認められた（④〜⑥矢頭）。EES（エベロリムス溶出ステント）3.25/23mmを8atmで留置すると，ノーリフローを認めた。その際にLAD中間部から近位部にかけて施行したOCTプルバック（☞動画2）では，ステント内にtissue protrusionが広範に認められた。ニコランジルの冠動脈注入にてLAD末梢側のフローが改善したことが冠動脈造影で確認された（②）。

Dg：diagonal branch

ハイリスク症例に限定した使用が有効である可能性がある。図1，動画1〜2に示したような所見を認める場合には，積極的に末梢保護デバイスの使用を検討する。また，スタチン療法による線維性被膜を肥厚させ，プラーク安定化作用が報告されており[7,8]，ハイリスク症例については，PCI前に積極的なスタチン療法の導入を行うことが望ましいと考えられる。

2. 側枝閉塞

COBIS II registryでは，2227分岐部病変に対するPCIにおいて8.4%に側枝閉塞が起こり，その31%は閉塞した。また，側枝閉塞症例は心臓死，心筋梗塞が2.34倍増加した[9]と報告されており，側枝閉塞の予測・予防は非常に重要である。冠動脈造影所見における側枝閉塞の予測因子である，PCI前の側枝の50%以上の狭窄，側枝分岐部より近位部の本幹の50%以上の狭窄，側枝の病変長[9]以外に，OCTでの側枝閉塞の予測因子として，突出した長いカリーナ（carina），分岐角度の小さな側枝[10]，本幹の石灰化病変が挙げられる[11]。具体的には，50°未満のCT（carina tip）アングル，1.7mm未満のBP-CT長（length between proximal branching point to carina tip）は側枝閉塞のリスクが高いと報告されている[10]（図2）。

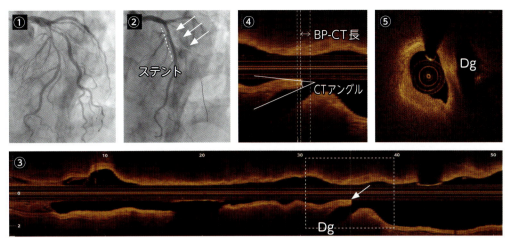

図2 ▶ 本幹ステント留置後に側枝閉塞をきたした症例

安定狭心症の症例である。冠動脈造影検査にてLAD近位部に高度狭窄を認め，病変部から大きな対角枝が分岐していた（①）。OCTの長軸像（③）では突出した長いカリーナを認めた（矢印）。分岐部の長軸拡大像（④）ではCTアングルは28°と小さく，BP-CT長は0.9mmと短かった。また，OCT長軸像（③）の点線のレベルでの短軸像（⑤）では全周性の脂質性プラークが認められた。対角枝閉塞のリスクが高いと考えられたため，対角枝にガイドワイヤを挿入の上，対角枝に対して前拡張を行った後に，LAD本幹にEES 2.75/33mmを留置したが，対角枝は閉塞した（②矢印）。

このように，側枝閉塞の可能性が高いと考えられる場合には側枝にガイドワイヤを留置し，場合によっては側枝の前拡張やkissing balloon techniqueによる同時拡張を検討する。本幹のプラーク量が多い病変では，前拡張にスコアリングバルーンを用いることや，方向性冠動脈粥腫切除術（DCA）やエキシマレーザーを用いて病変部プラークのデバルキングも考慮する。分岐部病変に対する治療は，側枝のステント留置をなるべく行わないsingle stent strategyが一般的であるが，場合によっては2-stent strategyを考慮する。

3. エッジ解離

ステントエッジで冠動脈解離がOCT/OFDIで観察される頻度は38％程度であり，その84％は冠動脈造影では指摘できない[12]。慢性期には自然に修復されていることも多く観察されるが，一方でエッジ再狭窄，主要心血管イベント（MACE），ステント内血栓症の原因にもなりうる。flow-limitationがなく，OCT/OFDI上，限局性で小さく，表在性の解離は自然修復すると考えられる[12]。エッジ解離は，冠動脈径に対してステント径が大きくなる傾向にあるステント遠位側に生じやすい。血管径に対してステント径が大きすぎると，プラークが少ない場所でもエッジ解離を生じることがある。また，ステントエッジ部分に線維性プラークがある場合に比較して，脂質性プラークや石灰化プラークのある場合に解離が生じやすいと報告されている[12,13]（図3）。

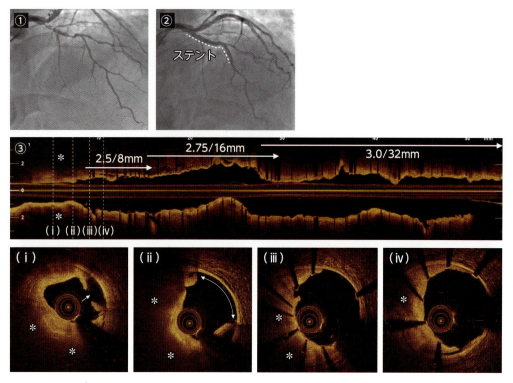

図3 ▶ 脂質性プラークの上にステントエッジ解離をきたした症例

安定狭心症の症例である。冠動脈造影検査にてLADにびまん性の高度狭窄を認めた（①）。冠動脈造影ガイド下にBP-EES 2.5/8mm，2.75/16mm，3.0/32mmをオーバーラップさせて留置した（②）。ステント留置後のOCTの長軸像（③）にてBP-EES 2.5/8mmのステントエッジ部に脂質性プラークが認められた（＊）。長軸像の各レベルに一致する短軸像（ⅰ～ⅳ）ではステントの遠位部側に広がる冠動脈解離（ⅰおよびⅱの矢印）と脂質性プラーク（＊）の上に着地するステントを認めた（ⅲ，ⅳ）。
BP-EES：生体吸収性ポリマー使用EES

　遠位側の対象血管径に合わせたステントサイズの選択や，ステントエッジのランディングゾーンには脂質性プラークや石灰化プラークを避けて留置することによりエッジ解離の回避につながると考えられる。

4．冠動脈穿孔

　冠動脈穿孔はtype Ⅰ（extra-luminal crater without extravasation），type Ⅱ（pericardial or myocardial blush without contrast jet extravasation），type Ⅲ〔extravasation through frank（≧1mm）perforation〕に分類される[14]。冠動脈穿孔を発生した場合，心タンポナーデに至る確率は16％，死亡率は7％と報告され[15]，心タンポナーデや死亡あるいは緊急外科手術といった重篤な状態に陥るもののほとんどがtype Ⅲの冠動脈穿孔である。冠動脈穿孔を起こす病変由来の予測因子としては，冠動脈石灰化，蛇行血管，偏心性病変，慢性完全閉塞（CTO）病変などが，手技

由来の予測因子としてカッティングバルーンの使用，高圧ステント後拡張などが挙げられる[16]。サイズミスマッチがある際に，血管に対して，より侵襲的（invasive）になりやすいカッティングバルーンを用いる際には，OCT/OFDIで得られる計測値をもとに必要十分な径および長さのものを選択し，

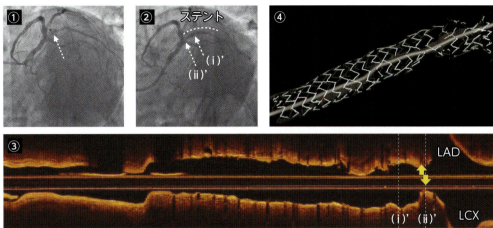

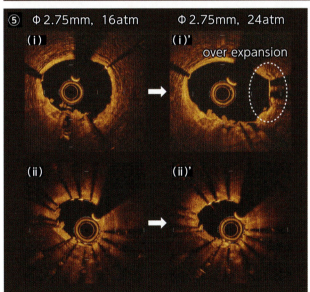

図4 ▶ 偏心性石灰化プラークに対するステント留置後高圧拡張にてステントに過拡張をきたした症例

安定狭心症の症例である。冠動脈造影にて高位側壁枝近位部に石灰化を伴う高度狭窄を認めた（①矢印）。スコアリングバルーンで前拡張の後にBP-EES 2.25/20mmを留置（12atm）し，ステント内をノンコンプライアントバルーン2.5/8mm，続いて2.75/8mmを用いて16atmで高圧拡張した。しかし依然ステント拡張不良であったため24atmまで拡張を追加したが，冠動脈造影でもステントの拡張不良（②-ⅱ'）を認め，OCT長軸像（③）および3D画像（④）でもいびつに拡張したステントが認められた。短軸像（⑤）では，石灰化のない領域に過拡張され，冠動脈の外膜側までストラットが浸潤していることが確認された（ⅰ：2.75/8mm・16atm拡張後，ⅰ'：2.75/8mm・24atm拡張後の同一断面図）。一方で，広範に石灰化プラークを認める断面では，追加拡張後も十分な拡張は得られなかった（ⅱ：2.75/8mm・16atm拡張後，ⅱ'：2.75/8mm・24atm拡張後の同一断面図）。

適正な圧で使用することが推奨される。

また，図4のように，偏心性の石灰化を伴うプラークに対してPCIを行う際には，高圧拡張を行うと非石灰化領域に拡張圧が偏り，冠動脈穿孔のリスクが高いと考えられる。このような場合には，リスクと至適拡張のバランスを考えて適切なエンドポイントを設定する必要がある。

OCT/OFDIによる臨床的な予後改善効果に関するエビデンスは現段階では決して十分ではないが，OCT/OFDIは非常に優れた血管内イメージングデバイスであり，冠動脈造影検査のみでは予測困難なPCI合併症の予測とその対策に有用であると考えられる。OCT/OFDIの特性と限界を十分に理解して使用することが重要であり，また，今後さらなるエビデンスの蓄積が必要である。

●文献

1) Ito H, et al:Clinical implications of the 'no reflow' phenomenon. A predictor of complications and left ventricular remodeling in reperfused anterior wall myocardial infarction. Circulation. 1996;93(2):223-8.
2) Piana RN, et al:Incidence and treatment of 'no-reflow' after percutaneous coronary intervention. Ciculation. 1994;89(6):2514-8.
3) Tanaka A, et al:Lipid-rich plaque and myocardial perfusion after successful stenting in patietns with non-ST-segment elevation acute coronary syndrome: an optical coherence tomography study. Eur Heart J. 2009;30(11):1348-55.
4) Soeda T, et al:Morphological predictors for no reflow phenomenon after primary percutaneous coronary intervention in patiets with ST-segment elevation myocardial infarction caused by plaque rupture. Eur Heart J Cardiovasc imaging. 2017;18(1):103-10.
5) Ikenaga H, et al:Longitudinal extent of lipid pool assessed by optical coherence tomography predicts microvascular no-reflow after primary percutaneous coronary intervention for ST-segment elevation myocardial infarction. J Cardiol. 2013;62(2):71-6.
6) Lee T, et al:Assessment of echo-attenuated plaque by optical coherence tomography and its impact on post-procedural creatine kinase-myocardial band elevation in elective stent implantation. JACC Cardiovasc Interv. 2011;4(5):483-91.
7) Komukai K, et al:Effect of atorvastatin therapy on fibrous cap thickness in coronary atheroscrelotic plaque as assessed by optical coherence tomography: the EASY-FIT study. J Am Coll Cardiol. 2014;64(21):2207-17.
8) Nakamura D, et al:Fate of Nonculprit Plaques in Patients With STEMI Undergoing Primary PCI Followed by Statin Therapy:A Serial Optical Coherence Tomography Analysis From the OCTAVIA Study. JACC Cardiovasc Imaging. 2017;10(7):827-829.

9) Hahn JY, et al:Predictors and outcomes of side branch occlusion after main vessel stenting in coronary bifurcation lesions: results from the COBIS II Registry (COronary Bifurcation Stenting). J Am Coll Cardiol. 2013;62(18):1654-9.
10) Watanabe M, et al:Side branch complication after a single-stent crossover technique:prediction with frequency domain optical coherence tomography. Coron Artery Dis. 2014;25(4):321-9.
11) Fujino Y, et al:Impact of main-branch calcified plaque on side-branch stenosis in bifurcation stenting:an optical coherence tomography study. Int J Cardiol. 2012;176(3):1056-60.
12) Chamié D, et al:Incidence, predictors, morphological characteristics, and clinical outcomes of stent edge dissections detected by optical coherence tomography. JACC Cardiovasc Interv. 2013;6(8):800-13.
13) Gonzalo N, et al:Relation between plaque type and dissections at the edges after stent implantation:an optical coherence tomography study. Int J Cardiol. 2011;150(2):151-5.
14) Ellis SG, et al:Increased coronary perforation in the new device era. Incidence, classification, management, and outcome. Circulation. 1994;90(6):2725-30.
15) Shimony A, et al:Incidence, risk factors, management and outcomes of coronary artery perforation during percutaneous coronary intervention. Am J Cardioal. 2009;104(12):1674-7.
16) Hendry C, et al:Coronary perforation in the drug-eluting stent era:incidence, risk factors, management and outcome:the UK experience. Eurointervention. 2012;8(1):79-86.

7 PCI合併症予測とその対策

③ 血管内視鏡

河合健志，石原正治

　血管内視鏡は，わが国で開発された冠動脈内を直接視認できる唯一のイメージングデバイスである．視覚的に血管内腔の3次元構造をカラー画像で評価できるため，多くの所見が得られる利点がある．本稿では，血管内視鏡を活用したPCI周術期合併症の評価と予測について解説する．

1. ノーリフロー現象

　PCI周術期におけるノーリフロー（no reflow）現象は，冠動脈病変に対するバルーン拡張やステント留置後にしばしばみられる現象の1つである．ノーリフロー現象の原因として，プラーク内デブリである粥腫やフィブリン，血小板血栓などの飛散による冠動脈の末梢塞栓，また微小循環のスパスム，心筋浮腫，フリーラジカルによる内皮障害が挙げられ，その発症は心筋予後だけでなく遠隔期予後に寄与する．ノーリフロー現象は安定狭心症においても最大2％の発症頻度とされており，特に急性冠症候群（ACS）や静脈グラフトの責任病変においては不安定プラークと血栓性病変の存在からその発症率が高い．すなわち，PCI周術期におけるイメージングモダリティを活用した不安定プラークの診断は，ノーリフロー現象の発症予測において重要となる．

　一般的にIVUSやOCT／OFDIでは，血栓や脂質プール様像，プラーク破裂，超音波減衰を伴うプラークの存在がハイリスク症例を予測できる所見とされる．一方で，画像解像度が優れているOCT／OFDIにおいても不安定プラークの構成要素である薄い線維性被膜（TCFA）の診断能力にはある程度の限界もあり，大きな泡沫細胞の集簇，微小石灰化，ヘモジデリン沈着病変や器質化血栓といった病変においては偽陽性診断となりうることが指摘されている[1]．その発症機序から不安定プラークの診断はノーリフロー現象の予測へつながるため，血管内視鏡においてはプラークの不安定性を評価する指標となる黄色プラークの色調，さらに破裂プラークの有無が重要となる（図1，動画1〜3）．筆者らの施設における病理学的検証からは血管内視鏡による黄色プラークの色調評価において，色調グレードの高い黄色プラーク（グレード3）では感度

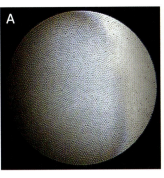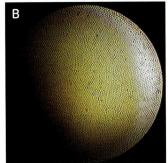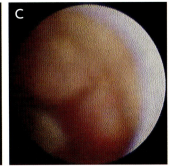

図1 ▶ 血管内視鏡によるプラーク
A：白色プラーク（☞動画1）。
B：黄色プラーク（☞動画2）。
C：破裂プラーク（☞動画3）。

83％，特異度91％でTCFAを診断できた[2]。

以上より，血管内視鏡を用いた破裂プラークの存在や色調グレードの高い黄色プラーク所見は不安定プラークの診断として十分に有用と言えることから，末梢塞栓の予測因子となり，かつ末梢塞栓保護デバイスの有効性も期待できる[3]。

1) 血管内視鏡によるプラーク性状評価がノーリフロー現象の予測に有用であった急性冠症候群の1例

右冠動脈（RCA）中間部の責任病変（図2A）を血管内視鏡で確認すると，プラーク破裂像（図2a）と黄色プラーク（図2b）所見を認めた。末梢保護デバイスを使用した上でステント留置したところ（図2B），直後にフィルターノーリフローとなった（図2C）。末梢保護デバイス抜去によりノーリフロー現象は改善した（図2D）。

2. 冠動脈解離

冠動脈狭窄病変に対するバルーン拡張後やステント留置後，バルーンやステントエッジによるプラークや内膜に対する損傷により，しばしば冠動脈解離や血種を形成する。解離などが原因とされる急性冠閉塞は最大4％の頻度で発症することから，イメージングデバイスによる病態評価とbail-out後の効果判定は重要となる。この際，一般的にはcross sectionalに評価可能なIVUSやOCT／OFDIで解離病変の程度を評価することが多いが，血管内視鏡によっても解離病変の評価が可能である。

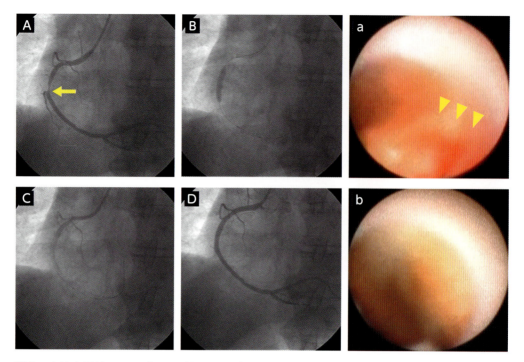

図2 ▶ 血管内視鏡によるプラーク性状評価がノーリフロー現象の予測に有用であった急性冠症候群の1例

A：右冠動脈中間部の責任病変。
B：末梢保護デバイス留置後のバルーン拡張。
C：フィルターノーリフロー。
D：末梢保護デバイス抜去後の血管造影。
a：血管内視鏡による責任病変のプラーク破裂像。
b：同部位の黄色プラーク。

1）右冠動脈近位部にステントを留置後，ステント遠位部に解離病変を形成した1例

　右冠動脈近位部にステントを留置後，血管造影所見ではステントエッジに解離を疑うスリット像を認め（図3A），血管内視鏡では解離によるフラップが確認された（図3a）。解離病変に対して計7分間のバルーン拡張を追加したところ，血管造影所見ではスリット像が消失し（図3B），血管内視鏡においてもフラップの血管壁への圧着が確認できた（図3b）。

　PCI周術期の血管内視鏡を用いた急性期合併症の予測所見についてまとめた。血管内視鏡は直視下で血管内腔の色調と形態を定性評価することが可能であり，その簡便な評価が手技時間短縮の手助けとなりうる。一方，血管断面の評価が可能なIVUSやOCT/OFDIと比較して定量性評価に劣る点や，観察部位によっては全周性の評価に不向きな病変があることも常に念頭に置

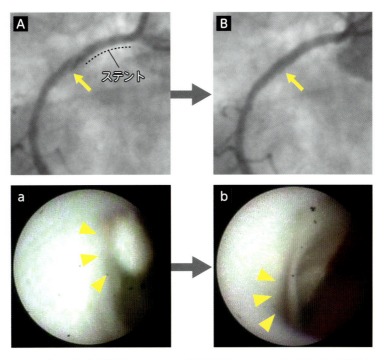

図3 ▶ 右冠動脈近位部にステントを留置後，ステント遠位部に解離病変を形成した1例

A：右冠動脈近位部にステント留置後の冠動脈解離。矢印は解離による造影上のスリット所見。
B：バルーン拡張後，造影上のスリット消失。
a：血管内視鏡で確認された同部位のフラップ所見。
b：血管内視鏡によるフラップの圧着。

くことが重要である。これら血管内視鏡の特性を理解した上で，3次元カラー画像から得られる情報をPCI合併症に最大限に活用することが望ましい。

● 文献

1) Fujii K, et al：Accuracy of OCT, grayscale IVUS, and their combination for the diagnosis of coronary TCFA：an ex vivo validation study. JACC Cardiovasc Imaging. 2015；8(4)：451-460.
2) Shibuya M, et al：Ex vivo comparison of angioscopy and histopathology for the evaluation of coronary plaque characteristics. Int J Cardiovasc Imaging. 2016；32(6)：863-9.
3) Mizote I, et al：Distal protection improved reperfusion and reduced left ventricular dysfunction in patients with acute myocardial infarction who had angioscopically defined ruptured plaque. Circulation. 2005；112(7)：1001-7.

8 イメージングモダリティの使い分け

① 私の使い分け：part 1

中村　茂

　カテーテル治療は，血管造影で病変を診断し，バルーンやステントで内腔を拡大する方法として大きな成功を収めてきた。血管内腔を改善する治療であるにもかかわらず，世界的には多方向からの血管造影により内腔を推定する方法が主流である。わが国では1996年にIVUSが保険償還され血管全体を短軸像で観察できるようになり，造影とIVUSという2つの方法で評価できるようになった結果，ステント血栓症の発生率は世界一低く維持されている。また，カテーテル治療で生じている現象が深く理解され，複雑病変での治療に大きな進歩がもたらされた。

1. OFDIの有用性

　IVUSの10倍の解像力を持つOCTは2008年から保険償還され，IVUSではわからなかった薬剤溶出性ステント(DES)の被覆などが解明され，臨床に大きな進歩をもたらした。欠点として，OCT画像の収集には造影剤での血球フラッシュが必要であり，繰り返しの観察ははばかられることが挙げられる。

　2013年に登場したOFDIには臨床使用可能となる工夫があった。①ハーフコントラストでの記録（造影剤を減少できる），②光源部位が透視で確認できる（IVUSと同じようにマーキングが可能），③血管造影同期システム（スキャン中にマーキングできている），④プルバックスピード40mm/秒（ワンショット中に血管全体が観察できる），という4点である。

2. 実臨床でのOFDI

1) OFDIガイドはIVUSガイドの代わりになるか？

　そこで当時ひらめいたのは，ハーフコントラストで造影し，その間にOFDIで血管をスキャンする方法である。これにより造影剤を増加させることなく複数回の観察が可能となり，IVUSのように治療中に手技変更に役立てることが可能となった。

IVUSガイド下PCIは確立された治療手技であるが，OFDIでも同様の治療結果が得られるか，2013年5月から連続25症例でOFDIガイド下ステントを行い，術者には見せないようにしてIVUS記録を同時に行った．OFDIで最終とした時点でIVUSを見ることを可能とし，IVUS所見から追加処置が必要な場合は許可した．1カ月後，術者に治療前には見せていなかったIVUSを再度読んでもらい，何mmのステントをどこにランディングさせるかを調べ，その選択がOFDIガイド下で組み立てた方針と一致しているかを調査した．

　結果として，2つのモダリティによる治療方針の組み立て方，結果の判断はほぼ同様であり，IVUSガイドの代わりになることがわかった．OCT/OFDIへの期待は，生体吸収性スキャフォールドをきれいに描出できることであり，2014年に予想されていたBRSの登場に備えて，実臨床でストレスなくOFDIを使えるよう積極的に使用した．しかし，BRSの登場が延期されたことから，2015年にはOFDIの使用率が低下した（図1）．

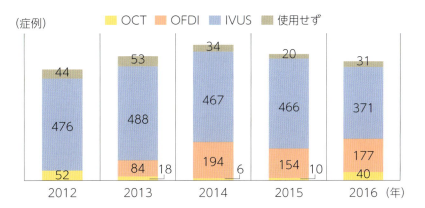

図1 ▶ 京都桂病院でのPCI時モダリティ使用症例数

2）石灰化病変に対する有用性

　ところが，2015年11月の回旋枝入口部のロータブレーター症例でOFDIが非常に有用であることがわかり，そこから石灰化病変に積極的に使用するようになった．「OFDIが本当に必要な病変はロータブレーターを行うような石灰化病変である」と初めて気づくのに2年半を要した．現在は透視で石灰化が見られる症例ではOFDIで観察を行いワイヤバイアスが石灰化プラークに接していればロータブレーターを使うようになり，使用率が上昇している（図2）．以下，モダリティとしてOFDIを選択したほうがよい症例を挙げる．

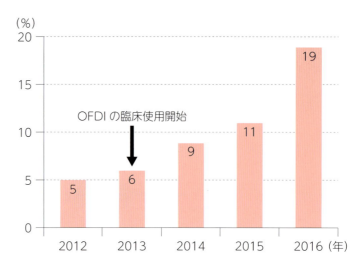

図2 ▶ 京都桂病院でのPCI時ロータブレーター使用比率
OFDIを用いるようになり，使用頻度が大きく変化したデバイスがロータブレーターである。

3) 症　例

　70歳代男性。高血圧症，糖尿病，脂質異常症，高尿酸血症にて近医通院中であった。安静時胸痛が1時間ほど持続し，近医受診した。冠動脈CTで石灰化著明であったことから当院紹介となった。造影では，左前下行枝（LAD）の中間部に高度石灰化を伴う75％，回旋枝入口部に90％の狭窄を認めた（図3A）。ここではLADの治療について解説する。

　透視で石灰化が見えていたため，OFDIを選択した。同時に記録しているIVUSでも比較すると違いがわかりやすい。なお，以下の動画は，図3Bで示したseptalからsmall diagonalまでの引き抜き像を示している。

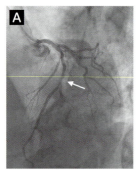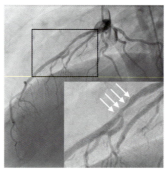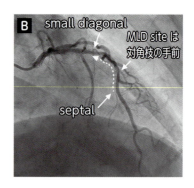

図3 ▶ LAD中間部の高度石灰化を伴う狭窄
図4のOFDIおよびIVUSの引き抜き動画は，B図の小さな中隔枝から小さな対角枝までで，短軸像の12時方向を心外膜側にしてある（動画1）。

治療前のIVUS画像では多重エコー（reverberation）があり高度石灰化病変である（図4A, 動画1）。OFDI画像ではランドル氏環状の石灰化でワイヤバイアスは石灰化プラークの中央である（動画2）。造影では小血管であること，石灰化の厚みが1mm以上あることから，1.5mmバー（burr）からアブレーションを開始した（図4B）。バー通過後の造影はOFDIのスキャンを同時にするためハーフコントラストで行っており，LAO cranialの透視条件のきつい方向ではやや不鮮明である（図4C, 動画3）。しかし，パーフォレーション，スローフロー，ガイドカテーテルのinjuryはなかった。残存石灰は0.9mmであり，バーは2.0mmまで安全にサイズアップ可能と判断した。

2.0mmバーで合計5回通過させた（図4D, 動画4～5）。石灰の厚みはまだかなり残っているが，12時方向の石灰は連続していないことからバルーンで石灰化プラークを割ることが可能と判断した（図4E）。カッティングバルーン2.75mm・9atmで完全拡張が得られた（図4F・G）。その後のIVUSでは，よく見れば4時方向の石灰に亀裂を確認できるが（動画6），OFDIで見ると一目瞭然である（動画7）。

LADのプラークは連続性であり，ロングステントにならないようにランディングポイントを2箇所選択し，2点間の距離が18mmであることからResolute Integrity™ 2.75×18mm・12atmで植え込んだ（図5A）。proximalはプラーク内ランディングであり低圧での圧着を試みた。ステント後のIVUSとOFDIでエッジの解離なく良好な拡張を確認した（図5B, 動画8～9）。本症例ではハーフコントラストでOFDIを5回繰り返し観察したが，造影剤総量180mLで終えた。OFDIを用いることで安全にロータブレーターを使用できた症例である。

2004年のDESの登場と進歩により良好な成績が得られる時代となり，石灰化病変への注意が払われなくなった。それでも石灰化病変へのステント植込みでは拡張不良になりやすいこと，ひとたびステントを植込んでしまうと，ストラットの後ろにある石灰は処理できなくなる。また，近年のストラットの薄いステントは拡張力がやや不足しており，できるだけ石灰化プラークを除去してから治療を組み立てることが必要である。

京都桂病院での血管内画像診断装置を使用する割合は，PCI全体の95％である。使い分けを表1（☞p123）に示した。IVUSとOCT/OFDIは双方の弱点をカバーする存在であり，術者は症例により使い分けている。

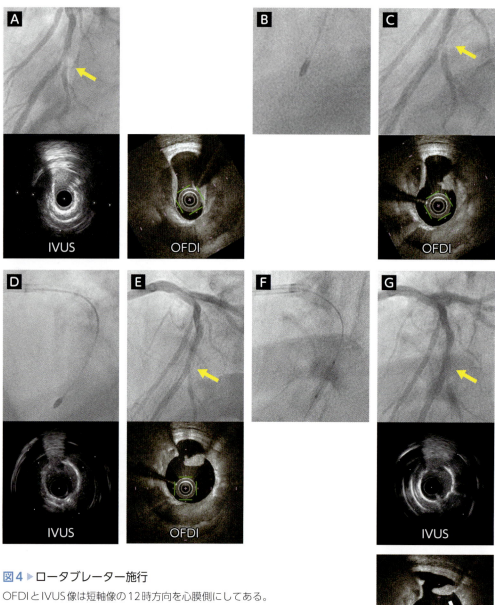

図4 ▶ ロータブレーター施行

OFDIとIVUS像は短軸像の12時方向を心膜側にしてある。
A：治療前。LADの石灰化がみられる。IVUS☞動画1，OFDI☞動画2
B：1.5mmバー，ロータフロッピーワイヤ143000にて3回通過。
C：1.5mmバーにてアブレーション後。ハーフコントラストでの造影。
OFDI☞動画3
D：2.0mmバー，140000にて5回通過。IVUS☞動画4
E：2.0mmバーにてアブレーション後。ハーフコントラストでの造影。
OFDI☞動画5
F：カッティングバルーン2.75mm 9atmで完全拡張を得た。
G：カッティング後。IVUS（☞動画6）に比べてOFDIでは，4時方向の石灰に亀裂ができていることがよくわかる（☞動画7）。ハーフコントラストでの造影。

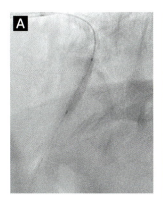
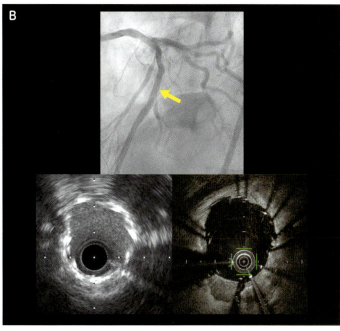

図5 ▶ ステント留置〜最終造影
A：Resolute Integrity™を2.75×18mm・12atmで植え込んだ。
B：フルコントラストでの最終造影。OFDI 5回およびIVUS 4回，造影剤総量180mLであった。IVUS（☞動画8），OFDI像（☞動画9）は短軸像の12時方向を心膜側にしてある。

表1 ▶ 京都桂病院でのイメージングデバイスの使い分け

IVUS：通常病変，腎機能低下例，入口部病変
OFDI：透視で多枝に石灰化が見える例では，ロータブレーターをバックアップとする。
OCT：研究，分岐部のステントでの3D

8 イメージングモダリティの使い分け

② 私の使い分け：part 2

藤井健一

　まず，個人的には，薬剤溶出性ステント（DES）を用いたPCIの際，単にIVUSやOCT/OFDIを血管内に挿入して冠動脈を観察してもステント再狭窄やステント血栓症のイベントを減らすことはできないと考える。IVUSカテーテルから出る"超音波"や，OCT/OFDIカテーテルから出る"近赤外線"には，PCI後の血管内皮修復反応を促進する血管治癒効果や，留置したステントに抗血栓性を持たせるような効果はないからである。つまり，ガイドワイヤ挿入直後とステント留置直後に行われる，目的のない"儀式的"な冠動脈の観察では，PCIの治療成績を向上させることはできない。血管径や病変長を計測するだけなら，IVUSやOCT/OFDIを用いなくても血管造影から得られた情報で十分であり，単純な病変であればIVUSもOCT/OFDIも用いずに前拡張のバルーンサイズやDESのサイズを決定してPCIを行っている。

　特に，血管内イメージングモダリティで冠動脈を観察する際には，儀式的な観察にならないよう，ある程度"明確な目的"を意識的に持つように心がけている。

1. 使い分けに関する基本的な考え

　それぞれのモダリティの特徴を考えると，OCT/OFDIは高い空間分解能を有しており，表層の微細な構造の可視化や，組織性状の評価に優れている。その一方で，深達度が低く，冠動脈の全体像が把握しづらい，また，赤血球や脂質により信号が強く減衰するため，これらの成分を含んだ組織では，その後方がすべて真っ黒に映し出されてしまうという欠点がある。IVUSはその逆で，微細な構造物の観察や組織性状評価ではOCT/OFDIに劣るものの，深達度が高く，石灰化などCa以外は血管の深部まで可視化することが可能である。さらに，観察の際に赤血球を除去する必要がないため，造影剤を必要以上に使用することなく，トランスデューサを自分で操作しながら冠動脈をゆっくりと観察することが可能である。

　これら，それぞれのモダリティの特徴をふまえた上で，PCIの際，筆者は

基本的にIVUSを使用している。冠動脈の全体像を把握できることが主な理由である。そのほかに，観察の際に造影剤を必要としないことも理由の1つとして挙げられる。OCT/OFDIを選択することもあるが，①再狭窄病変に対するPCI，②急速に狭窄が進行した病変の組織性状を評価する際，に限られる。以下，それぞれの使用方法について述べる。

2. OCT/OFDIガイド下PCI

OCT/OFDIは，前述のようにプラークや新生内膜の組織性状を評価することを得意としている。過去の筆者らの検討でも，大きな壊死性コアと薄い線維性被膜（TCFA）を有する冠動脈不安定プラークの診断精度は，IVUSより優れている[1]。そのため，末梢塞栓を起こす可能性の高い病変，つまり不安定プラークを同定するためにOCT/OFDIを用いる。OCT/OFDIから出た光信号は脂質に照射すると減衰するため，深層まで届かない。よって，大きな壊死性コアは低輝度で後方に強い減衰を伴うプラークとして描出される（図1A）。しかし，OCT/OFDIの光信号はすべての脂質により減衰してしまうため，内膜表層に集簇した泡沫細胞も壊死性コア同様に低輝度で後方に

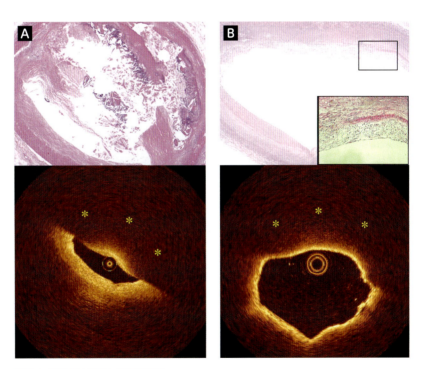

図1 ▶ 壊死性コアと泡沫細胞
A：壊死性コア
B：泡沫細胞
いずれも低輝度で後方に強い減衰を伴うプラークとして描出（＊）される。

強い減衰を伴うプラークとして描出してしまう（図1B）。泡沫細胞は脂質を大量に貪食したマクロファージのことで，脂質を含んだ細胞である。動脈粥状硬化の初期にみられ，壊死性コアのようにプラークが破綻する直前にみられる不安定プラークとは異なる。しかし，これらをOCT/OFDIで観察すると，両者とも多量の脂質を含んだプラークであるため，同じような画像として描出されてしまう。

　これら以外にも微小石灰化や器質化血栓など，OCT/OFDIでは低輝度で後方に強い減衰を伴うプラークとして描出される組織が自己冠動脈には多く，OCT/OFDIによる不安定プラークの陽性的中率は41％程度と，低くなってしまう[1]。そのため筆者は，自己冠動脈と比べてその組織パターンのバリエーションが少ない，ステント内組織で組織性状診断を行っている。ステント内再狭窄の組織にも，ある程度のバリエーションはあるものの，器質化血栓などは内部の組織に膠原線維の増生が乏しいためOCT/OFDI信号の反射が少ない。その結果，低輝度に描出される組織では，低輝度組織の後方のステントストラットは描出される。

　一方で，大きな壊死性コアを有したステント内組織，いわゆるneoatherosclerosisは，前述のようにOCT/OFDIの光信号が表層で減衰してしまうため，後方のステントストラットが描出されない[2,3]（図2）。ステント内の組織は，neoatherosclerosisのように脂質に富んだ成分であれば，バルーンで拡張した際にバルーンと硬い金属製のストラットで新生内膜がサンドイッチ状態となって破綻し，内部の壊死性コアによる末梢塞栓を引き起こしやすくなる。そのため，ステント内再狭窄病変に対してPCIを行う際には，全拡張する前に必ずOCT/OFDIでその組織性状を把握し，neoatherosclerosis様の成分（low intensity tissue with invisible strut）であれば，末梢保護デバイスを用いてバルーン拡張，場合によってはステント留置を行い，neoatherosclerosis様の成分でなければ，末梢保護デバイスを用いずにPCIを行う。

1）症例1

　本症例は，右冠動脈に3年前に留置したDESの再狭窄症例へPCIを行ったものである（図3A，動画1）。OFDIでステント内組織を観察すると，狭窄の遠位部には新生内膜の増殖はほとんどみられず，focalな再狭窄であることがわかる（図3B，動画2）。組織の量も少ないが，その性状に目を向けると，まさにlow intensity tissue with invisible strutで，低輝度の組織の後方に本来あるべきストラットが観察できない。この病変に対して末梢保護を行わずにバルーンで拡張したため，ST上昇と高度な徐脈，血圧低下を認め，一

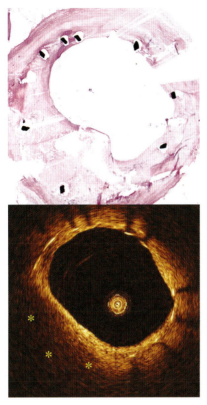

図2 ▶ neoatherosclerosis
壊死性コアを有したステント内組織（neoatherosclerosis）は，後方のステントストラットが描出されない。

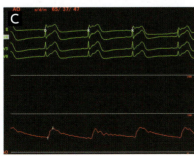

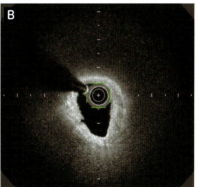

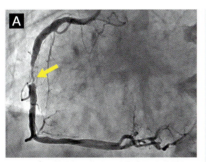

図3 ▶ 症例1

時的に血行動態が破綻してしまった（図3C）。このように，ステント再狭窄病変の治療時には，ステント内組織の性状評価を重視し，治療のストラテジーを組み立てているため，できるだけ前拡張を加えずにOCT/OFDIで病変を観察することにしている。

　その他，血管造影上でよくわからない構造物を評価する際に使用している。その代表例が，急激に進行した狭窄病変である。冠動脈の粥状硬化は，たとえ家族性高コレステロール血症患者であっても，一般的にはゆっくりと数年かけて狭窄病変へと進行していく。そのため，1年前には狭窄のなかった箇所に急に狭窄が現れた場合は，通常の粥状硬化のプロセスを経ていない可能性があると考えられる。

2）症例2

　本症例は，1年前には狭窄を認めなかった右冠動脈に，急にびまん性の狭窄が現れ狭心症をきたしたものである（図4）。この組織性状をOFDIで評価すると，狭窄部位にheterogeneousやspeckledと呼ばれる層状のパターンを呈し，内部に多くの微小血管を伴う組織を認めた（動画3）。病理と画像を対比した筆者らの研究における経験から，このような微小血管を多く伴う層状のspeckled patternを呈する組織は図5のように血栓が器質化した組織であり，このような組織に対して血栓性の高い異物であるステントを留置することは将来のステント血栓症や再狭窄につながると判断した。ステントを用いずにバルーンのみでPCIを行い，3剤による抗血小板療法を行った。

　このように，器質化した血栓が狭窄の原因となっているか否かを微小血管の有無と組織性状で評価するため，急速に進行した病変の組織性状評価に対しては，微細な構造を可視化することを得意とするOCT/OFDIを用いている。

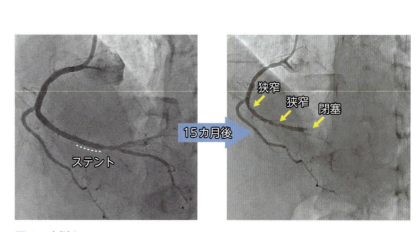

図4 ▶ 症例2

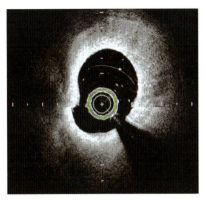
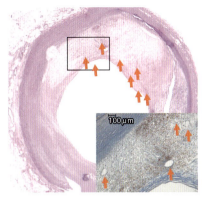

図5 ▶ 微小血管を伴い層状のspeckledパターンを呈する組織

3. IVUSガイド下PCI

　IVUSは，OCT/OFDIと比べると空間分解能は低く，100μm未満の微細な構造物を正確に可視化することはできない。しかし，超音波はCa以外の成分に対する深達度が高く，冠動脈の全体像を把握することが可能である。もちろん，OCT/OFDIも粥腫がなければ血管の全体像を可視化でき，reference部位で血管径や内腔径を計測することは可能である。しかし，①観察に造影剤の注入を必要としないこと，②トランスデューサの位置を透視で確認しながらreferenceとなる位置をマーキングできること，③冠動脈の全体像を把握しやすいため，どのような性状のプラークがどのように分布しているのか（心外膜側，心筋側，側枝側など）を認識しやすい，などの点から通常のPCIの際にはIVUSを好んで使用している。

　IVUSでの観察に関しては，「バルーンでの拡張を行う前になんとか無理にでもIVUSカテーテルを病変の末梢まで持っていき，病変を観察する」というのが一般的かもしれないが，筆者はむしろバルーンでの拡張後のIVUS所見を重視する。理由は，①IVUSカテーテルにより冠動脈の血流が悪くなっている時は，ずり応力が低下していて病変より遠位部の血管径や内腔径を過小評価してしまっている，②ステントを留置前には病変部位に血管解離が形成されていることを確認したい，の2点である。前拡張後のステント留置前に"儀式的IVUS"にならないよう，上記の目的を持ってIVUSで病変を観察している。

1) 症例3

　図6Aは左前下行枝（LAD）の高度狭窄病変の治療前に観察した病変遠位のreference部位の血管，図6Bは病変をバルーンで拡張した後に観察した同部位の血管である。この症例においては，前拡張後に明らかに血管径が大きく

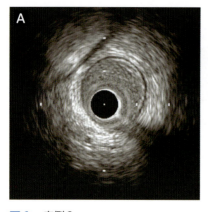 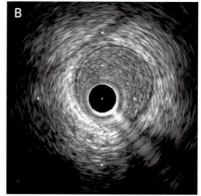

図6 ▶ 症例3
A：2.2×2.4mm
B：2.6×2.8mm

　なっているのがわかる。また，ステント留置前に内膜にtear（解離）が入っていないとステントが十分に広がらず，ステントをその後に拡張させるのに苦労することがあるため，その点にも注意して病変部位を観察している。特に，石灰化の強い部位では，内膜解離が入っていないと，その後のステント拡張に苦労するため，狭窄の強い場所，石灰化の強い場所，プラーク量の多い場所を中心にtearの有無を評価する。図6，動画4のIVUSでは，プラーク量の多い箇所に内膜解離や中膜解離（intramural hematoma），また，石灰化の角度の大きい箇所に内膜解離が入っているのがわかる。

　もちろん，そのほかにも冠動脈の入口部をIVUSでマーキングしたい場合，腎機能障害を有している症例で造影剤の使用量を極力少なく抑えたい場合，慢性完全閉塞病変などで，ガイドワイヤが病変のどの層（内膜層，中膜層など）を通過しているか確認したい場合，などでもOCT/OFDIではなくIVUSを使用する。

　それぞれのモダリティの特徴を活かすべく，ステント再狭窄病変および急速に狭窄度が進行した病変ではOCT/OFDI，それ以外の病変にPCIを行う際にはIVUSを用いている。

●文献

1) Fujii K, et al:Accuracy of OCT, grayscale IVUS, and their combination for the diagnosis of coronary TCFA:an ex vivo validation study. JACC Cardiovasc Imaging. 2015;8(4):451-460.
2) Shibuya M, et al:Tissue Characterization of In-Stent Neointima Using Optical Coherence Tomography in the Late Phase After Bare-Metal Stent Implantation-An Ex Vivo Validation Study. Circ J. 2015;79(10):2224-30.
3) Imanaka T, et al:Ex vivo assessment of neointimal characteristics after drug-eluting stent implantation:Optical coherence tomography and histopathology validation study. Int J Cardiol. 2016;221:1043-1047.

8 イメージングモダリティの使い分け

③ 私の使い分け：part 3

上田恭敬

　現在，わが国において保険診療で使用可能な血管内画像診断法は，IVUS，OCT/OFDI，血管内視鏡，近赤外線スペクトロスコピー（near-infrared spectroscopy：NIRS）がある。それぞれに一長一短はあるものの，いずれも有用な画像診断法であり，いずれか1つですべての代用とすることはできない。そのため，目的に応じて使い分けることが重要である。

　血管内画像診断の目的には，病態の診断，全身療法の方針決定と治療効果判定，局所療法の方針決定と治療効果判定などがあり，診断目的の心臓カテーテル検査として行われる場合と，PCIのガイドとして行われる場合がある。保険診療における費用上の制限から，複数の画像診断法を同時に併用することが困難な場合があるが，ここではその点については考慮していない。

1. 冠動脈疾患の病態診断における血管内画像診断

　急性心筋梗塞や不安定狭心症［急性冠症候群（ACS）］を疑っている時に，その責任病変[1~3]がどこであるのか，急性冠症候群として矛盾がないのか，責任病変の状態はどうなっているのかを，血管内画像診断によって判断できる。具体的には，プラークの有無，プラーク破裂の有無，血栓の有無を評価する。この場合には，血管内視鏡あるいはOCT/OFDIが使用可能である。IVUSは，プラーク破裂や血栓の有無を診断するには解像度が不十分である。典型的な場合には血管内視鏡でもOCT/OFDIでも診断可能であるが，それぞれの特性を知っておく必要がある。

　血管内視鏡では，フルカラーの3D画像を，時間軸を含めて4D画像として評価でき，形態，色調，質感，可動性などの情報を得ることが可能なため，上記目的に対しては優れている。しかし，血管形態や血流量などの条件によっては十分な画像を得られないことがある点が短所と言える（動画1）。OCT/OFDIは比較的安定して血管全体の像を得ることができるが，血管壁に層状に存在する血栓を血栓と判断できない場合や，血栓が存在する場合にその下のプラークの組成を判断できない場合がある。すなわち，ACSの診断に必要なプ

ラーク破裂の有無や血栓の有無を，結果的に正しく判断できないことがある。

　血管内視鏡では，黄色プラーク上に白色血栓を中心とした白色・赤色混合血栓を認めることで，急性冠症候群の責任病変を診断できる。また，プラーク内容物である黄色物質が血管内腔へ突出している場合は，プラーク破裂と診断できる。プラーク内容物と白色血栓が混ざって，黄色調の血栓を認めることもある。ちなみに，赤色血栓は，白色血栓と赤血球が混ざることによって赤色調を呈する。

1）症例1

　一例として，左前下行枝（LAD）近位部の完全閉塞による急性心筋梗塞症例[4]について解説する。緊急冠動脈造影を施行したところ，99％程度の狭窄と血栓の存在を示唆する血管壁不整を認めた（図1）。この時点では典型的なプラーク破裂による血栓形成が急性心筋梗塞の原因と考えたが，その後，血栓溶解療法とニトログリセリンの冠動脈内投与を施行したところ，血栓像は消失して残存狭窄は25％程度にまで改善した（図2）。この時点では，プラーク破裂よりはむしろプラークのびらんによる血栓形成が，冠動脈閉塞の原因と考えられた。そこで血管内視鏡を施行したところ，冠動脈閉塞の責任病変には黄色プラークを認めず，血栓も認めなかった。実は，この症例は冠攣縮性狭心症での治療歴があり，治療薬の自己中断によって心筋梗塞を発症しており，以前に行われていたアセチルコリン負荷試験では，今回の心筋梗塞責任病変と同部位に冠攣縮の誘発を認めていた（図3）。すなわち，服薬中断によって強い冠攣縮が出現して冠動脈が閉塞し，二次的に血栓が形成されたものと考えられた。若年の急性心筋梗塞症例[5]においては大部分が喫煙者であるが，白色の血管壁に血栓が形成されて閉塞に至っているものがみられる。しかし，その場合には白色の血管壁に血栓の付着を認め，血栓源性のある（びらん？）白色プラークが原因病変と考えるが，この症例では血栓の付着も認めなかった点で，プラークびらんよりは冠攣縮を強く疑う。このような症例

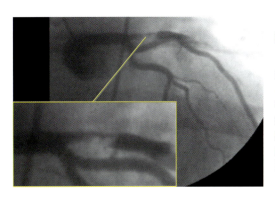

図1 ▶ 症例1：緊急冠動脈造影像

緊急冠動脈造影を施行したところ，99％程度の狭窄と血栓の存在を示唆する血管壁不整を認めた。この時点では，典型的なプラーク破裂による血栓形成が急性心筋梗塞の原因と考えた。

（文献4より転載）

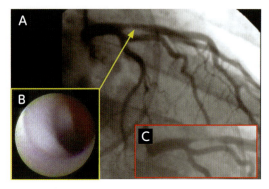

図2 ▶ 症例1：冠動脈造影像

A：血栓溶解療法とニトログリセリンの冠動脈内投与を施行したところ，血栓像は消失して残存狭窄は25％程度にまで改善した．この時点では，プラーク破裂よりはむしろプラークのびらんによる血栓形成が冠動脈閉塞の原因と考えられた．

B：血管内視鏡を施行したところ，冠動脈閉塞の責任病変には黄色プラークを認めず，また血栓も認めなかった．

C：繰り返す血管の狭小化を認めた．プラークびらんの場合には，白色の血管壁に血栓の付着を認め，血栓源性のある白色プラークが原因病変と考えるが，本症例では血栓の付着も認めなかった点で，プラークびらんよりは冠攣縮を強く疑う．

（文献4より転載）

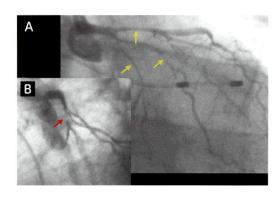

図3 ▶ 症例1：冠動脈造影像

A：以前に行われていたアセチルコリン負荷試験では，まずLADやLCXに複数の冠攣縮を認めた．

B：その後，今回の心筋梗塞責任病変と同部位であるLAD近位部に，さらに高度な冠攣縮の誘発を認めていた．

（文献4より転載）

では，ステントの留置を回避できる可能性がある点で診断の意義は大きい．

2．PCIのガイドとしての血管内画像診断

　　PCIのガイドとして血管内画像診断が果たす役割には，ステント留置の前処置（前拡張，ロータブレーター，血栓吸引，末梢保護など）の必要性判断，至適なステント留置位置の判断，ステント径・ステント長の判断，ステント拡張の確認と追加拡張の必要性判断，などがある．これらの中でバルーンやステントの径や長さを判断するには，血管径，内腔径，ステント径や病変長を計測する必要があるため，IVUSが最も優れている．OCT/OFDIで代用しようとする試みもあるが，画像の深達度が浅く血管径を測定できないため，残存plaque burden[6]を評価できず，評価としては不十分である．"ガイドワイヤがステントストラットのどこを通過しているかを評価して，より適切なストラットの通過をめざす"といった，より繊細な治療を行うためにはOCT/OFDIが不可欠と思われるが，そのような繊細な治療が長期成績に及ぼす影響についてはまだ確立されていない．前拡張やロータブレーターの必

要性を判断するためには，病変の硬さや石灰化の程度を評価する必要がある。このためにはIVUSあるいはOCT/OFDIが有用であるが，いずれがより優れているかについてはまだ確立されていない。末梢保護の必要性を評価するためには，末梢塞栓を生じるリスクを評価する必要がある。プラーク破裂や血栓の存在，黄色プラークの存在がそのリスクとなることが知られている[7]が，フィルターデバイスの使用が比較的容易であることと，末梢保護の必要がないと言い切れる場合が少ないことから，IVUSでプラークが非常に小さく血栓やプラーク破裂の存在も否定的な場合を除いて，手技的に困難でない限り，末梢保護デバイスを使用する方針としている。

　以上より，基本的にはPCIのガイドとして使用する血管内画像診断はIVUSが適切と考えている。

3. 薬物療法等全身療法のガイドとしての血管内画像診断

　薬物療法の中でも，スタチンなどコレステロール低下薬やEPA製剤など動脈硬化抑制効果のある治療薬を強化する必要があるか否かを評価するために，血管内画像診断は有用と考える。具体的な評価方法としては，IVUSによるプラーク容積や血管内視鏡による黄色プラークの個数や色調を指標として，悪化・改善を判断する。IVUSによるプラーク容積の評価は，多くの大規模臨床試験において，薬剤によるプラーク退縮効果の判定に使用されてきた。血管内視鏡による黄色プラークの評価も，日本国内だけではあるが同様に臨床試験において使用されている[8〜10]。個別の症例においても，これらの指標を用いて動脈硬化進行の有無を判断し，現治療のさらなる強化を行うかどうかを検討することができる。PCIのフォローアップカテーテル検査時に血管内視鏡を施行して，黄色プラークの観点から動脈硬化の状況を評価している[11]。黄色調の強い黄色プラークを持つ中等度狭窄病変については，心筋虚血の原因となっていない場合でも将来のACSの原因病変となるリスクが高いと考えている。

4. PCIの病態診断における血管内画像診断

　ステント留置後長期にわたるステント内の状態については，各種血管内画像診断を用いた臨床研究や病理的検討によって明らかにされてきた[12〜14]。ベアメタルステント（BMS）留置後は，数カ月の間に線維性の白色新生内膜が比較的厚く形成され，ステントは血管内に埋没することになる。この線維性新生内膜において新たに動脈硬化が生じて，急性冠症候群の原因となるようなTCFAや黄色プラークが形成されるまでには，5〜10年の年月を要する。

しかし，DES留置後は，新生内膜は非常に薄く，新たな動脈硬化病変の形成や新生内膜下の病変の進行によって比較的早期に急性冠症候群を生じることが明らかとなった。

初めて登場したDESにおいては，短期の臨床成績が非常に優れていたことから世界的に広く使用されたが，血管内視鏡所見からは留置1年時点において新生内膜の形成不良と黄色プラークの形成促進を認めたことから，長期の成績が不良となることが心配されていた[14]。その後，長期の臨床成績が明らかとなり，血管内視鏡所見からの心配が的中する結果となった。このように，長期の臨床成績が得られる前に，病理所見のみならず血管内画像診断から得られる所見によって新しく登場したデバイスの長所短所を明らかにし，必要があれば警鐘を鳴らす役割を担う必要がある。

最新の生体吸収性スキャフォールドについても，血管内視鏡所見からは懸念材料が報告されており，これらの結果を無視することなく，十分な配慮が必要であろう。ただし，DESもそうであったように，第一世代のデバイスが成績不良であったとしても，それらの問題点を解決した第二世代以降のデバイスが治療成績の改善に非常に貢献する可能性は否定できない。

将来的には，それぞれの血管内画像診断法が進化して欠点が改善されることや，複数の画像診断が1つのカテーテルで同時に可能となることが期待される。また，現在のPCIの適応は，主にその病変が心筋虚血の原因となっているか否かによって判断されているが，虚血の原因とはなっていなくても，不安定で急性冠症候群を発症するリスクの高い病変が存在する。虚血の程度は，心筋シンチグラムや圧ワイヤなどによって定量的に評価できるが，病変の不安定性を定量的に評価する確立された方法がまだ存在しない。しかし，韓国のPREVENT trialや欧米のPROSPECT II trialにおいて，病変不安定性をNIRSを用いた血管内画像診断によって定量的に評価する方法や，その不安定病変に対する冠動脈形成の有用性が検討されているので，これらの結果が出れば血管内画像診断の活用法がさらに広がるかもしれない。

● 文献

1) Ueda Y, et al: Intracoronary morphology of culprit lesions after reperfusion in acute myocardial infarction: serial angioscopic observations. J Am Coll Cardiol. 1996; 27(3): 606-10.
2) Asakura M, et al: Extensive development of vulnerable plaques as a pan-coronary process in patients with myocardial infarction: an angioscopic study. J Am Coll Cardiol. 2001; 37(5): 1284-8.
3) Ueda Y, et al: The healing process of infarct-related plaques. Insights from 18 months of serial angioscopic follow-up. J Am Coll Cardiol. 2001; 38(7): 1916-22.
4) Kobayashi Y, et al: Vasospasm-induced acute myocardial infarction-Thrombus formation without thrombogenic lesion at the culprit. J Cardiol Cases. 2013; 8(4): 138-41.
5) Ueda Y, et al: Acute myocardial infarction without disrupted yellow plaque in young patients below 50 years old. J Interv Cardiol. 2007; 20(3): 177-81.
6) Prati F, et al: In-stent neointimal proliferation correlates with the amount of residual plaque burden outside the stent: an intravascular ultrasound study. Circulation. 1999; 99(8): 1011-4.
7) Matsuo K, et al: Ruptured plaque and large plaque burden are risks of distal embolisation during percutaneous coronary intervention: evaluation by angioscopy and virtual histology intravascular ultrasound imaging. EuroIntervention. 2013; 9(1): 235-42.
8) Hirayama A, et al: Qualitative and quantitative changes in coronary plaque associated with atorvastatin therapy. Circ J. 2009; 73(4): 718-25.
9) Kodama K, et al: Stabilization and regression of coronary plaques treated with pitavastatin proven by angioscopy and intravascular ultrasound-the TOGETHAR trial. Circ J. 2010; 74(9): 1922-8.
10) Ueda Y, et al; ZIPANGU Investigators: Effect of Ezetimibe on Stabilization and Regression of Intracoronary Plaque-The ZIPANGU Study. Circ J. 2017; 81(11): 1611-9.
11) Ueda Y, et al: In-Stent Yellow Plaque at 1 Year After Implantation Is Associated With Future Event of Very Late Stent Failure: The DESNOTE Study (Detect the Event of Very late Stent Failure From the Drug-Eluting Stent Not Well Covered by Neointima Determined by Angioscopy). JACC Cardiovasc Interv. 2015; 8(6): 814-21.
12) Ueda Y, et al: Neointimal coverage of stents in human coronary arteries observed by angioscopy. J Am Coll Cardiol. 1994; 23(2): 341-6.
13) Asakura M, et al: Remodeling of in-stent neointima, which became thinner and transparent over 3 years: serial angiographic and angioscopic follow-up. Circulation. 1998; 97(20): 2003-6.
14) Higo T, et al: Atherosclerotic and thrombogenic neointima formed over sirolimus drug-eluting stent: an angioscopic study. JACC Cardiovasc Imaging. 2009; 2(5): 616-24.

9 生体吸収性スキャフォールドにおける血管内イメージングの役割

IVUSおよびOCT/OFDI

村松　崇

　第二世代以降の薬剤溶出性ステント(DES)は，その高い安全性および有効性から，現在の実臨床において確固たる地位を確立している。一方で，特に遠隔期のさらなる臨床的恩恵を追求すべく，新しい冠動脈治療デバイスである生体吸収性スキャフォールド(BRS)に高い関心が集まっている。

　BRSは，まだ第一世代の未熟なテクノロジーであり，血栓症や心筋梗塞のリスクがDESに比べて有意に高いことがランダム化比較試験から明らかとなったが[1]，血管内イメージングを駆使した適切な留置方法や患者・病変選択により，前述のリスクを低減できる可能性も示唆されている。そのためには，従来の金属ステントとはまったく異なる構造と特徴を有することを理解し，BRSに適した使用方法を模索していく必要がある。

　ここでは，血管内イメージングの中でもIVUSとOCT/OFDIに焦点を当て，BRSの適正使用に関してそれぞれに期待される役割について述べる。

1. BRS(PLAスキャフォールド)における血管内イメージング

　BVS〔bioresorbable vascular scafold, Absorb GT1®(アボット バスキュラー社)〕をはじめとするポリ乳酸(PLA)スキャフォールドは，従来の金属ステントとはまったく異なるイメージング画像を呈する(図1)。IVUSではストラットの内腔側(endoluminal side)と血管壁側(abluminal side)でそれぞれ超音波の反射が生じるため，断片的な二重構造として認識される(動画1)のに対し，OCT/OFDIではストラット内部を光が透過するため，箱状の構造物として認識される(動画2)。金属ステントではその表面で光をほぼ完全に反射してしまうため，その背後には強いshadowを生じるが，BVSではshadowはほとんど生じないため，ほぼ完全な形としてストラット構造を視認することができる。

　現在，一般に使用可能であるIVUSあるいはOCT/OFDIのどちらがBRS留置に適しているかという点に関して，現時点で一定のコンセンサスは得られていない。より高い解像度やストラットの視認性という点でIVUSよりも

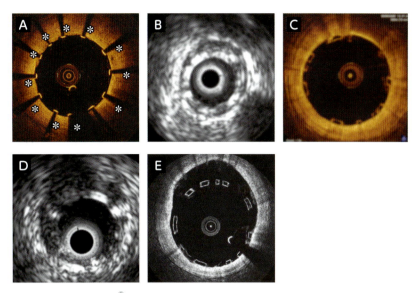

図1 ▶ Absorb GT1®留置後のIVUSおよびOCT画像

A：金属ステントをOCTで観察すると，後方にストラット表面での光反射に伴う陰影を呈するため，ストラットの全景を視認することはできない（＊）。
B：IVUSでは，PLAスキャフォールドはカテーテル中心から血管壁方向に二重に重なる高輝度構造物として認識され，後方への音響陰影は生じない（☞動画1）。
C：OCTでは，ストラット断面の両端から後方にわずかな陰影を呈するのみでストラットと血管壁との接触を視認することができる。
D：同じ箇所の断面像（静止画）を比較してみると，IVUSでは7時から2時の方向に，スキャフォールドと血管壁の間隙を識別するのは困難である。
E：OCTでは，スキャフォールドの圧着（apposition）が得られていないことが一目瞭然である。

OCT/OFDIのほうがBRSの観察には優れているが，筆者は病変形態や患者背景などによってその適応は個々に判断されるべきであると考える。

BRSの使用に関して，それぞれのイメージングデバイスの特徴を表1に示す。

2. 血管内イメージングによるBRSの適切な留置方法

スキャフォールドの留置における血管内イメージングの使用は，適正な使用デバイスのサイズ決定，および留置後のストラットの圧着や構造破綻の有無を確認する上で非常に有用である。

現在，Absorb GT1®の最適な留置方法として，①前拡張（P），②適切なサイジング（S），③高圧バルーンによる後拡張（P），のP-S-Pテクニックが推奨されている。このそれぞれの段階で血管内イメージングを駆使して，より適切な留置を行うことこそが真のP-S-Pテクニックであると筆者は考えている。以下，血管内イメージングで評価すべきポイントを段階別に述べる。

表1 ▶ 生体吸収性スキャフォールド使用における各イメージングモダリティの特徴

	血管造影	IVUS	OCT／OFDI	血管内視鏡	MSCT
画像の解像度 (axial resolution)	200μm	100〜150μm	10〜15μm	<150μm	500μm
スキャフォールドの視認性	困難[*1]	可能	優れている	優れている	困難[*1]
血管内腔径／面積の評価	優れている	優れている	優れている	困難	可能
血管外径，プラーク面積／容積の評価	困難	優れている	困難	困難	可能
冠動脈プラーク性状の評価	困難	優れている	優れている	ある程度可能	可能
冠動脈石灰化によるアーチファクト	なし	あり	なし	なし	あり
血栓の評価	ある程度可能	ある程度可能	優れている	優れている	困難
TCFAの評価	困難	ある程度可能	優れている	ある程度可能	困難
心電図同期	不要	不要[*2]	不要	不要	必要
造影剤の使用	必要	不要	必要[*3]	不要	必要
検査の侵襲	高い	高い	高い	高い	低い

*1：スキャフォールド自体はX線透過性のため視認できないが，両端の金属マーカーによる位置の同定は可能。
*2：virtual histology (VH) -IVUSでは必要。
*3：低分子デキストランや生食での代用も可能。

1) 前拡張 (prepare the lesion)

まず，治療前の病変形態を評価する。具体的には最小血管面積 (MLA) や血管径，プラークの組織性状などである。DESでは，そのエッジ部分に脂質プラークが存在した場合，存在しなかった場合と比べて有意に再狭窄のリスクが高いことが知られており[2]，BRSでも同様に脂質プラークや薄い線維性被膜 (TCFA) の存在する箇所は避けるべきである。標的病変のリファレンスとなる部位をプラーク性状やスキャフォールド長 (12, 18, 23, 28mm) も考慮して決定する。IVUSでのマーキングやOCT/OFDIでの造影同期 (co-registration) 機能が，正確な位置の同定に有用である。

前拡張はノンコンプライアントバルーンあるいはカッティング/スコアリングバルーンを用いて，留置するスキャフォールドと同じサイズのもので行うのが基本であるが，病変性状によっては血管解離や血腫を生じる可能性があるため，サイズ選択への配慮も必要である。バルーンの完全な拡張 (full expansion) を必ず透視で確認し，再度イメージングで評価するのも良い考

えである。

　ここで重要なのは，術前の予想に反して著しい偏心性プラーク，180°以上の高度な表在性石灰化，内腔に突出する石灰化結節などを認め，十分なスキャフォールドの拡張や血管壁への圧着が得られない可能性が高いと考えられる場合には，無理にBRSを留置せずDES留置へ方針転換する柔軟性を持つことである。

2) サイジング (size appropriately)

　金属ステントのサイズ選択に関して，一般にIVUSでは対照セグメントの血管径(EEM)を，OCT/OFDIでは内腔径を基準としていることが多いが，BRSでもその基準は適用できると思われる。

　ただし，BRSの場合にはノミナルサイズより0.5mmを超えて拡張した場合に構造の破綻(acute disruptiion)を生じる可能性があり，確実な血管壁への圧着を得るためにはDmax(対象セグメント内で最も血管内腔径の大きい箇所)を認識しておくことがきわめて重要となる。したがって，Dmaxが4.0mmを超える病変は第一世代のBRSでは適応外となる。

　あくまでDmaxと対照血管径をもとにデバイスサイズを決定するのが基本であるが，その値に応じて2.5mmと3.0mm，3.0mmと3.5mmのいずれも適用可能な境界域については，対象セグメント(ランディングゾーン)のサイズに応じて柔軟に判断すべきである(表2)。より確実なストラットの圧着を得るため，筆者は内腔の平均径(mean lumen diameter)よりも内腔の長径(maximum lumen diameter)からサイズ選択を行うことが多い。

表2 ▶ 最大血管内腔径(Dmax)に準じたAbsorb GT1®のサイズ選択

		近位内腔径					
		2.50	2.75	3.00	3.25	3.50	3.75
遠位内腔径	2.50	2.5	2.5	2.5	3.0	3.0/3.5	3.5
	2.75	2.5	2.5	2.5/3.0	3.0	3.0	3.5
	3.00	2.5	2.5/3.0	3.0	3.0	3.0	3.5
	3.25	3.0	3.0	3.0	3.0	3.0/3.5	3.5
	3.50	3.0/3.5	3.0	3.0	3.0/3.5	3.5	3.5
	3.75	3.5	3.5	3.5	3.5	3.5	3.5

(最大対象内腔径) − (0.5mm) ≦ Absorb GT1® ≦ (最大対象内腔径) でサイズを選択する。
最大対象内腔径と最小対象内腔径が0.75mm以上の病変への留置は避けるのが無難である。

3）高圧バルーンによる後拡張（post-dilatation）

BRSはDESと比べてストラットが厚く，留置後はノンコンプライアントバルーンによる高圧拡張が必須と考えられるようになった。手技のエンドポイントの判断にもイメージングは有用であるが，①血管壁への圧着（apposition）が確実に得られていること，②十分な最小スキャフォールド面積（minimum scaffold area）が得られていること，そして③スキャフォールドの破綻（acute disruption）所見がないこと，の3点を必ず確認すべきである。なぜなら，これらを十分に満たしていない場合，すなわちストラットの構造破綻や拡張不良，血管壁への圧着不良はいずれも血栓症の原因と考えられているからである。

IVUSではその解像度から，OCT/OFDIに比べてappositionの評価が難しいとされてきたが，生食のフラッシュによるネガティブコントラスト法の併用により高周波IVUSでも十分に評価できる可能性がある[3]。また，MSAの基準は2.5/3.0mmデバイスで4.9mm^2，3.5mmデバイスで6.6mm^{2}であり，より正円状（concentric）の拡張が望ましい[4]。malappositionについては300μm以内（目視にてabluminal sideから血管壁までの距離がストラット厚と同じ程度として認識可能な範囲内）とするのが臨床的には妥当と考えられる[5]。IVUSでacute disruptionが疑われる場合にはOCT/OFDIを併用するのが確実である（図2）[6]。もしストラットが明らかに破綻している場合には，血栓症や再狭窄を防ぐためDESを留置するのが安全である。

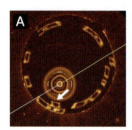 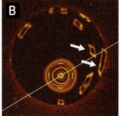 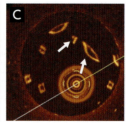 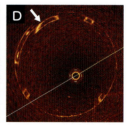

stacked　　　　　overhang　　　　centered　　　malapposition with whitening

図2 ▶ スキャフォールド破綻のOCT所見：実験モデル

3.0mmのBVSを留置後，バルーンによる4.3mmまでの拡張を加え，意図的にスキャフォールド構造を破綻（acute disruption）させた際のOCT所見を示す。2個以上のストラットが軸中心に対して層状に（A），あるいは離れて位置している場合（B），明らかに円状のストラット構造が失われ，内腔に孤立したストラットの背側から血管壁までの距離が軸中心までの距離の1/3を超えている場合（C），ストラットの連続性を失って破綻したストラットの断面を示唆するhigh intensity（whitening）を伴っており，血管壁から浮遊した状態（D）の4つのタイプに大別される。

（文献6より転載）

3. 血管内イメージングの使用はBRSの成績を改善させられるか？

　特にBRSに関して，血管内イメージングの使用による適切な留置テクニックが臨床成績を改善したという明確なエビデンスは現時点で存在しない。欧米では，一般にBRSに対するイメージングの使用頻度はおよそ10～20%と依然低く，わが国での臨床治験（ABSORB Japan）でも，デバイス留置後のイメージング使用は成績に影響を及ぼさなかった[7]。一方で欧州からの前向き研究では，イメージング使用の推奨を含むP–S–Pに類似した治療プロトコールを遵守することによって，1年以内の血栓症の発症率が3.3%から1.0%へ有意に低下したと報告されている[4]。BRSに関するイメージングの有用性については，さらなる検討が必要であるのは論を俟たないが，金属ステントとはまったく異なる特性を有する新しい治療デバイスとして，特に導入初期にイメージング（特にOCT/OFDI）に期待される役割は大きい。したがって，OCT/OFDIに慣れておくことはBRSの安全な導入に対しても一定の意義があるのではないかと考えている。

●文献

1) Cassese S, et al：Mid-term clinical outcomes with everolimus-eluting bioresorbable scaffolds versus everolimus-eluting metallic stents for percutaneous coronary interventions：a meta-analysis of randomized trials. EuroIntervention. 2017. pii：EIJ-D-17-00492.
2) Ino Y, et al：Optical Coherence Tomography Predictors for Edge Restenosis After Everolimus-Eluting Stent Implantation. Circ Cardiovasc Interv. 2016;9(10). pii：e004231.
3) Honye J, et al：Clinical utility of negative contrast intravascular ultrasound to evaluate plaque morphology before and after coronary interventions. Am J Cardiol. 1999;83(5):687-90.
4) Puricel S, et al：Bioresorbable Coronary Scaffold Thrombosis：Multicenter Comprehensive Analysis of Clinical Presentation, Mechanisms, and Predictors. J Am Coll Cardiol. 2016；67(8)：921-31.
5) Sotomi Y, et al：Fate of post-procedural malapposition of everolimus-eluting polymeric bioresorbable scaffold and everolimus-eluting cobalt chromium metallic stent in human coronary arteries：sequential assessment with optical coherence tomography in ABSORB Japan trial. Eur Heart J Cardiovasc Imaging. 2017.
6) Onuma Y, et al：Incidence and imaging outcomes of acute scaffold disruption and late structural discontinuity after implantation of the absorb Everolimus-Eluting fully bioresorbable vascular scaffold：optical coherence tomography assessment in the ABSORB cohort B Trial (A Clinical Evaluation of the Bioabsorbable Everolimus Eluting Coronary Stent System in the Treatment of Patients With De Novo Native Coronary Artery Lesions). JACC Cardiovasc Interv. 2014;7(12):1400-11.

7) Kimura T, et al;ABSORB Japan Investigators:A randomized trial evaluating everolimus-eluting Absorb bioresorbable scaffolds vs. everolimus-eluting metallic stents in patients with coronary artery disease:ABSORB Japan. Eur Heart J. 2015;36(47):3332-42.

10 イメージングデバイスの合併症と対策

① IVUS

高木　厚

　ステント拡張の評価にIVUSは非常に有用であるが，ステントにIVUSがひっかかるスタックもしくはエントラップメントという合併症を生じうる。ここでは，スタックとその対処法について述べる。

1. IVUSスタックの現象

1) スタック例1

　まずは，図1にIVUSスタックの1例を示す。図1Aのようにステント遠位端は矢印部分にわずかな圧着不良（malapposition）を認めるのみであったが，IVUSはステントでトラップされた。回収されたIVUSカテーテルには，ガイドワイヤ・エグジットポートから遠位側に裂け目があり，その部位でZ字型に屈曲したガイドワイヤがスタックしていた（図1B）。

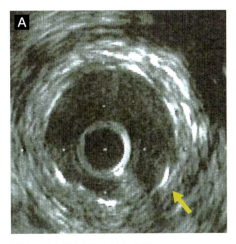 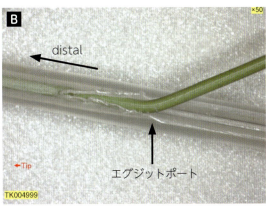

図1 ▶ IVUSスタックの1例
A：ステント遠位端にわずかな圧着不良（malapposition）を認める。
B：回収されたIVUS。エグジットポートから遠位に裂け，屈曲したガイドワイヤがトラップされている。

2) スタックの機序

ここで，IVUSスタックの機序を推測する。モノレールタイプカテーテルでは，ガイドワイヤがカテーテルから離れるガイドワイヤ・セパレーション（wire separation）という現象を生じうる（図2）。その結果，IVUSカテーテルのエグジットポートが疲労変形（損傷）すると同時に（図2），appositionが比較的良好でもガイドワイヤがステントエッジに引っかかる可能性がある。通常のバルーン操作と異なり，治療終了時にはしばしばガイドワイヤとIVUSカテーテルを同時に抜き去ることを目にするが，前述の状況でこの操作を行えば，ガイドワイヤ・エグジットポートがステントエッジに誘導される（図3）。透視下に慎重に行っていれば別だが，抵抗を感じずにさらに強い力で抜去しようとすると，ガイドワイヤはZ字型に屈曲してIVUSカテーテ

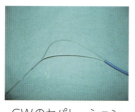

GWのセパレーション　　損傷したエグジットポート

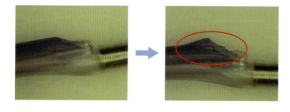

図2 ▶ スタックの機序①
ガイドワイヤ（GW）を指で押さえてIVUSカテーテルをプルバックすると，一度の操作でもエグジットポートが変形する。

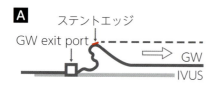

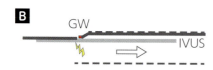

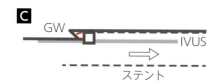

図3 ▶ スタックの機序②
A：セパレーションしたガイドワイヤ（GW）がステントエッジに引っかかる。
B：IVUSカテーテルとガイドワイヤを同時に抜去すると，エグジットポートがステントエッジに誘導される。
C：強い力で引くとIVUSカテーテルに裂け目が入り，Z字型に曲がったガイドワイヤとともにトラップされる。

ルに裂け目が入り，トラップされた状況となる（図3C）。さらに力を加えると動画1のようにステントは長軸方向に大きく変形し，IVUSカテーテルがトラップされたまま，カテーテル自体が断裂する。このなると外科的な回収しか方法はなく，実際にわが国でも緊急手術の報告がある。

3）わが国でのIVUSスタック数

図4に，厚生労働省に報告されているIVUSスタック数を示す。新しいステントがマーケットに出てくると，その件数が増えているのがわかる。また，これ以外のインシデントを生じている可能性もある。

4）IVUSスタック予防のための工夫

表1に，IVUSスタックを生じないための工夫を示す。最も大事なことは，IVUSスタックが生じうるということをカテーテル室全体で共有することである。また，IVUSカテーテルを抜去する際には，イメージコアを先端に戻し，可動させながら透視下に丁寧に抜去する。その際に抵抗があればそこで

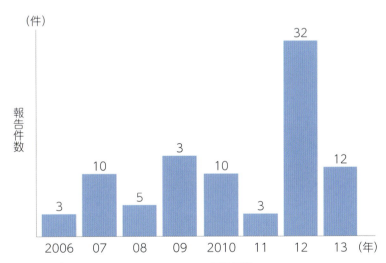

図4 ▶ わが国におけるIVUSスタックの報告件数

表1 ▶ IVUSスタックを避けるために

1　モノレール式のすべてのカテーテルで生じうることをカテーテル室全体で共有する。
2　IVUS抜去時には必ず透視を使用する。IVUSトランスデューサーを先端に戻し，回転しながら抜去するのが望ましい。
3　エグジットポートの損傷を避ける。
4　ステント遠位端や，曲がった血管でのオーバーラップでの圧着不良（malapposition）が原因となる。ステント拡張が不十分な状態でのIVUSは避ける。
5　プルバックは優しく行い，抵抗があれば中止する。

止める。原理的にはこの状況でガイドワイヤを抜去することでトラップが解除される可能性がある。

2. スタック時の対処法

万が一スタックした際には，表2のようなステップを追っていく。血管の近位部でスタックした場合には，ガイドカテーテルを深く挿入することも一法である。最初にイメージングコアを抜去し，外径0.014～0.021インチのガイドワイヤをお尻から挿入してIVUSカテーテルの固さを変える（図5）。OCT/OFDIでも同様の操作が可能である。ただし，IVUSの場合は濡らしたワイヤを挿入するが，OCT/OFDIでは乾燥したワイヤを挿入する。7Fr以上のガイドカテーテルを使用している場合には，IVUSが乗っているガイドワイヤに子カテーテルかバルーンをのせてスタック部位を押してみること

表2 ▶ IVUSスタックを生じた際の対策手順

1. イメージングコアを抜き，0.014～0.021インチGWを挿入し，IVUSカテーテルの固さを変えてみる。
2. 7Fr以上のガイドカテーテルであれば，IVUSで使用しているGWにバルーンや子カテーテルを進めて押してみる。
3. ガイドカテーテルが5/6Frでステントが近位部であれば，ガイドカテーテルを用いてスタックを解除する。
4. ステントが遠位部の場合には，ガイドライナーや5 in 6 Fr法でスタックを解除する。
5. 2ndシステムを組んでバルーンを持っていき，deflateした状態でステントの縦方向の変形を避けながらIVUSを抜去する。

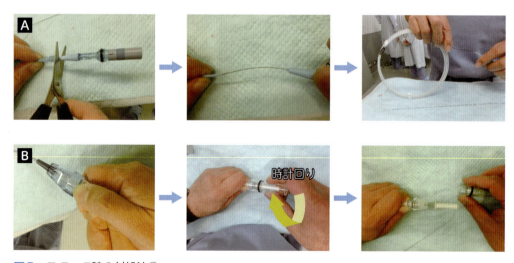

図5 ▶ スタック時の対処法①
A：IVUS。シース近位部を切ってコアを抜去し，親水性0.021インチGWを挿入する。
B：OFDI。キャップを外し，乾燥したGWを挿入する。

も可能である。GuideLinerのようなエクステンションカテーテルをステントの中を通してスタックを解除した報告もあるが，ステントの拡張や血管の石灰化の程度によっては困難である。

より確実な方法としてHeartrail®ストレートカテーテル（ST01）を用いた5 in 6Fr法がある（図6）。IVUSのテレポート遠位で切断して，内腔を整えたのちに倍長のガイドワイヤを挿入し，ST01をかぶせるように挿入する。カテーテル自体の固さと通過性に優れているので信頼性がある。動画2でスタックモデルを，動画3でST01による抜去を提示した。

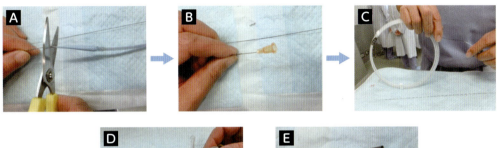

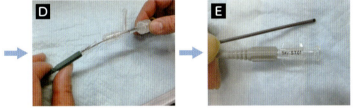

図6 ▶ スタック時の対処法②：5 in 6Fr法
A：シース中間部を切る，B：針などで内腔を円形に整える，C：倍長のGWを挿入する，D：Yコネクターを外す，E：5FrのST01を挿入する。

1）スタック例2（図7）

さらに，別のIVUSスタック実例を示す。石灰化の強い右冠動脈病変で，XIENCE®を留置し，その後にIVUSがトラップされた。図7のようにIVUSのエグジットポートがステントエッジに引っかかっていた。IVUSカテーテルからイメージングコアを抜き，0.014インチガイドワイヤをお尻から挿入してカテーテルの硬さを変えたが無効であり，5 in 6Fr法でもスタック部まで届かなかった。橈骨アプローチの6Fr・AL2.0を使用していたために，2ndシステムとして7Fr・JRガイドカテーテルを挿入し，アンカーテクニックでガイドワイヤを進め，さらにバルーンを進めたが解除できなかった。また，低圧での拡張も試みた。最終的には強い力での抜去しかないと判断し，長軸方向のステント変形を少しでも抑制する目的でdeflateしたバルーンをステントに沿わせて押しながらIVUSの抜去に成功した。

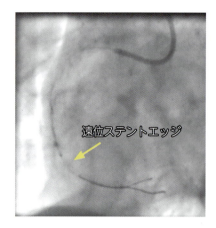
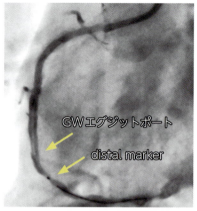
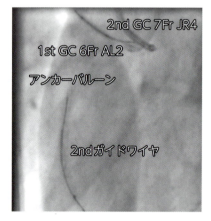
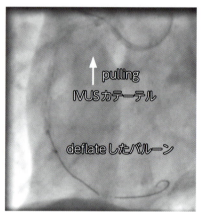

図7 ▶ スタック時の対処法③
2ndシステムでバルーンを運び，deflateした状態でステント変形を避ける。

　基本操作を忠実に行うことでIVUSスタックを避けることが重要であるが，スタックに遭遇しても冷静に対処できるよう，対応法についても事前に練習しておくことが肝要である。

● 文献
- Sasseen BM, et al：Intravascular ultrasound catheter entrapment after coronary artery stenting. Catheter Cardiovasc Interv. 2002；57(2)：229-33.
- Minami H, et al：Surgical removal of an intravascular ultrasonography catheter captured in a stent after percutaneous coronary intervention. Gen Thorac Cardiovasc Surg. 2011；59(3)：181-3.

10 イメージングデバイスの合併症と対策

② OCT／OFDI

足利貴志

　赤外線は赤血球により減衰するので，OCT／OFDIの撮像のためには視野から血液を除去する手技が必要になる。カテーテル室に自動注入器（オートインジェクタ）があるかどうかによってOCT／OFDIの方法も異なってくる。自動注入器を用いて血球を除去する方法として最も多く用いられる方法が，造影剤である。病変形態や血管径などにより造影剤，造影速度を調節することもあるが，基本的には左冠動脈は3.5〜4mL／秒，総量12〜16mL程度，右冠動脈では3〜3.5mL／秒，総量12〜15mL程度で行われることが多い。手押しで行う場合には20mLのシリンジが必要になることが多い。20mLのシリンジを用いて造影剤を用いる場合にはフラッシュ時に抵抗感が強く良い画像が得られないことも多いため，低分子デキストランを用いたり，造影剤と低分子デキストランをハーフで混ぜて手押しで行う方法を用いたりする。ハーフで行えば，手押し法にても造影同期の機能を生かすことが可能になる。もしshort lesionで病変のみの観察を行いたい場合には，10mLのシリンジでも十分に観察が可能である[1]。

1. OCT／OFDI検査時の合併症とその対策

1) 検査に伴う合併症とその対策

　一時的なST上昇でOCT／OFDIカテーテルを抜去せざるをえない症例は0.26％，低血圧の発症は0.18％，ニトログリセリンの冠動脈内注入を要する冠動脈攣縮の出現は0.09％，冠動脈内血栓の出現は0.09％と報告されている[2]。実際にはカテーテルを冠動脈内に長時間留置しないことで，これらの出現は明らかに抑制可能であるため，よりスピーディーな手技が望まれる。症状の出現としては，胸痛の出現が10％程度と報告されている[2]。その原因としては，心筋虚血の出現や冠攣縮の関与が考えられる。高度狭窄にて撮像が困難な場合には，小径バルーンでの拡張後にOCT／OFDIを施行することで胸痛の軽減が得られる場合がある。一般的にOCT／OFDI検査ではプルバックスピードがIVUSと比べて明らかに速く，胸痛などの症状出現が実際の問

題になることは，IVUSに比べて低い印象がある。

2) ガイドカテーテルに伴う合併症とその対策

　造影剤や低分子デキストランを冠動脈に注入する際に，ガイドカテーテルによるvessel injuryを併発するリスクがある。基本的にはガイドカテーテルのポジションを冠動脈にcoaxialに置くことで，OCT／OFDIのやり直しを防ぐこともでき，また良い画像を得ることも可能である。ガイドカテーテルが深すぎて圧がダンプしている場合にはガイドカテーテルによる解離のリスクもあるので注意が必要である。慣れない場合は撮像前に圧がダンプしないのを確認しながら，少量のボーラスショットで血球除去が可能か否かを確認してから撮像を開始するとよい。Guideliner下であってもinjuryを併発するリスクがあるので注意が必要である。また空気塞栓（air embolism）や急速冠動脈内注入による心室性不整脈のリスクもある。

3) OCT／OFDIカテーテルを進める際に出現する合併症とその対策

　プルバック時にイメージングコアが手前に抜けた状態になることは，IVUSカテーテルと同様である。この状態の引き抜きは先端部にコシがないため，エントラップメントのリスクになる。そのため，プルバック時にはイメージングコアを先端まで戻すことが重要である。

4) OCT／OFDIカテーテルの抜去不能およびその対策

　OCT／OFDIカテーテル（以下，カテーテル）のエントラップメントの頻度は高くないが，大きな合併症となるため，IVUSカテーテルと同様に，日頃からその対策法についてイメージトレーニングを行う必要がある。

　カテーテルを冠動脈内に挿入する時や引き抜き時に抵抗感を感じる場合には，無理に操作しないことが重要である。特にステント留置後のOCT／OFDI検査の際は，抵抗感を伴った状況での無理な操作でステントの変形をきたす場合もあり注意が必要である（図1）。カテーテルの先端モノレール部分からワイヤポート出口の部位でガイドワイヤに屈曲が生じると，挿入時カテーテルとガイドワイヤの間にたわみができる。たわみの残ったまま引き抜こうとすると，たわみのためにカテーテルが抜去不能になる場合が多い。この場合には，可能であればテンションをゆるめる。すなわち，まず軽くカテーテルを遠位部まで押し込み，ガイドワイヤとカテーテルのたわみをとることが重要である。また抜去する場合は，必ず透視下で確認しながら行うことが必要である。カテーテル抜去時にガイドワイヤとの抵抗が感じられる場合には，無理に引き抜かない。透視を確認しながらカテーテルを末梢に進めた後，少しトルクをかけ回転させてゆっくり引くと抜けることもある。カテーテルが末梢に進まない場合でも，カテーテルをゆっくり回したり，前後に軽く動かし

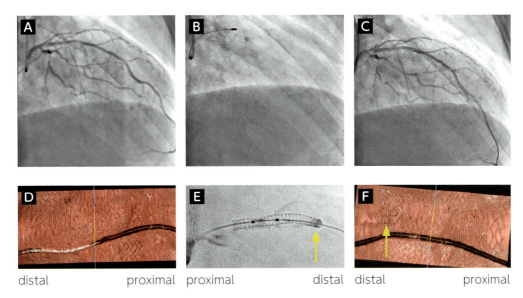

図1 ▶ 症例1

80歳男性，労作性狭心症。
A：LADの高度石灰化病変に対してRt radial approachにて6Fr CLS3.5を用いて左冠動脈にエンゲージした。
B：1.75mmのロータブレーターバーにて切削を行った。
C：2.5mmのスコアリングバルーン施行後にSYNERGY™2.5/24mmを同部位に留置した。
D：OFDIカテーテルは抵抗なくDES末梢まで挿入でき，OFDIを施行した。OFDIを抜去する際に若干の抵抗を感じたが，抜去可能であった。
E：抜去後，血管造影にてSYNERGY™ステントのdistal siteに変形所見が認められた。post balloonとして用いた3.0mmバルーンにてSYNERGY™のdistal siteも拡張し修復を行った。
F：post balloon拡張後での血管造影では十分な拡張所見を認めたが，OFDIではSYNERGY™のdistal siteの変形が確認できた。

たりすると抵抗感がなくなることがあるので，抵抗感がなくなった際に慎重に引き抜くことも試す。7Fr以上のガイドカテーテルを用いている場合には，0.014インチガイドワイヤを通してエグジットポートまでマイクロカテーテルもしくは小径のバルーンを挿入することでサポート力が上昇し，引き抜きが可能になることもある。こうした方法を用いてもカテーテルがエントラップされて引き抜けない場合には，まずイメージングコア（ドライブシャフト）を抜去する（図2～3）。中に0.014インチもしくは0.018（0.021）インチのガイドワイヤをエグジットポートの手前付近まで挿入し，カテーテルにトルクをかけることで抵抗感が消失して抜去が可能になることがある。

それでも抵抗感が変わらず抜去困難な場合には，いくつかの方法がある。カテーテルを通してGuidelinerもしくは5Frインナーカテーテルをカテーテルがエントラップされた部位の近くまで挿入することで抜去可能になることがある。ガイドカテーテルが7Fr以上のサイズであれば，横からもう1本のガイドワイヤを通し，抵抗感のある部位もしくは遠位部でバルーン拡張を

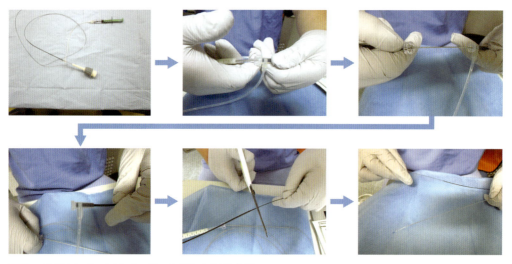

図2 ▶ OCTカテーテル（アボット社）の解体方法
OCTカテーテルのルアーロック部分を反らした状態にすることで，イメージングコアを引き抜くことができる。OCTカテーテルを図の部分で切ると，新たなガイドワイヤをエグジットポートの付近まで挿入できる。

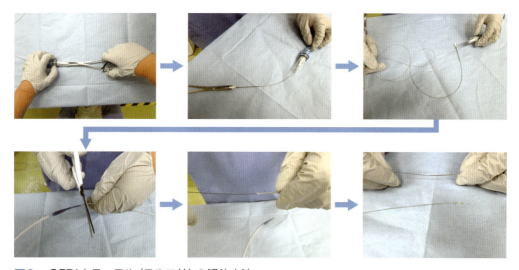

図3 ▶ OFDIカテーテル（テルモ社）の解体方法
ドライブシャフトを引き抜き，OFDIカテーテルを図の部分で切る。新たなガイドワイヤはエグジットポートの付近まで挿入できる。

行うことで引き抜きが可能になることもある[3]。これらの方法を行ってもカテーテルがエントラップして抜去困難になる場合には，もう1箇所のaccess siteを確保し，そこから新たなガイドカテーテルを介してガイドワイヤを挿入することも考慮に入れるべきである。幸い筆者は数例の抵抗感のあるエントラップ症例のみを経験しているが，イメージングコアを抜いて0.014インチガイドワイヤに変更し，軽く押すことで抜去ができたもののみである。ま

ず，使用済みのカテーテルを解体することをおすすめする（図2～3）。

2. 検査後を含めた合併症とその対策

1）造影剤，volume overloadに伴う合併症とその対策

　OCT/OFDIが絶対的禁忌になる病変は基本的にないが，腎不全患者や心不全患者ではボリューム過多（volume overload）になる可能性もあるため，原疾患の増悪のリスクには注意が必要である。血球を除去する目的で造影剤を用いる場合には，その造影剤量に注意してacute kidney injuryが出現しないように注意する必要がある。低分子デキストランを使用する場合にはmanual injectionで行うことが多い。特に心不全症例や透析症例ではvolume overloadに注意が必要である。volume overloadが心配な心不全症例ではGuidelinerや5Frインナーカテーテルをディープエンゲージすることで，造影剤やボリュームの軽減が可能になり，OCT/OFDI使用に際して有用であると考えられる[4]。

●文献

1) 足利貴志：OCT．虚血評価ハンドブック．中村正人，他，編．南江堂, 2016, p108-13.
2) van der Sijde JN, et al：Safety of optical coherence tomography in daily practice：a comparison with intravascular ultrasound. Eur Heart Cardiovasc Imaging. 2017；18(4)：467-474.
3) Ashikaga T, et al：Proximal balloon deflation technique：a novel method to retrieve retained or entrapped equipment from the coronary system. Cardiovasc Revasc Med. 2012；13(4)：253-5.
4) Lehtinen T, et al：Feasibility and safety of frequency-domain optical coherence tomography for coronary artery evaluation：a single-center study. Int J Cardiovasc Imaging. 2013；29(5)：997-1005.

10 イメージングデバイスの合併症と対策

③ 血管内視鏡

松尾浩志

元来，イメージングデバイスは診断や手技をより安全に行うため，病態解明ためのデバイスであり，合併症は避けなければならない．血管内視鏡はその他のデバイスと違って経験のある術者が少なく，またその他のイメージングデバイスと比較すると特殊なデバイスであるため，合併症とその対策について知っておく必要がある．血管内視鏡の合併症として，①塞栓，②虚血，③スパスム（spasm，攣縮），④冠動脈解離，が挙げられる．

1. 塞栓

塞栓は，血管内視鏡を施行する上で最も頻度の高い合併症である．塞栓としては空気塞栓，血栓やデブリの塞栓がある．空気塞栓は臨床的に大きな合併症につながる可能性は低いが，準備が不十分であると比較的高い確率で起こりうる．内視鏡用ガイドカテーテルは，内筒・外筒で成り立っている（図1）．この内筒・外筒のエア抜きが不十分である際に起こる．血管内視鏡で冠動脈内を観察している際に，エアが末梢に飛んでいく像が認められることがある．エアの大きさは非常に小さく，末梢に飛んで行ったとしてもST変化や胸部症状の出現にはつながらないこともある．対策としては，まず内視鏡用ガイド

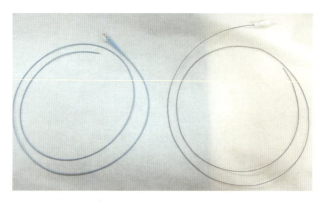

図1 ▶ 内視鏡用ガイドカテーテル
外筒（左）と内筒（右）．

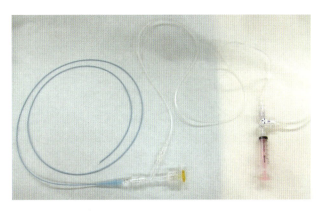

図2 ▶ 低分子デキストランによるフラッシュ

カテーテルの内筒・外筒のエア抜きを十分に行うことである。通常のフラッシュのみでは不十分となる可能性があるため，入念に行う必要がある。一番のポイントは，外筒に内筒をもう一度挿入する際にエアが入り込むことが多い。これは水槽の中で挿入することで防ぐことが可能である。筆者はさらに，内筒を外筒に挿入する際に外筒のハブの部位にエアがないことを必ず確認している。もし確認できた際には，事前に除去するようにしている（動画1）。また，内視鏡施行中にはフラッシュの溶液としてデキストランが推奨される（図2）。

デキストランを用いて，使用前に十分フラッシュを行うことも重要である（動画2〜4）。観察部位まで内視鏡用ガイドカテーテルを挿入し，内筒を抜いた後に内視鏡プロービングカテーテルを挿入するが，その際にもエアを引き込む可能性があるため，少し挿入した段階でバックラッシュを施行することも重要なポイントである（動画5）。これらに注意すれば，空気塞栓をきたす可能性はきわめて低くなり，安全な手技が可能となる。

内視鏡用ガイドカテーテルは4Frであり，昨今のマイクロカテーテルなどと比較するとデバイス自体はbulkyであり通過性は不良である。病変を通過させる際に，血栓やデブリを末梢に押し込んでしまう危険性が多少なりともある。急性冠症候群のような責任部位に破綻プラークおよび血栓を多量に伴っている場合には，その危険性が高まる。急性冠症候群の症例においてはまず血栓吸引療法を十分施行した後に内視鏡で観察すると，防ぐことが可能である。吸引カテーテルを使用して内視鏡を施行するのも，良い工夫の1つである。

2. 虚 血

　前述のように，内視鏡用ガイドカテーテルは4Frである。つまり，通常のデバイスと比較して太いため，狭窄病変を通過させるとその時点でウェッジすることがある。そのため虚血を誘発し，ST変化や胸部症状が出現することがある。速やかに病変を評価するのも1つの方法であるが，虚血を誘発するのはやはり望ましくない。内筒を抜去した際に逆血が確認できるか否かでこのウェッジにいち早く気づくことができる。逆血がある部位までカテーテルを抜去すれば，その部位で虚血が誘発される可能性は低くなる。また吸引カテーテルを使用することで安全に前後しながら病変の観察をすることができるので，それも工夫の1つである。吸引カテーテルを使用している際には，病変へ近づくにつれウェッジされるため，病変に近づくほどより鮮明な病変評価が可能となる。内視鏡用のガイドカテーテルでの評価が望ましいが，虚血がどうしても誘発されるのであれば，小径のバルーンで事前に拡張するのも良い。

3. スパスム（攣縮）

　bulkyなシステムであるがゆえに，スパスムを誘発することが少なくない。特に，急性冠症候群症例に関してはより誘発しやすい状況となっている。事前にニトログリセリンやニコランジルを投与することで予防が可能である。筆者は，血圧が許されるのであれば，症例によってニトログリセリンおよびニコランジルを事前に投与するようにしている。

4. 冠動脈解離

　これまで述べてきたように内視鏡用ガイドカテーテルは4Frであり，通常のデバイスと比較してbulkyであるため，病変通過の際に抵抗を感じたらそれ以上進めないことが重要である。ワイヤと内視鏡用デバイスとの間にはややギャップがあるため，通常のデバイスに比べると無理な手技は合併症につながる。また，オーバーザワイヤシステムのため，内筒およびワイヤを抜去した後で決して外筒を進めてはならない。この2つを厳守すれば，冠動脈解離をきたす可能性はほぼゼロである。筆者も，今までに数多く内視鏡で病変を評価してきたが，冠動脈解離をきたしたことは一度もない。

応用編

11 分岐部病変に対するイメージングガイド下PCI

① part 1

横井雅史，寺島充康

　IVUSやOCTなどのイメージングデバイスから得られる情報は，PCIにおいて非常に重要となる．特に分岐部病変の治療においては病変の形態や性状（潰瘍形成，血栓，石灰化など）だけではなく，断面あるいは長軸方向での病変分布を知ることにより，側枝閉塞を予想し，それを防ぐ治療手段，たとえばロータブレーターによるplaque modificationの必要性やステント留置方法など，適切な治療法につき事前に検討することが可能になる．

　ここでは，分岐部の治療におけるIVUSおよびOCT使用のポイント，および使い分けについて実際の症例を交えて解説する．

1. 分岐部病変に対するイメージングガイド下PCIのワークフロー

　分岐部病変に対しては，"2-stent strategy"より"1-stent strategy"が望ましいことは明らかである．実際の治療にあたっては，どのような病変であれば1-stent strategyが可能なのか，そして1-stent strategyで終えられるようにするにはどう工夫して治療すればよいのか，を判断することが重要である．その判断の1つの根拠となるイメージングデバイスの使用法について解説する．

　まず本幹にガイドワイヤを挿入してIVUS/OCTを行い，病変の性状や分布を観察する．図1に分岐部のプラークの分布を示す．通常，本幹内の側枝と対側の部分（図1①）にプラークが位置することが多いが，側枝方向にプラークが存在し側枝の入口部までプラークが分布する場合（図1②・③），特に側枝のカリーナ部にプラークが存在する場合（図1③）は，ステント留置による側枝閉塞の危険性が高いことが知られている[1]．これらの情報は，手技の安全性を大きく左右するので重要である．

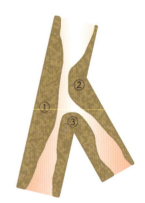

図1 ▶ 分岐部におけるプラークの分布

引き続き，可能な限り側枝にIVUS/OCTを挿入し観察する。本幹からの観察では側枝入口部にプラークがないように見える病変でも，側枝から観察するとプラークの存在が確認できることがあり，ステント留置後の側枝への影響を推測する上で役に立つため，側枝にもIVUS/OCTを挿入して観察することが望ましい。また側枝の血管径，内腔径を把握することで，側枝入口部の拡張が必要となった時に適切なバルーンサイズを選択することができ，側枝の解離を防ぐことにつながる。

本幹にステントを留置した後，jailされた側枝に対してガイドワイヤを再挿入し，改めて本幹よりIVUS/OCTで観察する。この時，側枝へのワイヤが適切な位置から挿入されているかどうかを確認しなければならない。なるべく遠位のストラットからの挿入が基本であるが，最も大切なことは，ストラットと側枝の位置関係を3次元的に理解することである。その上で，kissing balloon dilatation (KBD) を行った後に，側枝入口部上に余分なストラットができる限り残らないような部位を選択して挿入することが重要である。

KBDを行った後，IVUS/OCTでの最終確認を行う。ステントの血管壁への圧着が十分であるかどうか，側枝の血管壁に対してステントストラットが十分倒れこんでいるかを確認する。カリーナに不自然に密集したストラットが存在した場合，多くは近位部からのガイドワイヤ挿入が原因であり，この時はワイヤを遠位部から再挿入する必要がある。図2に，実際の症例を提示する。

2．分岐部におけるイメージングデバイスの使い分け

IVUSとOCTはそれぞれの長所短所を十分理解し，状況により使い分けることが重要であり，それは分岐部治療においても同様である。

以下，筆者らの症例を提示する。

1) 症例1（図3）

IVUSは血流排除の必要がないので，リアルタイムに，繰り返し観察できる点が有用である。具体的な例としては，分岐部の直後が慢性完全閉塞（CTO）となっているいわゆるabrupt typeのCTO病変の治療において，側枝からリアルタイムにIVUSで観察しながらワイヤをCTO内に誘導する，IVUSガイド下ワイヤリングが可能である（図3）。

また，前述した図1②の部位に高度な石灰化を認める分岐部病変に対しては，ステント留置によりプラークシフトを生じ側枝の狭窄/閉塞を生じるため，側枝入口部へのロータブレーターの使用が有効である。この時，ワイヤバイ

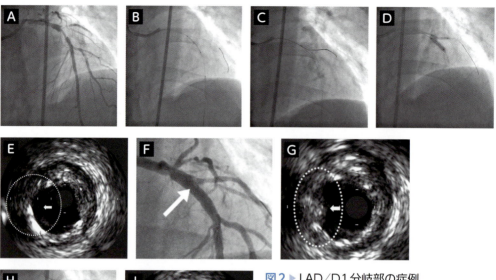
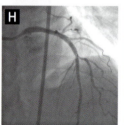
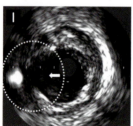

図2 ▶ LAD/D1分岐部の症例

A～D：LAD，対角枝それぞれにワイヤを挿入し，前拡張の後にステントを留置した。ワイヤをリクロスしてKBDを施行した。

E：リクロス直後，KBD前のカリーナ周囲のIVUS画像。

F：しかしKBDを行った後の造影にて，LAD本幹が不明瞭（hazy）であった。

G：KBD後，図EのIVUSと同じ部分であるが，カリーナ周囲にストラットの集積を認め，一部LADへの突出を認めることがわかる。

H・I：再度，カリーナ側のストラットを選択し直してKBDを行ったところ，LADへの突出は消失し，良好な拡張を得ることができた。

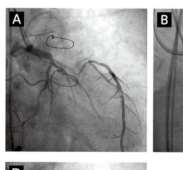
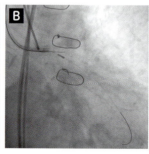
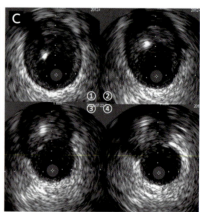
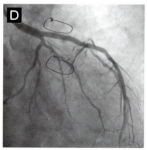

図3 ▶ 症例1

A：LAD入口部のCTO症例。

B・C：回旋枝からIVUSを観察し，CTO入口部の真腔をワイヤがとらえていることを確認。

D：そのまま貫入（penetrate）し，病変通過に成功した。ステント留置して良好な拡張を得た。

アスによって石灰のアブレーション効果は大きく異なり，場合によっては正常組織を傷つけ，血腫(hematoma)や穿孔(perforation)の原因となる。

2) 症例2 (図4)

ワイヤバイアスによるロータバーの通過経路を判断するには，リアルタイムにIVUSで観察することが有用である。ガイディングカテーテルのポジションを調節したり，ガイドワイヤのテンションの掛け方を変えたりしなが

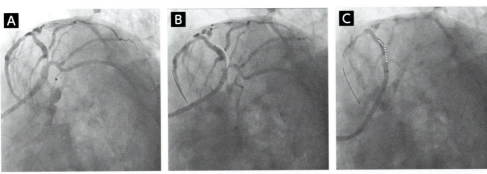

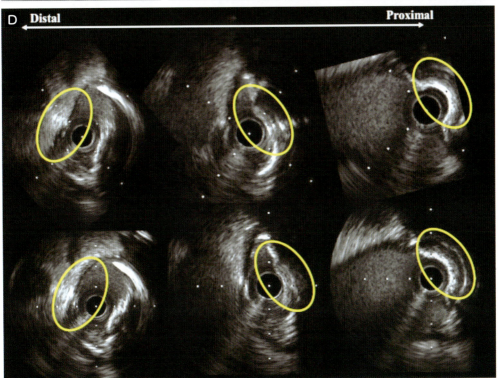

図4 ▶ 症例2
A：LAD入口部の高度石灰化病変。
B・C：ガイディングカテーテルを通常のポジション(B)とディープエンゲージした場合(C)では，石灰化に対するワイヤバイアスが異なっているのがわかる。
D：上段がB，下段がCのIVUS像である。

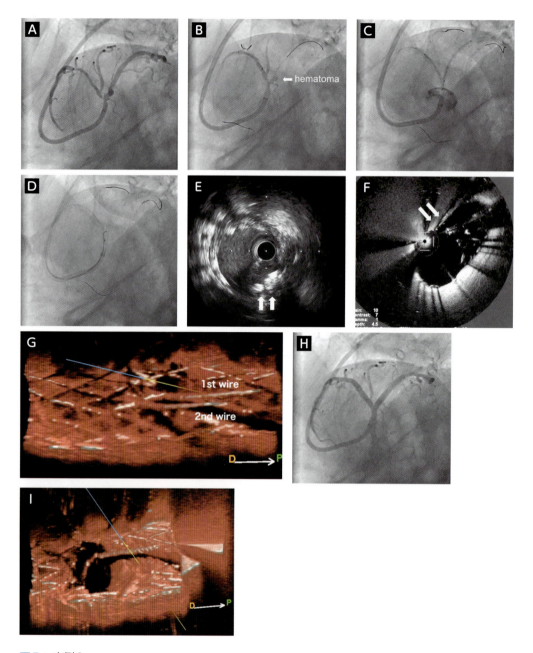

図5 ▶ 症例3

A：LADの入口部病変。
B・C：バルーン拡張後にLCX方向に血腫が進行し血流が低下してしまったため (B)，ミニクラッシュステンティングを行いbail-outした (C)。
D・E：LCXにワイヤをリクロスしたが (D)，ステントが二重になっているため，IVUSではステントストラットのどの部分を通過しているかの判断が困難である (E)。
F：一方，OCTでは鮮明に抽出される。
G：OCT画像を3D再構築したところ，かなり近位部から側枝方向にリクロスされていたことが確認できたため，より遠位部からワイヤを挿入し直した。
H：その後は型通りKBDを行い，良好な拡張を得ることができた。
I：最終のOCTではカリーナ周囲に余分なストラットの集積がないことが確認できた。

らIVUSで観察することで，有効なアブレーション効果が得られるかどうかを予想することができる。

3) 症例3（図5）

一方，OCTはIVUSと比較して解像度が高く，分岐部においてもより詳細な画像情報を得ることが可能である。心拍数の影響を受けにくい高速プルバックによって得られる詳細な長軸像や3D画像を活用することで，側枝入口部をステントがどのように覆っているか，さらに再挿入したガイドワイヤがステントストラットのどの部位を通過しているかなどの把握が非常に容易である。OCTガイドで遠位部の適切なストラットを選択してからKBDすることで，ステントのmalappositionが有意に減少したと報告されている[2]。

3. まとめ

以上，分岐部病変におけるイメージングデバイス活用のポイントについて解説した。IVUSとOCTはそれぞれの特徴を熟知し，状況によって使い分けることが重要である。しかし，わが国の保険診療内では1回の手技中に2つのデバイスを併用することは困難な場合が多いため，冠動脈CTや術前の冠動脈造影などで分岐部の形態を十分に把握しておき，どちらのデバイスがより有用かをあらかじめシミュレーションしておくことも大切である。

近年では60MHzの高周波を用いた高解像度IVUSが登場し，IVUSとOCT/OFDIそれぞれの利点を兼ね備えた役割を果たすと期待される。高速プルバックも可能であり，OCT/OFDIのような3D画像も構築できる可能性がある。今後の研究や臨床データの集積を待ちたい。

●文献

1) Furukawa E, et al : Intravascular ultrasound predictors of side branch occlusion in bifurcation lesions after percutaneous coronary intervention. Circ J. 2005;69(3):325-30.

2) Alegría-Barrero E, et al : Optical coherence tomography for guidance of distal cell recrossing in bifurcation stenting : choosing the right cell matters. EuroIntervention. 2012;8(2):205-13.

11 分岐部病変に対するイメージングガイド下PCI

② part 2

村里嘉信

　分岐部病変の血管内イメージングは，3つのコンポーネント（本幹近位部，遠位部，側枝）のサイズに合わせた治療戦略に必須である。複雑手技のモニタリングにも有用であり，再狭窄，ステント血栓症の好発部位でのステント拡張・圧着の確実な評価に役立つ。

　筆者らの施設（以下，当院）では，IVUSとOCT/OFDIの病変評価，デバイスサイズ選択，ステント拡張評価についてはほぼ同等と位置づけているが，3Dイメージ再構築が可能なOCT/OFDIにおいては，側枝拡張の際のガイドワイヤ（GW）リクロス部位，実際のステントの変形状況の正確な評価ができるため，分岐部病変の7割近くをOCT/OFDIガイド下で行っている。

1. OCT/OFDIガイド

1) 撮影法

　側枝拡張時には，PCI前の本幹，側枝，側枝GWリクロス後，PCI後の本幹，側枝の最低5回の掃引を行う。側枝非拡張時にも，PCI前の本幹，側枝，PCI後の本幹の3回の掃引を行っている。PCI前は，より長い部位の観察を行うため，高速掃引（30〜40mm/秒）を行うが，3D構築が必要なGWリクロス後，PCI後は，より精密な低速掃引（20mm/秒）で観察する。

2) 造影剤の減量

　頻回の観察を行うため，造影剤の減量が必要である。具体的には，①biplaneの有効利用，②PCI前の掃引にはより低用量（2〜3mL/秒，計5〜8mL）にする，③高速掃引を使用する，④3Dイメージングではデキストランを使用する，などが挙げられる。デキストラン使用時はカテーテル内に造影剤を満たしておき，掃引開始部位と分枝の位置関係を造影上に記録しておくと参照しやすくなる。

3) ガイドワイヤリクロス部位の評価

　従来，2Dイメージではカリーナ（carina）にあるストラットの間隙からのGW挿入が側枝入口部でのdistal cell crossingを表し，良好な側枝拡張をもたらすとされてきた．しかしながら最近の3D-OCTの研究で，ステントリンクがカリーナにかからないlink-freeタイプではdistal cell crossingを行うことで良好な側枝拡張が担保されるが，リンクがカリーナにかかるlink connectingタイプでは必ずしも良好な側枝拡張が得られないことが明らかにされた[1]（図1，☞p315）．当院では，側枝入口部にかかるストラットの形状，GWリクロス部位評価を必ず3D構築像にて行い，拡張するcellの変形を予想している（症例1，図2，動画1～3）．

　GWリクロスしたcellの大半が本幹遠位部に位置するfar distal cell crossingではステント変形をきたしやすく，1つ手前のcellへのGWリクロスが望ましい．また，proximal cellからのGWリクロスは，ジェイルドストラットの本幹へのprotrusionや不十分な側枝拡張に終わるだけでなく，ジェイルドストラットの本幹遠位部への折れ返りを起こすこともあり，注意を要する（症例2，図3☞p169，動画4～7）[2]．

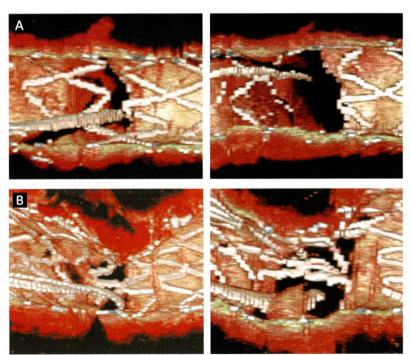

図1 ▶ 側枝入口部のストラットの形状による側枝拡張の違い
A：link-freeタイプでのdistal cellリクロス（左）と良好な側枝拡張（右）．
B：link connectingタイプでのdistal cellリクロス（左）．リンクが側枝入口部に残存し，変形したストラットが入口部を覆っている（右）．

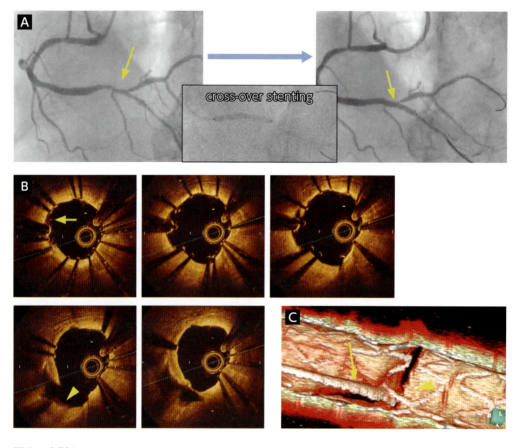

図2 ▶ 症例1

80歳代男性。
A：右冠動脈分岐部1-0-0病変（☞動画1）に対し，本幹にクロスオーバーステンティングを施行したところ，側枝狭窄をきたした（矢印）。
B：2D-OCTで，ガイドワイヤはカリーナからストラットの間隙を抜いて通過していたが（矢印），側枝の中心部は7時方向にあった（矢頭，☞動画2）。
C：3D-OCTではガイドワイヤが側枝辺縁のcellを通過していることが明瞭であり（矢印），隣接するcell（矢頭）へのリクロスが適切であると判断した（☞動画3）。

　現在，セント・ジュード・メディカル社のILUMINEN™ OPTIS™と，テルモ社のLUNAWAVE®が3D構築可能な汎用ソフトを有している。前者は，stent enhancement，GW表示を行いクリアな画像が特徴であるが，GWの位置やストラット，リンクが複雑形態である場合には誤検出があり，注意を要する。後者は，画像の誇張は少ないものの不明瞭で，GWリクロス部位がわかりにくいことがある。そのような場合には，carpet viewにてリンクの位置，ストラットの構造を全体として眺め直し，GWリクロス部位の把握に役立てる（症例3，図4☞p170）。いずれのシステムも，GWリクロス部位の正確な表示は70～80％程度の精度であり，GW陰影，不均一回転の歪みによる評価不能例は10％程度存在する。

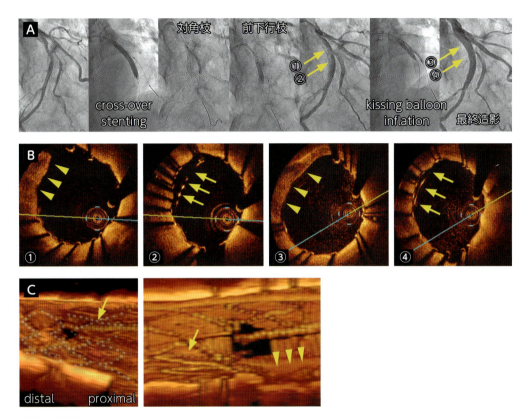

図3 ▶ 症例2

60歳代男性。
A：左前下行枝 - 対角枝分岐部1-1-1病変（☞動画4〜5）に対し，本幹にクロスオーバーステンティングを施行した。ガイドワイヤをリクロスした後，対角枝，前下行枝を順次拡張。
B：OCTを施行したところ，①の部位ではストラットが欠如し，②の部位では二重に重なっていた（☞動画6）。KBIを行い，最終造影は許容しうるものであった。③のストラット欠損部位に変化はなく，④のストラット重積部位は十分に圧着されていた。
C：後日構築した3D像では，ガイドワイヤはproximal cellから滑り込むように側枝に通過しており（左），側枝拡張によりprotruded strutが遠位側に折れ返っていた（右，☞動画7）。

(文献2より引用)

4) 左主幹部

従来，左主幹部は血液混入が起こりやすく十分なフラッシュができないため，OCT/OFDI観察には不適切とされてきた。造影剤もしくはデキストランのフラッシュを3〜4mL/秒，計10〜15mLに増加し，入口部までの描出が必要な場合には，先端チップ2mm内の描出が可能なGuideLinerを挿入することにより評価が可能である（症例4，図5☞p171）。

5) デバイス選択

本幹ステントは，本幹遠位部健常部参照径から0.25〜0.50mmサイズアップしたものを選択する。proximal optimization technique (POT) では，本幹近位部最大径と同じ，もしくは0.25mmサイズアップしたバルーンを使

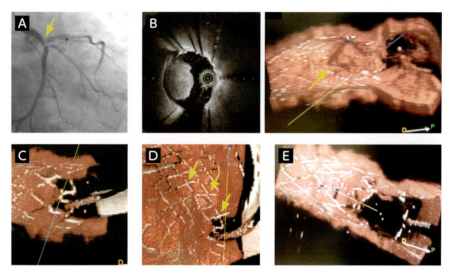

図4 ▶ 症例3

50歳代男性，3年前に左前下行枝起始部に留置した薬剤溶出性ステント(DES)に対する超遅発性ステント血栓症(LVST)による急性心筋梗塞。
A：造影にて主幹部に透亮像を認めた。
B：2D-OCT，3D-OCTともに巨大血栓を認めた。
C：バルーン拡張のみで加療し，2週間後のOFDI撮影では，回旋枝入口部にprotrusion cellがあり，内膜被覆されていなかったため，これを処理することとし，ガイドワイヤをクロスした。
D：carpet viewにて，リンクが側枝入口部にかかっておらず，十分なcell拡張が可能と判断した。
E：回旋枝入口部を拡張し，ジェイルドストラットの除去に成功した。

用する。側枝拡張には，主に側枝参照径と同じ径のGlider™バルーンを使用している。kissing balloon inflation (KBI) を行う場合には，本幹，側枝ともに遠位部参照径と同じ径のバルーンで拡張している。

6) ずり応力(shear stress)を考慮したPCI

分岐部ではlow shear stress部位に動脈硬化が起きやすく，再狭窄も生じやすい。POTやKBIによる過拡張，楕円変形，不均一拡張は，十分な拡張面積を得ていても将来的な血栓症，内膜肥厚，新規動脈硬化の温床となるものであり，これを慎むべきである[3]。成人冠動脈には一定比での分岐を繰り返すフラクタル法則が成立しており，Finet法則[母動脈径／(娘動脈径の総和)＝0.678]として知られている[4]。この比に近づける正円拡張により，shear stress環境も適正化させることができる[3, 4]。

2. IVUSガイド

当院では，左冠動脈入口部高度狭窄，冠動脈瘤を含む病変，Cr値＞1.5の腎機能障害，OCT／OFDIでの撮像が困難そうなびまん性高度狭窄病変，短時間手技を優先する高齢者，腰椎疾患患者において，IVUSを選択している。

応用編

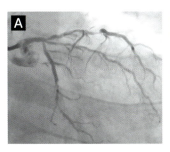
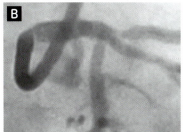
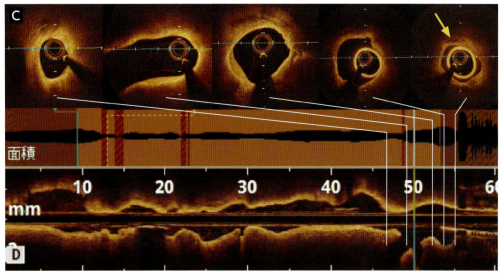

図5 ▶ 症例4

70歳代男性，びまん性左前下行枝病変と主幹部入口部から分岐部にかけての病変に対するPCI。
A：左冠動脈造影。
B：主幹部強拡大像。
C：GuideLinerを挿入してのOCT撮影。長い掃引にもかかわらず，前下行枝から主幹部まで良好な撮像が得られており，主幹部ではチップを通して狭窄病変が明示された。

● 文献

1) Okamura T, et al：3D optical coherence tomography：new insights into the process of optimal rewiring of side branches during bifurcational stenting. EuroIntervention. 2014；10(8)：907-15.

2) Murasato Y, et al：Potential risk of deflecting stent struts after side branch dilation with inappropriate guidewire recrossing in a coronary bifurcation lesion. AsiaIntervention. 2017；3(2)：158-9.

3) Murasato Y, et al：Optimal kissing balloon inflation after single-stent deployment in a coronary bifurcation model. EuroIntervention. 2014；10(8)：934-41.

4) Murasato Y, et al：Final kissing balloon inflation：the whole story. EuroIntervention. 2015；11 Suppl V：V81-5.

12 石灰化病変に対するイメージングガイド下PCI

① part 1

武藤光範, 本江純子

近年のPCIは, 石灰化病変に限らず薬剤溶出性ステント（DES）を留置する方針とDESを留置しない方針とに大別され, いずれを選択するかにより病変拡張の手法が大きく異なる。

1. DESを留置して病変を拡張する場合

石灰化病変に対するDESの長期的な開存率は, 正円形かつ十分なステントエリアを得るまで拡張できれば, ベアメタルステント（BMS）と比べても比較的良好である[1,2]。したがって, 石灰化病変に対するPCIでは, 病変部でDESをいかに正円形かつ十分に拡張させるかが重要である。このためにはDES留置の前処置として, 病変部にDESを拡張させるスペースを作成する必要がある。この際にはDES留置が前提であるため, 冠動脈破裂や長軸方向へのspiral dissectionによる余分なロングステンティングを避けられれば, 病変部位で解離を形成してもDESでシール可能である。また, DESの十分な拡張を得るために, あえてコントロール下に解離を作成することもある（後述）。

一般的に冠動脈病変内でのバルーンやステントの拡張メカニズムとして, 血管内の軟らかい組織の方向へ圧が逃げて拡張され, 一方で硬い石灰化プラークの方向へは圧が逃げないため拡張できない。その結果, 石灰化病変では不十分な拡張となるか, 場合によっては石灰化のない部位のみが過拡張されて冠動脈破裂をきたすリスクが上昇する。このため, バルーンやステントで病変を拡張する際には, 十分な拡張が得られる組織と拡張困難な組織とをイメージングデバイスを用いてあらかじめ見きわめ, 石灰化病変は適切な前処置を行って拡張が得られる状態に持ち込むことが重要である。この際の前処置としては, スコアリングバルーンやロータブレーターが使用される。

1) ロータブレーターを使用する場合

石灰化病変に対してDESを用いて治療する場合は, 適応があれば積極的なロータブレーターの使用が望ましいと考えられる。ロータブレーター適応症例に対してロータブレーターを使用せずに強引にDESを留置した場合, 病変

部位へのステント通過困難によりステントの変形や脱落等の合併症発生リスクが増加する。さらに仮にステントを留置できたとしても，ステント不十分拡張あるいはmalappositionに終わればステント再狭窄や血栓症のリスクが増大する。また，ステント再狭窄をきたすとステント周囲の石灰化に対する処置も必要となり，治療にきわめて難渋する。

ロータブレーターの適応は，①IVUS，OCT/OFDIが石灰化病変のため通過困難な場合（石灰化を伴わない高度屈曲のためにshort monorail deviceが通過困難な状況は除く），②IVUS，OCT/OFDIで表在性石灰化プラークが180°以上連続して観察され病変の拡張困難が予想される場合，などである。

IVUS，OCT/OFDIが病変を通過した場合，ロータブレーターで石灰化プラークを切削する際にはワイヤバイアスがきわめて重要となる。ロータブレーターではロータワイヤが通過している近傍が切削されるため，血管内でイメージングカテーテルが石灰化プラーク近傍を通過しているかを評価する。

図1AのIVUS画像において，IVUSカテーテルは8時方向の石灰化プラークに接しており，ロータブレーターではこの部位が切削されると予想される。一方，3時方向の石灰化プラークの切削は困難である。同一部位におけるOCT画像（図2A）でもOCTカテーテルは12時方向の石灰化プラークに接近しており，IVUS画像と矛盾しないガイドワイヤバイアスが確認される。

石灰化病変が冠動脈入口部近傍であれば，ガイディングカテーテルの形状選択や意図的な操作によって良好なワイヤバイアスを得ることも可能となる。このためイメージングカテーテルと石灰化プラークとの位置関係を把握するとともに，ガイディングカテーテルを操作し，石灰化プラークがより効率的に

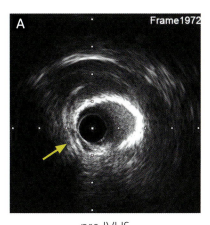
pre IVUS

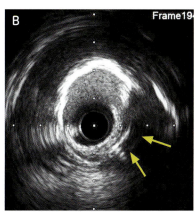
post IVUS

図1 ▶ IVUSにおける評価

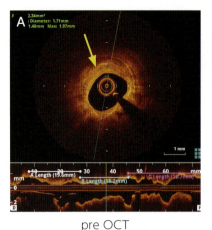 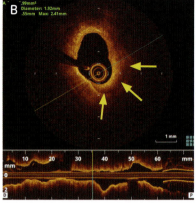

pre OCT　　　　　　　　　　post OCT

図2 ▶ OCTにおける評価

　切削されるように調整しておく。この際，OCT/OFDIは血球をフラッシュしながら観察するため，フラッシュの際にガイドワイヤが血管内で浮遊して本来のワイヤバイアスの位置と大きくずれることがあるため（特に，ロータワイヤにOCT/OFDIを乗せてフラッシュした場合ロータワイヤが細径なために大きく浮遊することがある），筆者らの施設ではIVUSを好んで用いている。

　また，石灰化の部位からあらかじめロータブレーターで切削可能か不可能かを見きわめ，必要なバーサイズを（サイズアップを含めて）決める。石灰化のみならずロータブレーターでの切削に伴い病変近傍のソフトプラークにバーが接触するか，またどれだけのプラーク量が切削されるかも判断して，あらかじめスローフローや血行動態の変化を予想してこれに備えておく。

　ロータブレーターで切削すべき石灰化病変の近位側においてIVUSカテーテルがプラークのない血管壁に接している場合は，この部位をバーが通過することで血管損傷を併発する恐れがある。この場合には，**表1**のような工夫をして血管損傷のリスクを軽減する必要がある。

　屈曲病変をロータブレーターで切削する際には，内弯側を切削したいのか外弯側を切削したいのかを見きわめる必要がある。多くの場合は切削中に内弯側にバーが潜り込んでいくため，あらかじめIVUSでこれを予測し，ガイディングカテーテルでワイヤバイアスを調整するか，調整不可能な部位ではプラットフォームの位置や回転数，1セッションでの切削時間や切削回数を調整する。

　ロータブレーターでの切削後は必ず再度イメージングを行い，①どの部位がどの程度切削されたか，②予想より切削できていないか，③予想外の部位にバーが接触していたのか，を確認する。

表1 ▶ 血管損傷リスク軽減のための工夫

ワイヤバイアスの調節が可能な場合 (→ワイヤバイアスを変える)	・ガイディングカテーテルを意図的に操作する ・Rotawire Floppy／Rotawire Extra Supportを使い分ける ・Rotawireを留置する枝を変更する
ワイヤバイアスの調節が困難な場合	・血管損傷が懸念される部位をバーが通過する回数を最低限とするために，この部位を超えてプラットフォームを遠位に進めてから目的とする石灰化病変を切削する
近位側での血管の屈曲状況によりプラットフォームを遠位に進めることも困難な場合	・近位側でのプラットフォームの位置を調整してバーが通過するコースを変えることで，血管損傷が懸念される部位を避けながらバーを遠位に進めて目的の石灰化病変を切削する

　切削された石灰化は，IVUSで後方に多重エコー（reverberation）を伴う表面平滑な高輝度像として観察され，OCT／OFDIではバーが通過した表面平滑な円形のスペースとして観察される。

　図1Bは，図1Aで示した病変を1.75mmバーで切削した後の同一部位でのIVUS画像である。IVUSでは3時〜5時方向の石灰化後方にreverberationを認め，切削されると予想された部位が1.75mmの内腔分だけその通りに切削されたことがわかる。図2AのOCTでは，2時から7時方向の石灰化プラークに1.75mmバーが通過したと考えられる表面平滑な正円形の内腔が形成されている。IVUSもOCTも観察する度に短軸方向の方向性はカテーテルの向きに依存して変わるため，心外膜や側枝の分岐方向や特徴的な石灰化プラーク形状を参考に方向性を判断する。

　その結果でバーサイズを上げるのか，バルーン拡張後にDESを留置とするのかを判断する。バルーン拡張とDES留置に移行するポイントは，①石灰化プラークが薄くなりバルーンによって石灰化に亀裂が入り病変の拡張が可能と判断される場合[3]，②石灰化プラークのショルダーにtearや解離を認める場合，である。

　また，ロータブレーター後にはステントをより正円形に十分拡張するためスコアリングバルーンが選択されることが多い。これはスコアリングバルーンを用いることで，より効果的にステントが拡張するスペースを確保するためである。

2) スコアリングバルーンを使用する場合

　ロータブレーターの適応とならない程度の石灰化や，石灰化の局在から効果的な切削が期待できない症例では，スコアリングバルーンを用いてDES留置の前処置を行うことが多い。

図3～4に示す症例1は60歳代女性で，狭心症に対して冠動脈造影（CAG）を施行した（図3A，動画1）。mid RCAに高度狭窄病変を認め，IVUSでは病変長が短くまた高度屈曲を伴う偏心性石灰化病変であり（図4A，動画3），かつ病変の遠位側ではガイドワイヤによるアコーディオン現象が確認された。血管径は3.0 mmであったが内腔は1.8 mmであったため，scoreflex™ 2.5/15を用いて低圧から徐々に圧を上げて繰り返し拡張した。拡張後には石灰化プラークの周囲に2時と6時と10時に亀裂が形成され（図4B，動画4），ステントを留置するための十分なスペースが確保されたと判断して最終的に2.75 mm DESを留置して終了した（図3B，動画2）。

この症例では病変長が短くスコアリングバルーンで拡張される可能性が高い反面，ロータブレーターを使用すると病変遠位側での血管損傷のリスクが

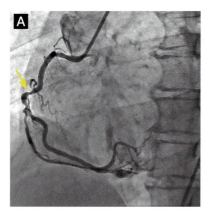
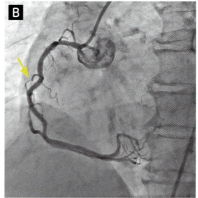

図3 ▶ 症例1：CAG
A：initial angiography（☞動画1）
B：final angiography（☞動画2）

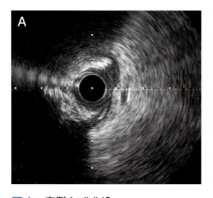
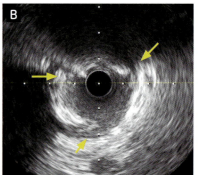

図4 ▶ 症例1：IVUS
A：initial IVUS（☞動画3）
B：post POBA IVUS（☞動画4）

懸念されたため，スコアリングバルーンでの前処置を行った。また偏心性石灰化病変であり，血管径に合わせてバルーンサイズを選択した場合，石灰化プラーク側は拡張せずに健常側のみが過拡張となり冠動脈穿孔をきたす恐れがある。この場合，まず石灰化プラークのショルダーに小さな解離を形成させる。この時点で石灰化プラーク自体に亀裂が入れば，引き続きステント留置を行う。しかし270°の薄い石灰化プラークなどの特殊な病変形状でない限り，通常は意図的に石灰化プラークに亀裂を入れることは困難である。

　一般的に病変でバルーンを拡張する際には，組織性状の硬さに大きな差がある部位で解離が形成させるため，石灰化プラークのショルダーに解離が形成されることが多い。スコアリングバルーンを使用する理由は，コンベンショナルバルーンと異なり血管壁に与える拡張圧をワイヤまたは歯の1点に集中させられるため，効果的に亀裂を入れられるからである。石灰化プラークのショルダーに小さな解離を形成させるためには，血管径ではなく拡張すべき病変の内腔径より0.5mm程度大きなスコアリングバルーンを用い，低圧からバルーンの拡張状態を見ながら順次拡張圧を上げていく。次に，必要があれば至適サイズのスコアリングバルーンで低圧から拡張圧を徐々に上げていく。至適サイズのスコアリングバルーンで拡張する際には既に小径のスコアリングバルーンで作成した解離が石灰化プラークのショルダーに形成されているためこの解離部位に圧が逃げ，健常部位に過剰な圧がかかりすぎることなく石灰化の裏側にさらに解離が回り込む。その後は，石灰化プラークの裏側にバルーン拡張やステント拡張の際に圧が逃げるスペースが形成されるため，健常部位の冠動脈破裂のリスクを回避しながらDESを正円形に近く十分な拡張を得て留置することが可能となる。この際，コントロールされた解離を作成するとはいえ，解離腔の長軸方向への過剰な進展や，解離腔での側枝閉塞，血腫形成等には注意が必要である。

2．DESを留置せずに病変を拡張する場合

　①外科的手術を控えた症例，②透析症例などで既にDES再狭窄を呈しており，追加DESを留置しても良好な長期的開存率が期待できない場合，③石灰化結節（calcified nodule）を有する病変でDESを留置してもmalappositionが避けられない場合，などDESを留置せずに石灰化病変の治療が必要な症例はしばしば経験する。このような症例においてステントレスでPCIを完遂するには，急性冠閉塞の原因となる大きな解離や血腫の形成を避けながら効率的に石灰化病変を拡張する必要がある。

　ロータブレーターの適応となる症例では積極的にこれを使用し，前述した

ようにイメージングデバイスを用いてバーにより切削される部位をあらかじめ予測する．ソフトプラークにバーが接触して同部位で解離を形成する状況は，可能な限りガイディングカテーテルの形状と方向性，ロータブレータープラットフォームの位置やノブを動かすストロークの大きさなどでロータワイヤとバーの動きを調整することで避ける．また屈曲部位の石灰化プラークでは切削の回数を重ねるごとにバーが屈曲内弯側に入り込んでdeep cutと解離を形成することがあるため，切削回数を減らすためにバー回転数を上げるなど，極力解離や血腫の形成を避けるように工夫して切削を行う．

一方で，ステントレスで仕上げる際にはロータブレーター後のバルーン拡張による解離形成を最低限とするため，可能な限り大きいサイズのバーで解離を形成せずに切削を行い，追加拡張は極力補助的な使用が望ましい．

図5〜7に示す症例2は，60歳代男性で狭心症に対してCAGを施行した（図5A，動画5）．proximal LADにおいて，以前に留置したDESの近位端が周囲の石灰化プラークから潰される形状で再狭窄をきたしていた．周囲に分厚い高度石灰化を伴うステント再狭窄病変であり，病変形態よりステントレスでの治療が望ましいと判断した．LMTから直線的な病変でありかつIVUS（図6A，動画8）とOFDI（図7A，動画10）ではいずれも血管の中心にイメージングデバイスが位置していたため，ロータブレーターでの切削時はイメージングデバイスと同一部位をバーが通過することより2.0mm，2.25mmバーで切削を行った（動画6）．これにより潰されたステント近位端および周囲の石灰化プラークの切削に成功し，最終的にスコアリングバルーンでの追加拡張は施行せずにロータブレーター＋薬剤溶出性バルーン（DCB）で終了とした（図5B，動画7，図6B，動画9，図7B，動画11）．

しかし，このような理想的な切削可能な条件がそろっている病変は決して多くないため，イメージングデバイスで冠動脈内のソフトプラークや石灰化プラークの付着部位とワイヤバイアスの関係性を正確に判断して，バーの動きを調整して良い条件に近づけることが重要となる．

ロータブレーターの適応とならずにスコアリングバルーンのみでステントレスでの治療が必要な場合は，より困難である．バルーン拡張のメカニズム自体が解離腔を形成することにより病変を拡張していくため，解離を形成せずにバルーンのみで病変を拡張することが困難なためである．この場合には急性冠閉塞の原因となるような大きな解離や血腫を形成することなく内腔を得るために，狭窄部位の内腔より0.25〜0.5mm程度大きなスコアリングバルーンを用いて低圧から徐々に拡張圧を上げながら反復して拡張し，その都度イメージングデバイスで解離や内腔を確認しながらスコアリングバルーン

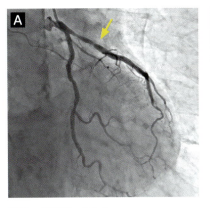
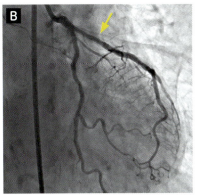

図5 ▶ 症例2：CAG
A：initial angiography（☞動画5）
B：final angiography（☞動画7）

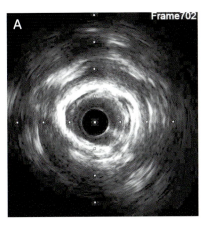
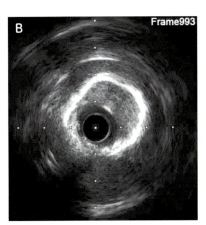

図6 ▶ 症例2：IVUS
A：initial IVUS（☞動画8）
B：final IVUS（☞動画9）

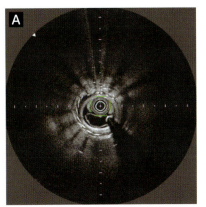
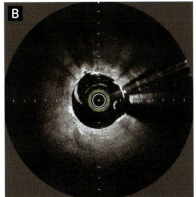

図7 ▶ 症例2：OFDI
A：initial OFDI（☞動画10）
B：final OFDI（☞動画11）

のサイズアップを考慮する．解離の状態がステントレスで手技完遂可能な許容範囲内であれば，DCBの追加を検討する．DCBを追加するかどうかは病変性状によるが，過拡張による解離を形成しないようなバルーンサイズを選択することも重要である．小血管に対するDCBが有用であると報告されてはいるが[4]，石灰化病変に対するDCBの効果については文献的な報告がなく，今後の検討が待たれる．

● 文献

1) Onuma Y, et al: Efficacy of everolimus eluting stent implantation in patients with calcified coronary culprit lesions: two-year angiographic and three-year clinical results from the SPIRIT II study. Catheter Cardiovasc Interv. 2010; 76(5): 634-42.
2) Bangalore S, et al: Percutaneous coronary intervention of moderate to severe calcified coronary lesions: Insights from the National heart, Lung and Blood Institute Dynamic Registry. Catheter Cardiovasc Interv. 2011; 77(1): 22-8.
3) Maejima N, et al: Relationship Between Thickness of Calcium on Optical Coherence Tomography and Crack Formation After Balloon Dilatation in Calcified Plaque Requiring Rotational Atherectomy. Circ J. 2016; 80(6): 1413-9.
4) Wöhrle J, et al: SeQuentPlease World Wide Registry: clinical results of SeQuent please paclitaxel-coated balloon angioplasty in a large-scale, prospective registry study. J Am Coll Cardiol. 2012; 60(18): 1733-8.

12 石灰化病変に対するイメージングガイド下PCI

② part 2

上野勝己

　はじめに，バルーンカテーテルによる冠動脈病変の拡張メカニズムを示す（図1A）。stretch（血管壁の伸展），split（プラーク両端にできる解離），compression（プラークの圧縮，アブレーション）の3要素が組み合わされて病変は拡張されるが，十分な内腔の確保のために最も重要なのはcompression（アブレーション）である。プラークが高度に石灰化した状態では硬くてバルーンで潰すことができず，compressionが発生しない。そのため，より大きなstretch（過伸展）とsplit（解離）が発生するのみで内腔が十分に拡張できない。プラークボリュームは残存したまま（狭窄は解除されないまま），悪性の大きな解離が発生した状態となりやすい。そのためステント挿入困難や，ステントを入れることができたとしても内腔の拡張不良が問題となる（図1B）。

　近年，高耐圧のノンコンプライアントバルーンやスコアリングバルーン［NSE（グッドマン社），scoreflex™，scoreflex™NC（オーパスネイチメディカル社），など］が開発され，従来のバルーンでは拡張困難であった石灰化病

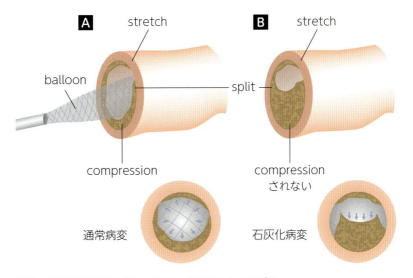

図1 ▶ 冠動脈病変のバルーンによる拡張メカニズム

変の一部が拡張できるようになってきたが，高度石灰化病変が治療に難渋する病変の1つであることに変わりはない．バルーンで無理に拡張を始めた場合とロータブレーターから治療を始めた場合の，どちらが安全で確実か両方のリスクを理解して治療計画を立てる必要がある．

1. 高度石灰化病変における様々なリスク

1) バルーンを選択した場合のリスクとロータブレーター選択のリスク

前述のように，高度石灰化病変はバルーンの拡張に反応しない．そのため，バルーンによる拡張力は石灰化以外の場所に集中して組織傷害を起こす．大きな解離の発生，病変の近位部や遠位部の正常血管壁の血腫形成，あるいは血管破裂が起こることがある（図2）．これらの合併症の治療としてカバードステント（グラフトマスター®）が必要となるが，石灰化そのものが十分に圧壊されていないと，その挿入が困難なことが多い．ロータブレーターを選択した場合には，主に血管穿孔と冠動脈血流停止（ノーフロー）の2つがリスクとなる．

2) 分岐部病変の治療リスク（図3）

一般に，分岐部ではプラークが血管の小弯側で側枝の反対側に付いていることが多い．プラークが高度石灰化病変で，かつバルーンの拡張でも変形ができないままにステントを挿入してしまうと，合併症として何が起きるだろうか．ステントは側枝側にしか拡張できないため，大きな解離の発生，ステント挿入不能，ステントの拡張不良，側枝の狭窄，側枝の周辺での血腫形成による閉塞，あるいは血管の破裂が起こりうる．

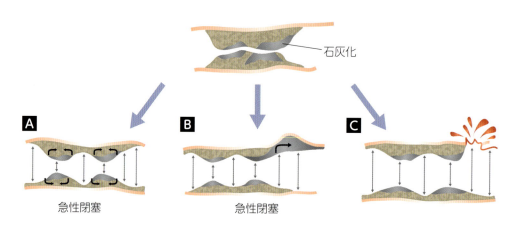

図2 ▶ 高度石灰化病変を無理にバルーン拡張した場合のリスク
A：大きな解離の発生，B：病変の両端での血腫の形成，C：冠動脈破裂

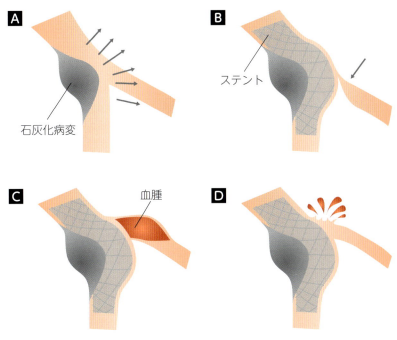

図3 ▶ 高度石灰化病変を持つ分岐部病変に対してステントを植え込んだ場合に予想される合併症
A：通常分岐部病変。多くはプラークが分岐の対側に存在する。プラークが高度石灰化病変の場合，ステントは矢印の方向にしか拡張できない。
B：分岐部方向に拡張したステントによって側枝に機械的な狭窄ができる。
C：ステントの圧排による血管壁への傷害から血腫が形成される。
D：血管壁への傷害が強すぎると冠動脈が破裂する可能性がある。

2. どのようにリスクをとるか

　リスクについての考え方を，冠動脈破裂を例にして考えてみる。同じ冠動脈破裂であっても，ロータブレーター後の破裂とバルーンの高圧拡張後の破裂では，その後の展開が異なる。無理に拡張しようとして破裂させてしまうと，石灰化プラークは変化せずその場にあり続けるため，パーフュージョンバルーンやグラフトマスター®等の挿入が困難となる。十分にロータブレーターで切削した後での各種デバイスの挿入は，単純なバルーン拡張後より容易である。
　高度石灰化病変に対するPCIは，石灰化のない病変と比較して合併症の発生率が高い。トラブルの程度は小さなものから大きなものまで多岐にわたるが，合併症が起きてもその後の対処が少しでも安全にできる方法を選択することと，様々な方法に伴うリスクを天秤にかけることが大切である。そのためには，イメージングの情報を駆使することが必要となる。

3. 様々な治療方法の選択とイメージングの活用

以下，IVUS，OCT／OFDIのそれぞれから得られる情報とその活用法について述べる。

1) 冠動脈造影による石灰化病変の評価

術前の石灰化の程度の評価は，冠動脈造影（CAG）で行う。CAGでは石灰化の程度が表1のように分類されている[1]。もちろん血管造影での石灰化病変の検出感度はIVUSに比較して劣っているが[2]，臨床的にはそれなりに有用である。血管造影を判断基準として行われた石灰化病変に対するロータブレーター＋DESとPOBA＋DES（ステントはいずれもTAXUS™，ボストン・サイエンティフィック社）の比較試験（ROTAXUS trial）をみると[3]，血管造影上高度の石灰化が認められた場合，その約25％の症例ではロータブレーターがなければ治療できなかった。

表1 ▶ CAGによる石灰化の程度の評価

none／mild	石灰化を認めない
moderate	シネを動かした時に確認できる程度の石灰化（radiopacities noted only during the cardiac cycle before contrast injection）
severe	静止画でも確認でき，血管の両側にあって血管の形がわかるほどの石灰化（radiopacities noted without cardiac motion before contrast injection, generally compromising both side of the arterial lumen）

2) IVUSによる石灰化病変の評価

IVUSによる石灰化病変の検出力は高い。IVUSによって，石灰化の有無だけでなく血管内での長軸短軸方向での石灰化プラークの分布がわかる。弱点としては超音波では石灰化の裏側が見えないため，石灰化の厚みを評価できないことが挙げられる。

石灰化の血管内での分布によって，ロータブレーターの必要性を判断する（図4）。図4Aのように360°全周性の石灰化（ナプキンリング）はロータブレーターの絶対適応であり，バルーンでの拡張はほぼ不可能である。逆に図4Bのように石灰化が広い範囲にあってもプラークの深部にある場合は，病変の拡張に石灰化が関係しない。その内側のプラークの性状で拡張できるかどうかが決まる。たとえば，内側が軟性プラーク（ソフトプラーク）であれば通常のPOBA＋DESで治療できる。図4Cは石灰化が連続せず間隙が存在する場合を示している。石灰化病変をまったく破壊できなくても，この間隙に亀裂を

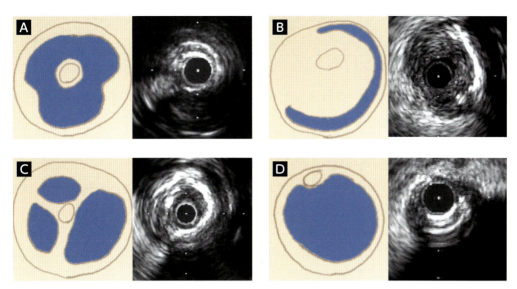

図4 ▶ IVUSからみた石灰化病変の分布とロータブレーターの適応
A：360°全周性（適応あり），B：プラークの深部にある（適応なし），C：連続せず間隙が存在する（状況に応じて必要），D：高度石灰化プラークが偏心性に存在する（適応あり）

つくることで血管が拡張される．そのために必要な間隙の数は最低でも2箇所，できれば3箇所以上が望ましい．図4Dは高度石灰化プラークが偏心性に存在する場合であり，最も判断に迷うケースである．バルーンで無理に拡張しようとすると健常部側にしか拡張できないためステント拡張不良あるいは冠破裂が起きる．ステントを嫌がってPOBAだけで終わろうとしても十分な内腔が得られず，初期成功を達しにくい．

では，ロータブレーターではどうか？　実は，一見健常に見える石灰化の対側は必ずしも健常であるとは限らないため，ロータブレーターの特徴であるdifferential cutが効かず，健常部側に穴を開けて冠動脈破裂を起こす危険性がある．上手く石灰化プラーク側にバイアスがかかる場合でも，できるだけゆっくりとバーを動かしてバイアスを最大限に利用しながら，プラークの存在する血管の小弯側をアブレーションする必要がある．それが難しいと考えられる場合には，PCI以外の治療法を考慮する．また，アブレーションが不十分に終わった後のステント留置では，プラークのない大弯側を過伸展して冠破裂のリスクが残る．この場合はステントを留置しないで薬物溶出性バルーン（DCB）を利用したステントレス治療を考慮する．

3) OCT／OFDIによる石灰化病変の評価

IVUSでは拡張できないと判定される石灰化病変が，スコアリングバルーンや高耐圧バルーンを使用することで拡張できることがある．しかし，「20atm以上の拡張圧が必要であった」などの報告もあり，さすがに勇気が必要であ

る。あるいは比較的低圧であっけなく拡張できることもある。このような現象が起こるのは、IVUSが石灰化の厚みを正確に評価できないためである。

近赤外線(NIR light)を使用したOCT/OFDIは改良が進み、臨床の場で容易に使用できるようになった。近赤外線は超音波に比較して十倍の解像度があり(短軸方向での解像度はOCT/OFDI 10～20μm, IVUS 100～200μm)、微細なプラークの観察が可能である。OCT/OFDIを用いると血管の3層構造が詳細に観察できる。石灰化の裏側が見えない超音波とは異なり、光断層法では石灰化病変の裏側まで光が到達できるため石灰化の厚みや形態が正確に観察できる。線維性病変はIVUSと同様に評価できる。

弱点としては、IVUSとは逆に、脂質で光が吸収されてしまうためlipid-richの軟性プラークの裏側は見えない。また、組織深達度が浅い。超音波が10mmまで到達するのに比べて組織深達度が2mmしかない。血管内腔から2mm程度の深さまでしか見ることができないため、大血管で血管の全体像がわからなくなる場合がある。また、石灰化病変でも2mm以上の厚みがある場合は厚みが定量評価できなくなる(症例1, 図5～6)。

OCT/OFDIを利用して、石灰化病変の程度に応じてバルーンによる拡張が可能かどうかについて多くの報告がある。石灰化病変をバルーンで割るためには3つの解剖学的条件が必要とされる。石灰化のアーク(血管の円周に

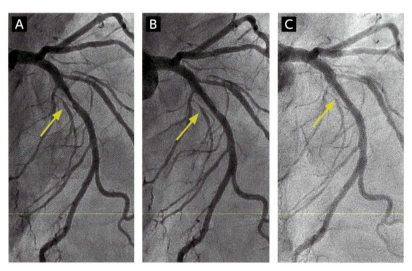

図5 ▶ 症例1:ロータブレーター＋DCB(ステントレス)
70歳代男性、労作性狭心症。
A: LAD近位部の高度石灰化病変。石灰化は血管の両側に沿っており、静止画でもしっかり確認できる。
B: 治療後。ロータブレーターバー2.0mm＋DCB 3.0×20mm
C: 1年8カ月後。再狭窄を認めない。内腔はわずかに拡大しスムーズになっている。

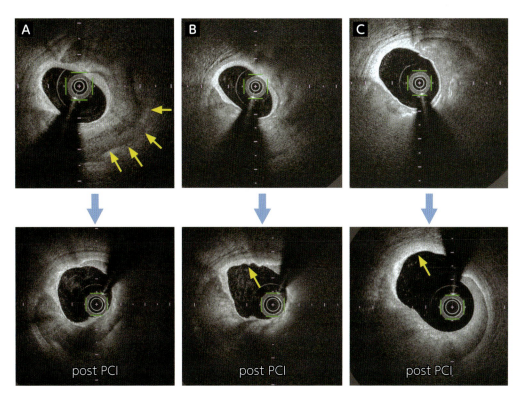

図6 ▶ 症例1：OFDI所見

A：病変遠位寄り。矢印は石灰化の深部縁を示している。この場所で1.5mm以上の厚みを認める。この石灰化縁を円周に沿って追いかけると3時から12時方向では不明瞭となり見えなくなる。これは石灰化の厚みが2mm以上あることを示している。
B：病変中間部。石灰化の深部縁は12時から11時までほぼ全周で見えない。
C：病変近位寄り。この部分も同様に，2mm以上の厚い石灰化プラークが300°以上のアークで狭窄病変となっている。
下図はロータブレーター＋DCB後の所見である。ロータブレーター後も石灰化の厚みは2mm以上のままであり，ステントを植え込んだとしても矢印方向に飛び出すようにしか拡張できないことがわかる。一方，解離もなくスムーズな内腔を得られたため，急性冠閉塞のリスクはきわめて低いと考え，このままステントレスで手技を終了した。

対して占める石灰化病変が作る角度），石灰化の厚み，そして石灰化プラークの深度の3条件である。筆者らの施設（以下，当院）における検討では，アークが208°以上，石灰化の厚みが0.349mm以下の時，スコアリングバルーンで石灰化を割ることができた。石灰化プラークの深度に関しては有意差を認めなかった。また，石灰化に割裂を入れることができた場合には，できない場合に比較して有意に大きなステント内腔面積〔MLA（minimal lumen area）〕を得ることができた（図7）。

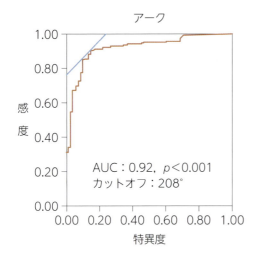
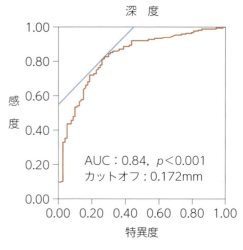
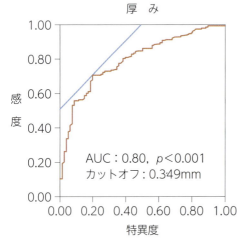

	オッズ比（95％CI）	p値
アーク＞208°	57.73（23.73-161.50）	＜0.0001
深度＜0.172mm	3.66（0.87-16.41）	0.077
厚み＜0.349	4.69（1.24-18.27）	0.023

ロジスティック多変量解析

	全病変 ($n=52$)	割裂群 ($n=20$)	非割裂群 ($n=32$)	p値
最小ステント径（mm）	2.56	2.91	2.35	＜0.0001
最小ステント面積（mm^2）	6.21	7.84	5.24	＜0.0001

図7 ▶ バルーンで石灰化を割ることができるか否か石灰化病変の形態についての検討
ROC曲線の検討によると，石灰化の角度208°以上，厚み0.349mm未満の条件が必要である．石灰化に割裂を入れることができると，ステントは有意に大きく拡張できる．

4. イメージングを用いた石灰化病変の治療の実際

1) ロタブレーター＋DES

症例2は50歳代の労作性狭心症の男性である（図8～9）。他院でLADにPCIを受けたが，NSEで16atmまで加圧しても病変が拡張できず当院に紹介となった。IVUSでは全周性の石灰化病変で，石灰化の後ろははっきりと観察できない。OFDIでは，厚さが1mm以上の石灰化プラークがドーナツ状に存在し，しかも一部（6時から9時方向）は石灰化プラークの後ろが見えなくなっている。前述のようにOFDIの深達度は2mmまでしかないことから，この部分の石灰化の厚みは2mm以上あることが推定される。

ロタブレーターをバーサイズ1.75mmから開始した。DESが導入され

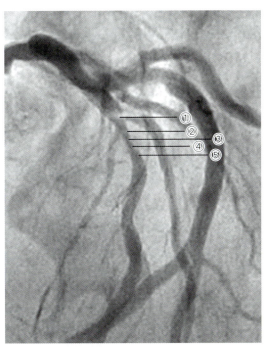
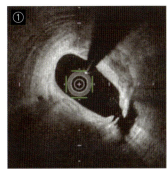
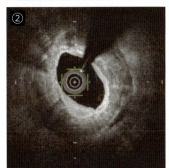
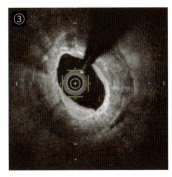
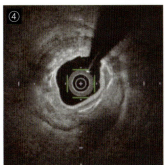
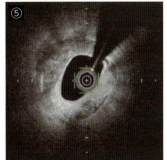

図8 ▶ 症例2：左前下行枝の高度狭窄病変とそのOFDI画像

てから，バーと血管径比は小さくなる傾向にある。すなわち，それなりにアブレーションして，後はDESを植え込むのが一般的である。しかし昨年，ROTAXUS trialにおける2年目の成績が報告された。1年目こそまずまずの結果であったが，2年目では症例全体の1/3でMACEが発生しており，長期成績どころか中期成績でも厳しい結果が報告された[4]。このことから，石灰化病変に対するPCIでは，DESの時代であっても十分な内腔を確保する必要があると考えられる。石灰化病変は，バルーンで2箇所以上の亀裂を入れることができなければ明らかに小さなMLAしか得られないことは前述した（図7）。分厚い石灰化病変に亀裂を入れるためには，ロタブレーターを使って石灰化部分を十分に薄くする必要がある。

症例1では，1.75mmでのアブレーションの後でイメージングを施行し，IVUSとOFDIのイメージを比較している。IVUS画像ではロタブレーター後に典型的な多重反射像（reverberation）が見えるが，そのためもあってさらに石灰化の裏側が見えなくなっている。一方OFDI画像では，石灰化の厚みが減少していることがはっきりとわかる。厚みはまだ1mm以上あり，さらにバーサイズを上げる必要があることがわかる。バーサイズを上げて2mm，2.25mmとした後のIVUSとOFDIの画像を比較した（図9）。IVUS画像では内腔が広がっていくことはわかるが，石灰化病変がプラークの奥深くどこまでも続いているように見える。しかし，OFDIではバーのサイズアップに伴い確実に石灰化病変が薄くなっていくのが見られる。2.25mm後に，複

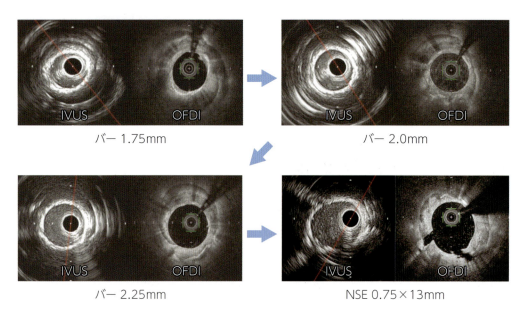

図9 ▶ 症例2：ロタブレーター後のIVUS画像とOFDI画像の比較

数の場所で石灰化の厚みが0.5mm以下となってバルーンにより拡張可能になり，ステントで十分な内腔を確保することができた。この症例は，その後のrestudyで再狭窄がないことが確認されている。

2) ロータブレーター＋DCB（ステントレス）

前述のように，ROTAXUS trialの2年目のデータからみても高度石灰化病変に対するロータブレーター＋DESの中～長期成績には疑問が残る。近年，DCBを用いたステントレス治療の良好な成績が数多く報告されるようになってきた。高度石灰化病変で病変長が長かったり，入口部病変や複雑な分岐部病変であったりすると，ステントを入れずに十分な内腔を得ることができれば，手技をかなり単純化することができる。またDCBを用いたステントレス治療は，1カ月の抗血小板薬2剤併用療法（DAPT）にもかかわらず術後の血栓症がきわめて稀（どの報告でもほぼゼロ）であり，長期のDAPT内服に耐えられない出血リスクの高い患者にも有用であることが示されてきている。次に紹介する症例3は，石灰化病変に対するロータブレーターとDCBを組み合わせたステントレス治療の1例である。

70歳代男性，労作性狭心症患者である。LADの近位部から末梢まで石灰化を伴う高度石灰化病変を認める（図10）。病変長はかなり長く，血管径も決して大きくない。長期のDAPTに耐えられないとのこともあり，ステントレ

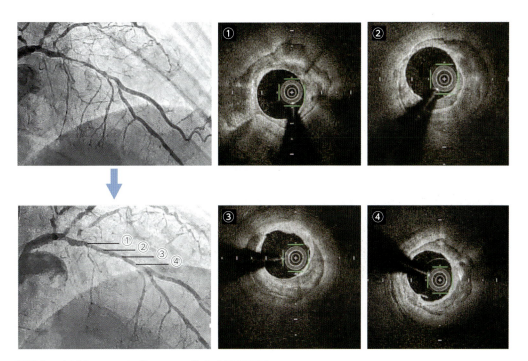

図10 ▶ 症例3：ロータブレーター後のOFDI所見

ス治療を選択した。ステントレス治療の成否の鍵は，治療後の急性閉塞をいかに避けるかにある。急性閉塞の主な原因は，冠血流を傷害するような大きな解離の発生である。この症例では解離をクリアに描出でき，かつ得られた内腔を正確に評価できるOFDIを選択した。術前のOFDIは挿入できなかったため，まず1.25mmのバーでアブレーションしてOFDIを施行した。病変はほぼ全周性の石灰化病変であった。バーサイズを1.75mmに上げたところ径2mm弱の解離のないスムーズな正円の内腔が得られた。次にDCBを60秒間・3atmで拡張して，もう一度解離のないことを確認して終了した。その後，症状は改善し，6カ月後の血管造影でも再狭窄を認めなかった。

　石灰化病変に対するロータブレーター＋DCBによるステントレス治療の有効性について検討してみた。ロータブレーター＋低圧DCBとロータブレーター＋DESの治療効果を比較検討したところ，ともに良好な1年成績を示した（図11）。

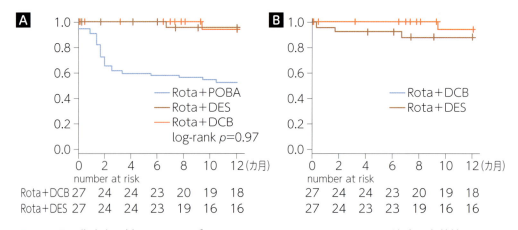

図11 ▶ 石灰化病変に対するロータブレーター＋DCBによるステントレス治療の有効性
1 year (PS matcing)
A：CiTLR-free survivor, B：MACE-free survivor
ロータブレーター後にDCBを追加した群と，DESを追加した群の1年後の予後を示す。低圧のPOBAを追加した群と比較して，良好な成績が示された。

　IVUSやOFDIなどのイメージングデバイスを用いると，病変がどのように拡張するかを予想でき，また拡張後の解離の詳細な状態や血栓の発生などを正確に評価できる。これらの情報は急性冠閉塞の予測に有用であり，ステントレス治療が施行できる。
　高度石灰化病変に対するDESの中〜長期成績には問題があるようである。

イメージングを利用して十分なステント径を得たり，病変に応じてステントレス治療を加えたりすることで，この病変群の予後改善につながることが期待される。

● 文献

1) Mintz GS, et al：Patterns of calcification in coronary artery disease. A statistical analysis of intravascular ultrasound and coronary angiography in 1155 lesions. Circulation. 1995；91(7)：1959-65.
2) Freed MS, et al：Chap12. Manual of Interventional Cardiology, 3rd ed. Jones & Bartlett Learning, 2001, p245-52.
3) Abdel-Wahab M, et al：High-speed rotational atherectomy before paclitaxel-eluting stent implantation in complex calcified coronary lesions：the randomized ROTAXUS (Rotational Atherectomy Prior to Taxus Stent Treatment for Complex Native Coronary Artery Disease) trial. JACC Cardiovasc Interv. 2013；6(1)：10-9.
4) de Waha S, et al：Rotational atherectomy before paclitaxel-eluting stent implantation in complex calcified coronary lesions：Two-year clinical outcome of the randomized ROTAXUS trial. Catheter Cardiovasc Interv. 2016；87(4)：691-700.

13 急性冠症候群に対するイメージングガイド下PCI

① IVUS

廣畑 敦

現在,急性冠症候群(ACS)治療の際には,IVUS,OCT/OFDIといった血管内イメージングはほぼルーチンに使用されていると言ってよいだろう。しかし,ACSに対してカテーテル治療が始まった当初には,血管内イメージングの併用は"禁忌"とも言われていた。一刻も早い血行再建が必要な状況において,セットアップ,情報収集終了までに時間のかかるこれらのデバイス使用がためらわれてきたのも無理はない。しかし,安定狭心症患者において,IVUSガイド下PCIのほうが,死亡,心筋梗塞,再狭窄が少ないといった安全性・有効性が確立されてきたこと[1],多くの血管内イメージングをルーチンに行うことでセットアップも迅速にできるようになり,得られる情報をPCI治療に反映することによって,しだいに適応拡大されてきたと言ってよいだろう。

1. ACS治療におけるIVUSガイド下PCIの有効性

Witzenbichlerらは,ADAPT-DES studyをサブ解析したIVUSガイド群($n=3349$)と造影ガイド群($n=5234$)を比較した[2]。このstudyはランダム化試験ではなく,STEMI,non-STEMI(NSTEMI)が25%,不安定狭心症(UAP)27%という内訳である。それによると,ステント血栓,心筋梗塞の発症,MACE,再血行再建はIVUSガイド群のほうが有意に少なかった(表1)。また,IVUS使用はMACE,ステント血栓を減少させる要因であっ

表1 ▶ ADAPT-DES studyにおけるIVUSガイドの有効性

	IVUSガイド群 ($n=3349$)	造影ガイド群 ($n=5234$)	P値
ステント血栓	0.6(18)	1.0(53)	0.02
心筋梗塞	2.5(81)	3.7(188)	0.002
MACE	3.1(103)	4.7(238)	0.0006
再血行再建	1.5(51)	2.4(124)	0.007

(文献2より作成)

た (adjusted HR：0.70, 95% CI：0.55-0.88)。また, Nakatsuma[3]らは, 2005〜07年にCREDO KYOTO AMI registryに登録した患者のうち, IVUSガイド下にステント治療を行った932例と造影ガイド下にステント治療を行った2096例について, 後ろ向きに比較を行った。door to balloon timeはIVUSガイド102分 vs 造影ガイド84分でIVUS群のほうが長かったが ($P<0.001$), 使用ステント径, 最終バルーン圧はIVUSガイド群が大きく, 血栓吸引もIVUSガイド群のほうが多かった(表2)。また, 5年間での標的血管再血行再建(TVR), ステント血栓症もIVUSガイド群のほうが良好であると報告したが (log-rank $P<0.001$), 患者背景などを調整すると両群には有意差はなかった。イベントの多くの差は治療後比較的早期にみられていた。一方でMaluenda[4]らは急性心筋梗塞(AMI)で治療を受け, 生存退院した905名の患者を後ろ向きに解析し, IVUSガイド群($n=382$)と造影ガイドPCI群($n=523$)について比較した。IVUSガイド群のほうが, 有意に治療病変数, ステント数が多く, また病変長が長く, 後拡張を行う頻度が高かった。その結果, 手技後の%DSはIVUSガイド群で有意に小さいという結果であった(4% vs 7%, $P=0.004$)。しかし, MACE, 心血管死, ステント血栓症といった1カ月間のクリニカルアウトカムには両群間では差は認めなかったと報告している。同様にAhmed[5]らはKorea Acute Myocardial Infarction Registry(KAMIR) 14329名の中から, IVUSガイド下PCI($n=2127$)と造影ガイド下PCI($n=8235$)を比較して報告している。IVUSガイド下PCI群のほうが治療病変数, 使用ステント数が多く, ステント長, ステント径が大きかった(表3)。また, 心血管死, 非致死性心筋梗塞の発症もIVUSガイド群のほうが少なかった。しかし, 患者, 病変背景などを調整したpropensity-adjusted survival curvesには両群間の差はなかった。

　これらから得られる考察としては, AMI病変のプラーク性状は安定狭心症のプラークよりも軟らかいことが多く, 後拡張の重要性はそれほど大きくはな

表2 ▶ CREDO KYOTO AMI registryにおけるIVUSガイドの有効性

	IVUSガイド群 ($n=932$)	造影ガイド群 ($n=2096$)	P値
最小ステント径(mm)	3.2	3.1	<0.001
最終バルーン圧(atm)	15.6	14.5	<0.001
血栓吸引	661 (71%)	1318 (63%)	<0.001

(文献3より作成)

表3 ▶ KAMIRにおけるIVUSガイドの有効性

	IVUSガイド群 (*n* = 2127)	non-IVUSガイド群 (*n* = 8235)	*P*値
治療病変数	1.24	1.2	0.001
使用ステント数（個）	1.6	1.42	<0.001
ステント長（mm）	24.3	23.6	<0.001
ステント径（mm）	3.24	3.13	<0.001

（文献5より作成）

いのかもしれない。むしろIVUSガイド下PCI群では積極的に大きなバルーンで後拡張を加え過ぎることで逆にdistal embolizationを起こしている可能性もあり，"過ぎたるは猶及ばざるが如し"という結果にもなっていると言えるのかもしれない。ACS治療においてIVUS使用は有効であることは間違いないが，過拡張を避け，治療対象病変やステント長などの選択において若干気をつける必要があると言える。

また，不安定プラークに対するdistal protectionの有効性については実践編7-①を参照頂きたい（☞ p102）。

2. 特発性冠動脈解離（SCAD）でのIVUSの有効性

特発性冠動脈解離（SCAD）は，比較的若年女性に生じることが多く，STEMI，NSTEMI，不安定狭心症いずれの病態も生じることがある。この診断に関してIVUSは非常に有効性が高い。

動画1～3

ここで，症例を示す。50歳代女性，ACSで来院。心電図上は胸部誘導で陰性T波，トロポニン陽性のために緊急CAGを施行した。造影上は左前下行枝中間部～遠位部にびまん性の99%狭窄を認めた（動画1）。造影所見はACSとしては非典型的であり，まずはIVUSを施行した（動画2）。病変遠位部9～12時方向には一部可動性のある壁内血腫を認める。19～21秒前後では血腫は内膜中膜の外側にみられている。また，24～26秒前後には6時方向に解離のエントリーと思われる内膜中膜断裂部がみられ，33秒前後では解離が近位部に進展しており，比較的新しい血腫と思われるlow echoic areaが9～5時方向にみられる。典型的なSCADの症例である。その後OCTも施行したが，狭窄部の内腔が小さく血球除去不十分となり，鮮明な画像を得ることはできなかった。当症例では，スコアリングバルーンを用いて開窓術（fenestration）と減圧を行い，まずまずの血流を得て終了としている（動画3）。

Tweet[6]らの報告によれば，87例のSCAD患者のうち，血行再建として

45％にPCI，5％に冠動脈バイパス術（CABG），15％に血栓溶解療法を行ったが，35％の症例では保存的加療を行い，遠隔期までの死亡率は2％であった。

●文献

1) Jang JS, et al: Intravascular ultrasound-guided implantation of drug-eluting stents to improve outcome: a meta-analysis. JACC Cardiovasc Interv. 2014; 7(3): 233-43.
2) Witzenbichler B, et al: Relationship between intravascular ultrasound guidance and clinical outcomes after drug-eluting stents: the assessment of dual antiplatelet therapy with drug-eluting stents (ADAPT-DES) study. Circulation. 2014; 129(4): 463-70.
3) Nakatsuma K, et al; CREDO-Kyoto AMI investigators: Intravascular Ultrasound Guidance vs. Angiographic Guidance in Primary Percutaneous Coronary Intervention for ST-Segment Elevation Myocardial Infarction-Long-Term Clinical Outcomes From the CREDO-Kyoto AMI Registry. Circ J. 2016; 80(2): 477–84.
4) Maluenda G, et al: Impact of intravascular ultrasound guidance in patients with acute myocardial infarction undergoing percutaneous coronary intervention. Catheter Cardiovasc Interv. 2010; 75(2): 86-92.
5) Ahmed K, et al: Role of intravascular ultrasound in patients with acute myocardial infarction undergoing percutaneous coronary intervention. Am J Cardiol. 2011; 108(1): 8-14.
6) Tweet MS, et al: Clinical features, management, and prognosis of spontaneous coronary artery dissection. Circulation. 2012; 126(5): 579-88.

13 急性冠症候群に対するイメージングガイド下PCI

② OCT／OFDI：part 1

栗山根廣

急性冠症候群（ACS）といっても，その病態は様々である。ACS病変を治療する際にOCT／OFDIを使用する理由としては，その病態を把握し，起こりうる合併症を予防し，適切な治療を行い，治療のエンドポイント判定を手助けしてもらうためである。

1. 病態の把握

ACSは，冠動脈プラークの炎症や破綻とそれに伴う血栓形成により冠動脈内腔が急速に狭窄・閉塞し，心筋が虚血・壊死に陥る病態を示す症候群であり，ST上昇型急性心筋梗塞症，非ST上昇型急性冠症候群，心臓突然死の3つの病態が含まれる[1]。一方，血栓形成を起こす原因としては，心臓突然死を起こした病理解剖から，プラーク破綻（plaque rupture），プラークびらん（plaque erosion），石灰化結節（calcified nodule）が主な3つの病態として報告されてきた[2]。OCT／OFDIの登場により，実臨床としてこの3つの病態を把握できるようになった（図1）。当初は病理から得た知識をもとにOCT／OFDI所見を当てはめて病態把握を行っていたが，死亡症例を扱った病理と実臨床で遭遇するACSではその頻度に違いがあり，またプラーク

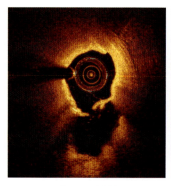　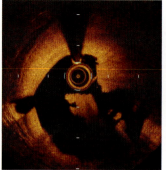　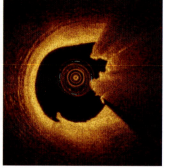

プラーク破綻　　　　　　　プラークびらん　　　　　　　石灰化結節

図1 ▶ 病理所見と対比したACSを引き起こす病態

びらんは病理の表現であるため実臨床との解離が存在した。intact fibrous cap（IFC）というOCT/OFDI所見の表現も使用されるようになり，今後はOCT/OFDI所見による病態把握への発展が期待される[3]。

1）実際のOCT/OFDIの撮像

ACS病変では完全閉塞もしくは高度狭窄を呈しており，前処置を行わずに撮像を行うことは難しい。バルーン拡張後の撮像ではプラーク破綻なのかバルーンによる解離なのか判断に迷うケースも出てくる。そのため，病態の把握を目的とするならば，前処置として血栓吸引する，もしくは小さいバルーンで拡張を行ってから撮像を行う。状況によっては，血栓溶解を加えてもよい（図2，動画1）。

2. 合併症の予防

ACSを起こした病態の把握ができれば，次に合併症に対応するための手段を講じることができる。OCT/OFDIでプラーク破綻を認めた病変は，認

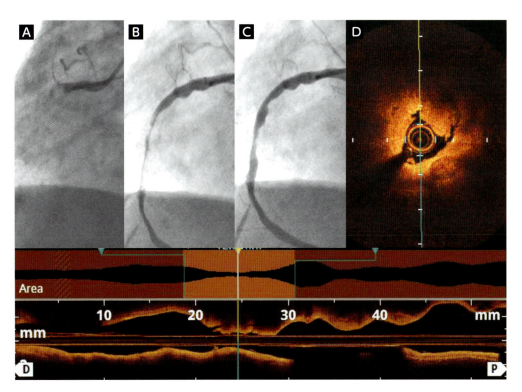

図2 ▶ 血栓吸引前後の血管造影と吸引後のOCT画像
A：右冠動脈近位部の完全閉塞病変。
B：ガイドワイヤが通過することにより再灌流が得られた。
C：血栓吸引を行うことにより内腔が得られた。
D：OCTで病変の観察が可能になる。

めなかった病変と比べてノーリフロー現象の発生率が高く（37％ vs 16％），distal embolizationの発生率も高い（24％ vs 6％）ことが報告されている[4]。予防する方法としては，ニコランジル等の血管拡張薬をあらかじめ，もしくは手技中に使用する方法や，近位部病変であれば末梢保護デバイス（distal protection device）の使用を検討してみてもよい。筆者らの施設（以下，当院）では，OCTでプラーク破綻を認めた症例に対しては積極的に末梢保護デバイスを使用している。

その他の合併症としては，ステント留置後のedge dissectionがある。ステント留置後のedge dissectionの頻度については，待機的な病変に対するPCIではあるが，手技後にOCT/OFDIで評価した場合，IVUSガイドよりもOCTガイド下PCIのほうが少なかったという報告がある[5, 6]。edge dissectionを予防するには，OCT/OFDIで観察した画像をもとに，50％以上のプラーク，脂質プラーク，石灰化プラークをランディングポイントとして避け，適切なサイズのステントを留置することが大事である（図3，動画2）。

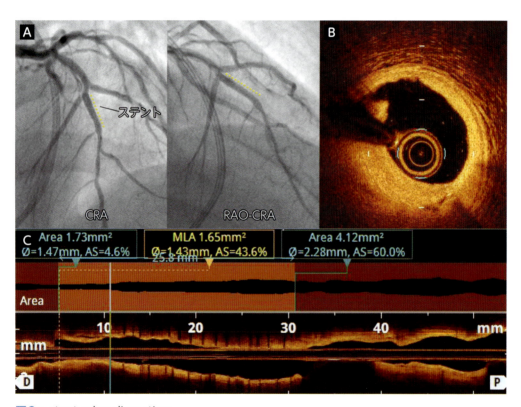

図3 ▶ stent edge dissection
A：左前下行枝中間部（#7）を責任病変とするACSであり，2.75×18mmのステント留置を行い良好な拡張が得られた。
B：OCTで観察すると，血管造影では認めなかったstent edge dissectionを残存プラークに認めた。
C：lumen profile（上）および長軸像（下）。

3. 適切な治療選択

その病変に対して、緊急にPCIを行う必要があるかどうかの判断が第一にある。ACSは血栓形成により冠動脈内腔が急速に狭窄・閉塞するのであり[1]，OCT/OFDIで血栓が認められない病変については本当にそこがACSの責任病変であるのかどうか、緊急で治療をする必要があるのかどうか再考する必要がある。完全閉塞病変であれば悩む必要も少ないが、3枝に高度狭窄病変を呈する不安定狭心症に遭遇した場合、どの枝が責任病変であるのか悩むことがある。症例1は、当院で経験した下後壁のACS症例である（図4）。

ACS病変はほとんどが50%狭窄以下の病変から起こってくることから、プラークびらんの症例においては、血栓がある程度除去されて狭窄の程度が軽ければその後の治療は抗血栓療法となり、ステント留置の必要ない病変が存在することが考えられる[3]。実際には今後のデータの蓄積が必要であるが、ACS病変においてOCT/OFDI所見からステント留置を行わないという治療を選択することが今後できるかもしれない（症例2，図5，動画3）。

少数ではあるが、石灰化結節からACS病変を起こしてくる症例も時に遭遇する。石灰化結節は石灰化が厚く石灰化角度も小さいため、バルーンのみで割ることは難しいことが多い。ステント留置した場合は結節の脇にmalapposed strutが残ることが多く、ステント内血栓症のリスクにもなる。バルーンで十分な内腔が取れないようであれば、血流が得られた段階で

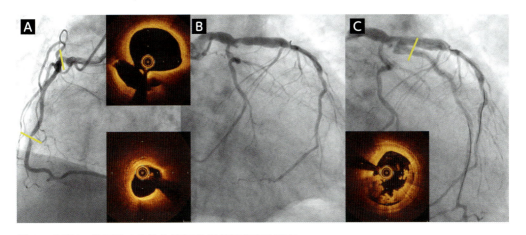

図4 ▶ 症例1：後下壁の急性心筋梗塞の責任病変の同定

A：心電図および心臓超音波検査から下後壁の梗塞が推測され、緊急冠動脈造影検査を行った。回旋枝は有意狭窄なく、右冠動脈に責任病変があると考えOCTを施行。#2の高度狭窄病変および#1のプラーク破綻部位には血栓付着は認めず、責任病変と同定できなかった。
B：左回旋枝には高度狭窄病変や閉塞病変なし。よく見ると高位側壁枝が完全閉塞している。
C：高位側壁枝を再灌流させると、下後壁まで灌流している大きな枝であった。OCTでは血栓性病変を認め、ここが責任病変と同定できた。

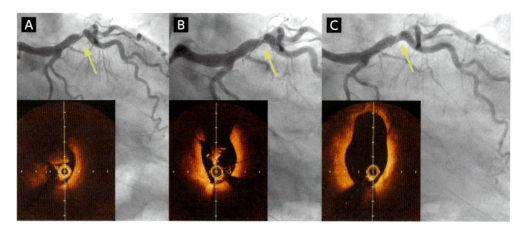

図5 ▶ 症例2
A：急性冠症候群で来院，緊急冠動脈造影検査を行った。OCTでは分岐部手前に血栓性病変を認める。
B：血栓吸引および血栓溶解療法を行い，残存血栓は認めるものの内腔が得られたためステント留置せずに手技を終了した。
C：10日後の血管造影およびOCT画像。血管造影上は50％狭窄病変であり，OCTでは血栓消失している。

終了とし，後日ロータブレーターを併用した治療としてもよい。その判断は，OCT/OFDI所見から得られるものである。

4. ステント留置部位

　ACS病変では，病変の上流や下流に血流停滞にて血栓付着している部位を認める。プラークのない血栓付着部位にステントを留置すべきかどうかの議論はあるが，OCTガイド下PCIは病変部位を的確に把握することができる。サイジングについては別項に譲る。

　治療のエンドポイントについては，①ステントが病変をカバーしているか，②ステント拡張不十分な部位がないか，③圧着不良ストラットがないか，④ステントエッジに大きな解離がないか，といった箇所を観察するが，これは狭心症の治療を行う時と同様である。不完全なステント留置はステント血栓症を引き起こすリスクが高くなるため，OCT/OFDIでエンドポイントを観察することはステント血栓症の予防につながる[7]。

　また，ACS病変に対してOCT/OFDI観察を行っていると，ステント留置後にステント内血栓（IPST）（図6，動画4）やtissue protrusionを認める症例を経験する。

5. その他のACS

　前述のACS以外にも，特発性冠動脈解離（SCAD）と冠攣縮性狭心症（coronary spastic angina）によるACSがある。SCADは病歴と血管造影

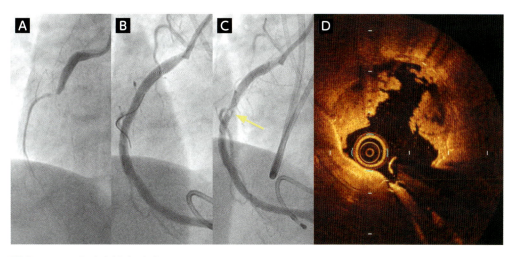

図6 ▶ ステント内血栓（IPST）
A：右冠動脈#2を責任病変とする急性心筋梗塞。
B：溶剤溶出性ステント（DES）留置にて良好な拡張が得られた。
C：右室梗塞を合併しており，PCI後，S-Gカテーテル挿入後の造影でステント内に陰影欠損を認めた。
D：OCTで観察すると，ストラットに付着する血栓（IPST）が血管内腔を狭小化していることがわかる。

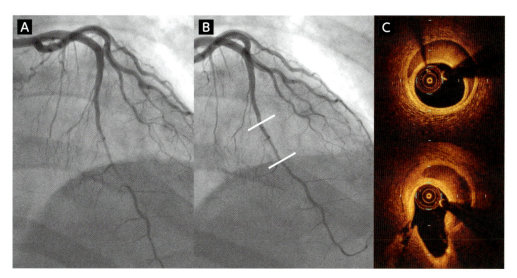

図7 ▶ 自然冠動脈解離（SCAD）
A：若年女性，前壁の急性心筋梗塞で来院。PCI試行せず，血管拡張薬にて経過フォローした。
B：2週間後の血管造影検査。
C：2週間後のOCT画像。冠動脈に血腫を認め，急性心筋梗塞の原因は特発性冠動脈解離と診断した。

検査で疑うことができ，OCT/OFDIもしくはIVUSといった血管内イメージングにて診断を得ることができる[8]。末梢まで良好な血流が保たれていれ ば，不必要なステント留置を避けることができるだろう（図7，動画5）。冠攣縮性狭心症のOCT/OFDI所見としては中膜の肥厚や襞状の内膜が知られて

いるが[9]，ACSを起こし血栓を形成してしまうとプラークびらんから起こってきたACSと区別することは難しくなる。冠攣縮性狭心症を原因としたACSは，思っていたよりも実は多いかもしれない[10]。

●文献

1) 木村一雄，他：ST上昇型急性心筋梗塞の診療に関するガイドライン（2013年改訂版）．日本循環器病学会, 2013.
2) Virmani R, et al：Lessons from sudden coronary death：a comprehensive morphological classification scheme for atherosclerotic lesions. Arterioscler Thromb Vasc Biol. 2000；20(5)：1262-75.
3) Prati F, et al：OCT-based diagnosis and management of STEMI associated with intact fibrous cap. JACC Cardiovasc Imaging. 2013；6(3)：283-7.
4) Satogami K, et al：Impact of Plaque Rupture Detected by Optical Coherence Tomography on Transmural Extent of Infarction After Successful Stenting in ST-Segment Elevation Acute Myocardial Infarction. JACC Cardiovasc Interv. 2017；10(10)：1025-1033.
5) Otake H, et al；OPINION Investigators：Optical Frequency Domain Imaging Versus Intravascular Ultrasound in Percutaneous Coronary Intervention (OPINION Trial)：Results From the OPINION Imaging Study. JACC Cardiovasc Imaging. 2018；11(1)：111-123.
6) Ali ZA, et al；ILUMIEN III: OPTIMIZE PCI Investigators：Optical coherence tomography compared with intravascular ultrasound and with angiography to guide coronary stent implantation (ILUMIEN III：OPTIMIZE PCI)：a randomised controlled trial. Lancet. 2016；388(10060)：2618-2628.
7) Iannaccone M, et al：Impact of an optical coherence tomography guided approach in acute coronary syndromes: A propensity matched analysis from the international FORMIDABLE-CARDIOGROUP IV and USZ registry. Catheter Cardiovasc Interv. 2017；90(2)：E46-E52.
8) Saw J, et al：Contemporary Review on Spontaneous Coronary Artery Dissection. J Am Coll Cardiol. 2016；68(3)：297-312.
9) Tanaka A, et al：Conformational change in coronary artery structure assessed by optical coherence tomography in patients with vasospastic angina. J Am Coll Cardiol. 2011；58(15)：1608-13.
10) Shin ES, et al：OCT-Defined Morphological Characteristics of Coronary Artery Spasm Sites in Vasospastic Angina. JACC Cardiovasc Imaging. 2015；8(9)：1059-1067.

応用編

13 急性冠症候群に対するイメージングガイド下PCI

③ OCT/OFDI：part 2

米津太志

　OCT/OFDIは，IVUSと比較すると，信号の深達度では劣るものの約10倍の解像度を持ち，血管内腔に接した部分の詳細な評価に優れている。急性冠症候群（ACS）は冠動脈内の血栓症で特徴づけられる病態であり，その病理学的原因としてプラーク破綻（plaque rupture），プラークびらん（plaque erosion），石灰化結節（calcified nodule）が考えられている[1]（図1）。これら病理学的に特徴的な所見のほとんどは血管内腔近くに集中しており（図2），そういった意味でOCT/OFDIはACSの責任病変を観察するのに適したモダリティであると言える。筆者らの施設（以下，当院）ではACSの責任病変に対するPCIに積極的にOCTを使用しているが，ここではACSに対するPCIにおけるOCTの活用法について述べる。

1. 急性冠症候群責任病変における適応―どのような病変にOCTを使用するか

　OCTは近赤外線を用いた画像診断法で，カテーテルより放出された近赤外線が血管の組織で反射して戻ってきた信号波と，装置内部の鏡で反射した対照波との干渉で画像を構築する。そのため，近赤外線の進行を妨げるよう

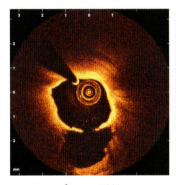
プラーク破綻

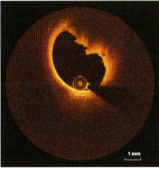
プラークびらん

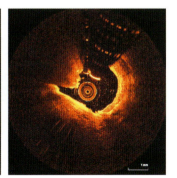
石灰化結節

図1 ▶ OCTで見るACSの責任病変

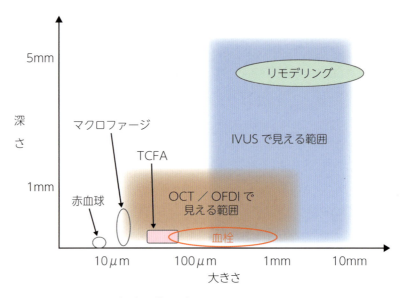

図2 ▶ OCT／OFDIで観察可能な所見

な物体がカテーテルと血管の間に存在すると血管の描出は困難である[2]。冠動脈OCTの場合，血管内に造影剤を注入して血液を透明な造影剤に置き換えることで血管内の画像を得ることを可能としているが，血液の排除が不十分な場合，血管内を詳細に観察することは難しい。ACSの責任病変においては，ほとんどの場合高度狭窄を伴っており，冠動脈の血流も悪く，血液の排除が困難なことが多い。また，OCTの特徴として冠動脈内の血栓を明瞭に描出することが可能であるが，逆に大量の血栓が存在する場合には動脈壁の性状を観察する妨げになってしまう。このようにACSの責任病変の観察には困難が伴うが，後述のように血栓吸引を施行することでTIMI 3フローが得られ，OCTのイメージングカテーテルが病変通過可能であれば基本的には病変の観察は可能である。ただし，OCTによる観察には造影剤注入が必要なため，高度の腎障害，うっ血性心不全，また血行動態が不安定な場合には避けるべきである。また，冠動脈入口部病変はどのように工夫をしても血管内の血球を完全に除去することは不可能なため，病変を良好に描出することは難しい。このような病変も積極的な適応からははずれる。

2. 良好なOCT画像を得るための準備と工夫

まず，血管造影でTIMI 3以上の冠血流がない場合，そのままでの病変の観察は困難である。そのためTIMI 2以下のフローである場合には，近年その臨床的有用性は疑問視されているものの，血栓吸引を施行してより良好な

血流を得られた状態でOCTを施行することが，画像診断上は望ましい。血栓吸引により，血栓だけでなくプラークの縮小（reduction）もされて良好なOCT画像が得られることも多い。基本的にTIMI 3の血流が確保されれば，ほとんどの場合OCTの撮像が可能であるが，高度狭窄の場合には撮像時に以下のような工夫が必要である。

1) Push法（フラッシング法）（動画1）

病変の狭窄度が高度であった場合，OCTのイメージングカテーテルで内腔を閉塞してしまい，遠位部の血液除去がうまくいかないことが多い。このような場合にはPush法（フラッシング法）と呼ばれる手法が有用である。①まずOCTイメージングカテーテルが病変を容易に通過するかを確認する（容易に通過しない場合にはこの方法は困難である），②造影剤の流量の設定は通常よりやや長めの時間にする，③イメージングカテーテルを病変の手前で待機させた状態でOCTをスタンバイ状態にして造影剤注入を開始する（図3A），④遠位部に造影剤が満たされたことを確認し（図3B）OCTイメージングカテーテルを病変遠位部まで進める（図3C），⑤造影剤注入が終わらないうちに撮像（プルバック）する。

2) tip-injection法（動画2）

病変が高度であって，OCTイメージングカテーテルの通過も容易ではない場合に，tip-injection法が有用なことがある。なお，本方法は先端にinjectionポートのあるセント・ジュード・メディカル社のOCTカテーテルでのみ可能である。エア抜きが不十分であると冠動脈の空気塞栓のリスクとなるほか，off-label（適用外）の使用法であるため，メリット／デメリットを考えて施行すべきである。方法は，①OCTイメージングカテーテルをガイディングカテーテル内に入れてから，Yコネクターを解放させた状態でイメージングカテーテルのフラッシュポートをエア抜きする，②OCTイメージングカテー

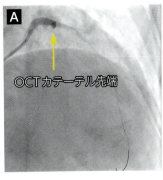 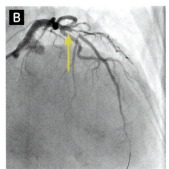 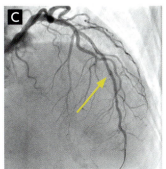

図3 ▶ Push法（フラッシング法）

テルを病変遠位部に通過させる，③フラッシュポートから造影剤をフラッシュすると病変遠位部に造影剤が満たされる，④ガイディングから造影剤を注入する，⑤撮像（プルバック）する。

3. 観察のポイント

ACSに対するPCIにおいて，OCTを使用することで，①責任病変の観察（プラークの性状），②PCIストラテジーの決定，③ステント留置後の評価，④非責任病変の評価，などの点を評価することができる。

4. 責任病変観察

STEMIとNSTEMIでその割合は多少違うものの，ACSの責任病変の約60〜70％がプラーク破綻，約30％程度がプラークびらん，約5％が石灰化結節と言われている[1]。このような責任病変の多様性は，以前より病理学的検討では唱えられていたが[1]，in vivoで評価する手段がないため臨床的に考慮に入れることはなかった。しかしながら，近年OCTにより血栓の形成，プラークの性状，特にプラーク破綻を明瞭に描出することが可能となり，これらの病変形態の臨床的意義が検討されるようになってきた。特にJiaらはOCTによる責任病変の分類法を提言し，最近報告されたEROSION studyでは，OCTでプラーク破綻と診断された病変に対して，強力な抗血小板療法を中心とした内科的治療を施すことでステント留置を避ける，いわゆるステントレス治療の可能性が示唆されている[3]。また，責任病変においては血栓の観察も重要な項目である。Higumaらは責任病変（culprit lesion）をOCTで観察し得たSTEMI 109症例を観察し，血栓吸引後に残存した血栓量が多い群でCPK値の上昇が大きいことを示し，"梗塞サイズの縮小"という意味での血栓吸引の可能性を示した[4]。また，責任病変を観察することの有用性の1つとしてスローフロー／ノーリフロー現象の予測が挙げられる。IVUSで減衰プラークが病変拡張後のスローフロー／ノーリフロー現象の予測因子とされているように，OCTでもプラーク破綻やlipid volume indexがスローフロー／ノーリフロー現象の予測因子となりうることが報告されている[5,6]。しかしながら定量的・客観的な指標は確立されていないため，OCT所見の解釈は主観的な判断によるところが大きい。

これらをふまえて，実際の臨床においては拡張前の責任病変を観察することで，①責任病変の性状・冠動脈血栓の発生機序からステントレス治療が可能かどうかを考える，②残存血栓を観察することで心筋障害の程度をある程度予測可能となり，追加の血栓吸引を行うかの判断材料になる，③プラー

ク破綻を認める大きな脂質性プラークはノーリフロー現象の危険因子と考えられ，経験的に長軸方向に5mm以上にわたって被膜の薄い脂質性プラーク（TCFA）を認める時には末梢保護を考慮すべきである。

5. プランニング（ステントサイズ・長さ）

　一般的に，OCTをガイドとしてステント長を決めた場合，血管造影をガイドとした場合よりもステント長は長くなると言われている[7]。また，ステントサイズに関してはIVUSガイドと同等のステント拡張が得られるとされている[8]。ACS患者のPCIにおいてOCTガイド下PCIは血管造影ガイドと比較して，malappositionをより鋭敏に検出し，遠隔期のuncovered strutやmalappositionを少なくするというデータもあり[9]，術中のOCT画像を活用して適切なステントサイズ・長さを選択することが重要と考えられる。当院では，OCTガイド下でステントサイズ・ステント長を決定する場合に，逆説的ではあるが血管造影でのプランニングを先に行う。そして，血管造影上で決めたステントのランディング位置がOCT画像上適しているかを確かめていく。たとえば，血管造影上は正常血管に見えてステントのエッジが位置しても問題なさそうであっても，OCTでは不安定プラークがあり，edge dissectionのリスクとなる場合がある。このような場合にはランディング位置を前後にずらして考えることもある。最近のILUMIEN™（セント・ジュード・メディカル社）では造影同期システムが組み込まれており，血管造影上で映し出されるOCTのセンサーマーカーの位置に対応したOCTの画像が1画面上に表示されるようになっている。このシステムを用いると，ステントで病変をどこまでカバーするかを確認するのは容易である。ステントのサイズに関しては，施設・術者によっても基準に多少の違いはあると思われるが，当院では今までの研究にならった基準を参考にしている。病変前後の血管の中膜が観察可能な場合，近位部対照血管と遠位部対照血管の外弾性板径の平均より0.25mm小さいステントを第一選択として考える[10]。また，病変前後の中膜が観察困難な場合には，病変遠位部の平均血管内腔径より0.25mm大きいサイズのステントを選択する。ただし，ACSの責任病変では急性期に病変遠位部の冠動脈が虚脱し，特にOCTを用いるとサイズがより過小評価されることもあるので注意が必要である。

6. ステント留置後の評価

　　一般的に，冠動脈の狭窄病変にステントを留置すると，微小なものも含めて様々な変化が血管内に観察される。特に，血管造影やIVUSでも確認できないような変化がOCTでは明瞭にとらえられる。たとえば，OCTで確認されるstent edge dissectionの約6割は血管造影ではまったくの正常に見えると言われている[11]。しかしながら，すべての所見に対して追加の治療が必要なわけではなく，所見の取捨選択が必要となってくる。中でもACSのPCIにおいては，慢性期のmalappositionを最小限に抑えるためにも，ステント留置後に良好なストラットの圧着が重要となる。OCTではストラットと血管壁との距離を測ることが可能であり，どの程度の"浮き"が許容できるかといったことが調べられてきた。第一世代の薬剤溶出性ステント（DES）では，260〜270μmまでは遠隔期にステントが圧着することが多いカットオフ値として報告されている[11, 12]。また，第二世代のDESでは約350〜380μmをカットオフ値とする報告がある[13, 14]。特にACSの責任病変ではlate acquired malappostionの可能性も高いため，慢性期の良好なappositionのためにはより積極的な後拡張が必要となるが，後拡張によるさらなるdistal embolismのリスクとのトレードオフを考えなければならない。また，ステント留置後のirregular protrusionは慢性期のステントに関連したイベントと関連すると報告されているが[15]，実際に後拡張を追加するなどしてirregular protrusionを減らした時にイベントを抑制できるのかはわかっておらず，介入の必要性に関しては今後の検討が必要である。

7. 非責任病変の観察

　一般的に，ACS治療後のイベントをみた研究では，責任病変に関連した標的血管血行再建（TVR）とほぼ同じ頻度で非責任病変に関連したイベントが発生する。ACSの非責任病変は安定狭心症の病変と比較すると明らかに不安定な性状を持つと言われており，これが遠隔期のイベントにかかわってくる可能性がある。virtual histology（VH）-IVUSを用いたPROSPECT study[16]では，最小血管内腔断面積，プラーク率，TCFAなどが遠隔期のイベントと関連していることが示されており，より詳細にプラークを評価しうるOCTで評価すれば同様の予測ができる可能性があるが，いまだまとまったデータはない。ただし，非責任病変にOCTを含めた画像診断で不安定プラークを認めたからといって，PCIを施行することを支持する報告はない。基本的にはスタチンを中心とした薬物療法と，PCIの適応という意味では血流予備量比（FFR）などの生理学的評価が必要となる。

●文献

1) Virmani R, et al:Lessons from sudden coronary death:a comprehensive morphological classification scheme for atherosclerotic lesions. Arterioscler Thromb Vasc Biol. 2000;20(5):1262-75.
2) Yonetsu T, et al:Optical coherence tomography-15 years in cardiology. Circ J. 2013;77(8):1933-40.
3) Jia H, et al:Effective anti-thrombotic therapy without stenting:intravascular optical coherence tomography-based management in plaque erosion(the EROSION study). Eur Heart J. 2017;38(11):792-800.
4) Higuma T, et al:Does Residual Thrombus After Aspiration Thrombectomy Affect the Outcome of Primary PCI in Patients With ST-Segment Elevation Myocardial Infarction?:An Optical Coherence Tomography Study. JACC Cardiovasc Interv. 2016;9(19):2002-2011.
5) Satogami K, et al:Impact of Plaque Rupture Detected by Optical Coherence Tomography on Transmural Extent of Infarction After Successful Stenting in ST-Segment Elevation Acute Myocardial Infarction. JACC Cardiovasc Interv. 2017;10(10):1025-1033.
6) Soeda T, et al:Morphological predictors for no reflow phenomenon after primary percutaneous coronary intervention in patients with ST-segment elevation myocardial infarction caused by plaque rupture. Eur Heart J Cardiovasc Imaging. 2017;18(1):103-110.
7) Wijns W, et al:Optical coherence tomography imaging during percutaneous coronary intervention impacts physician decision-making: ILUMIEN I study. Eur Heart J. 2015;36(47):3346-55.
8) Maehara A, et al:Comparison of Stent Expansion Guided by Optical Coherence Tomography Versus Intravascular Ultrasound:The ILUMIEN II Study (Observational Study of Optical Coherence Tomography [OCT] in Patients Undergoing Fractional Flow Reserve [FFR] and Percutaneous Coronary Intervention). JACC Cardiovasc Interv. 2015;8(13):1704-14.
9) Antonsen L, et al:Optical Coherence Tomography Guided Percutaneous Coronary Intervention With Nobori Stent Implantation in Patients With Non-ST-Segment-Elevation Myocardial Infarction (OCTACS) Trial:Difference in Strut Coverage and Dynamic Malapposition Patterns at 6 Months. Circ Cardiovasc Interv. 2015;8(8):e002446.
10) Ali ZA, et al;ILUMIEN III:OPTIMIZE PCI Investigators:Optical coherence tomography compared with intravascular ultrasound and with angiography to guide coronary stent implantation (ILUMIEN III:OPTIMIZE PCI): a randomised controlled trial. Lancet. 2016;388(10060):2618-2628.
11) Chamie D, et al:Incidence, predictors, morphological characteristics, and clinical outcomes of stent edge dissections detected by optical coherence tomography. JACC Cardiovasc Interv. 2013;6(8):800-13.
12) Kawamori H, et al:Natural consequence of post-intervention stent malapposition, thrombus, tissue prolapse, and dissection assessed by optical coherence tomography at mid-term follow-up. Eur Heart J Cardiovasc Imaging. 2013;14(9):865-75.
13) Shimamura K, et al:Outcomes of everolimus-eluting stent incomplete stent apposition:a serial optical coherence tomography analysis. Eur Heart J Cardiovasc Imaging. 2015;16(1):23-8.

14) Inoue T, et al:Impact of strut-vessel distance and underlying plaque type on the resolution of acute strut malapposition:serial optimal coherence tomography analysis after everolimus-eluting stent implantation. Int J Cardiovasc Imaging. 2014;30(5):857-65.
15) Soeda T, et al:Incidence and Clinical Significance of Poststent Optical Coherence Tomography Findings:One-Year Follow-Up Study From a Multicenter Registry. Circulation. 2015;132(11):1020-9.
16) Stone GW, et al;PROSPECT Investigators:A prospective natural-history study of coronary atherosclerosis. N Engl J Med. 2011;364(3):226-35.

13 急性冠症候群に対するイメージングガイド下PCI

④ 血管内視鏡

高山忠輝

　わが国には当初，血流遮断型の血管内視鏡が導入された．その後米国では使用禁止となったが，そのような危険性を回避する方法として血流維持型がわが国で考案された．血流維持型血管内視鏡の特徴は，血管内腔の観察時に血流遮断型のようにバルーンによる阻血を行わずに，部分的な阻血にとどめることにより，観察時の心筋虚血を最小限とするところに特徴がある．構造はきわめてシンプルであり，プロービングカテーテルとファイバーカテーテルを組み合わせ，プロービングカテーテルから低分子デキストランを注入し，血管内壁から赤血球を排除し部分阻血により視野を確保する．ここでは，血流維持型血管内視鏡の手技について概説する．

1. システムと手技

　システムの構成と使用カテーテル類を図1に示した．主術者がファイバーカテーテルとプロービングカテーテルを扱い，助手が活栓キットから低分子デキストランをフラッシュする．準備の流れについては，表1にまとめた．

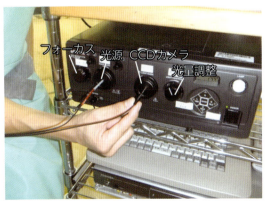
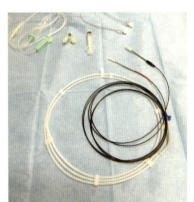
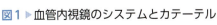

図1 ▶ 血管内視鏡のシステムとカテーテル

表1 ▶ 血管内視鏡の準備

① プロービングカテーテルの外筒と内筒をそれぞれ生食でフラッシュし，再度組み立てる。
② 活栓キットを組み立て，エアの入っていない低分子デキストランの回路を作成する。5mLの注射筒を接続する。
③ ガイドワイヤをプロービングカテーテルに挿入し，ガイディングカテーテルを通して病変部まで進める。
④ 内筒とガイドワイヤを抜去し，エアのないこと，逆血があることを確認し，5mLの注射筒のついた活栓キットを接続する。
⑤ ファイバーカテーテルを挿入する。
⑥ 生食でフラッシュ後，内筒を外筒に挿入した誘導カテーテルを，0.014ガイドワイヤを挿入した状態で，冠動脈にエンゲージしたガイドカテーテルの先端付近まで挿入する。冠動脈にガイドワイヤのみ挿入し，観察標的部位を通過させる。ガイドカテーテルは6Fr以上を必要とする。
⑦ オーバーザワイヤ方式でガイドワイヤに沿って誘導カテーテルを標的観察部位の末梢まで挿入する。目的位置に到達したら，ガイドワイヤと誘導カテーテルの内筒を一緒に抜去する。
⑧ 誘導ガイドカテーテル外筒内を2.5mLシリンジで吸引し，エア抜きを行う。その後Yコネクタを接続する。
⑨ ファイバーカテーテルをYコネクタから挿入し，誘導カテーテル外筒内を低分子デキストランで満たしながら，誘導カテーテル先端まで，内視鏡画像を見ながらファイバーカテーテルを挿入する。
⑩ ファイバーカテーテルを誘導カテーテルの先端ぎりぎりまで挿入し，低分子デキストランを用手的にフラッシュしながら血液を排除し，血管壁をモニターで観察しながら光源の強さを調節する。
⑪ 低分子デキストランを注入しつつ，誘導カテーテルとファイバーカテーテルを一体として引き抜きながら血管内壁を観察する。

2. 血管内視鏡による冠動脈病変の評価

　　　　　　　　血管内視鏡で観察される正常な血管は白色・平滑であるが，病態に応じて特徴的な病態と色調を呈する。血管内視鏡で評価しうる項目としては，主に血栓とプラークであり，急性冠症候群（ACS）では責任病変の観察には最も良い手段と考えられる。血管内視鏡の主な評価項目としてプラークと血栓がある。以下，その評価すべきポイントを述べる。

1) プラーク

　　　　動脈硬化や血栓のない血管内腔は，通常，白色を呈する。プラークはその性状により色調が白色と黄色に分類される[1]。線維性皮膜は白色を呈し，コレステロール，マクロファージが沈着して線維性皮膜が菲薄化するにつれてプラークは黄色調を呈する。

　　　　プラークの黄色調も薄い黄色から濃い黄色まで存在しており，白色のものをグレード0，最も濃いものをグレード3とし，色調に応じて4段階に分類されている。この黄色調については，線維性被膜の厚みと脂質コアの大きさ

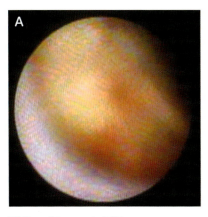 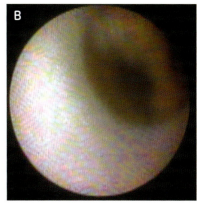

図2 ▶ プラークの色調
A：黄色プラーク，B：白色プラーク

によって決定されると考えられている。脂質コアが大きく線維性被膜が薄くなるほど黄色調が強くなる。線維性被膜の厚さが75μm以下で黄色プラーク（yellow plaque，図2A）となり，線維性被膜の厚さが200μm以上で白色プラークとなると言われている（図2B）。

　また，冠動脈プラークは形態により，単純プラークと複雑プラークに分類される。単純プラークは表面が平滑で破損していないものであり，複雑プラークは表面の連続性が途絶えており，表面が不整で，出血，内膜剝離，破裂した粥腫，潰瘍，血栓付着などを伴ったものである。

　複雑病変は断裂，亀裂がプラーク内脂質プールまで達しているプラーク破綻と，脂質プールまで達しない浅い断裂のびらん（erosion）に分類できる。また，複雑プラークはACSによく見られる。

2）血 栓

　血栓は，赤色を呈する赤色血栓と白色を呈する白色血栓に分類され，さらに赤色と白色が混在する混合血栓がある。赤色血栓は組織学的にフィブリンと赤血球が主成分であり，白色血栓は血小板優位の血栓である。血栓が血管内腔に突出している管腔内血栓と，血管壁に付着する壁在血栓に分類できる。

　黄色プラーク，プラーク破綻，プラークびらんなどの複雑病変や血栓はACSに多く認められ，白色プラークや単純病変は安定狭心症，陳旧性心筋梗塞に多く認められる。

3．急性冠症候群と不安定プラーク

　急性心筋梗塞や不安定狭心症は，プラークの破綻に続いて血栓が形成され冠動脈内腔が閉塞ないし亜完全閉塞されないために発症することが明らかに

され，これらの病態は一括してACSと呼ばれるようになっている。

　不安定プラークはACSと密接に関係があり，臨床上きわめて重要である。このようなACSの責任病変を血管内視鏡で観察すると，黄色プラークに多量の血栓を認め，STEMIでは冠動脈内腔は完全に閉塞していることが多い。症例によってはプラーク破綻によってきわめて黄色度の強いプラーク内容物が露出している像を認めることもある。また，急性心筋梗塞例では閉塞部位に認められる血栓は混合血栓または赤色血栓であるが，血栓溶解療法後には赤色・混合血栓が消失して白色血栓のみが血管内腔に残存する状態になる。これは，血栓溶解療法によりフィブリン塊が壊され，トラップされていた赤血球が遊離し白色血栓が残存したものと考えられる。

　血管内視鏡で観察される黄色プラークは心筋梗塞の既往の症例で，その個数が有意に多く，かつ黄色度も高い。また，黄色プラークに血栓を認めるが症状のない無症候性プラーク破綻も認められ，特に心筋梗塞既往症例で認められることが多い。不安定プラークを同定することは予後改善や二次予防において重要であるとともに，冠動脈内の黄色プラークの存在からイベントを生じる可能性を知ることができる。

4. ステント留置後の新生内膜評価

　血管内視鏡はステント留置後の内膜評価にも使用される。新生内膜の被覆度や内膜の黄色度により，新生内膜の動脈硬化性変化が顕著な症例やステント血栓症の可能性が疑われる症例では，長期の抗血小板薬2剤併用療法（DAPT）の継続が必要な症例を知ることが可能である[2]。

　血管内視鏡により，冠動脈内にある不安定プラークを検出することで虚血性心疾患患者におけるイベント予防に寄与し，ステント留置後の二次予防においても予後改善へのアプローチの可能性がある。そのため，血管内視鏡は虚血心疾患の治療方針の決定に役立つ血管内イメージングモダリティと言えるだろう。

● 文献
1) 児玉和久, 他：血管内視鏡アトラス：血管内視鏡像の代表的動画集. メジカルセンス, 2004.
2) Takayama T, et al：Degree of neointimal coverage is not related to prevalence of in-stent thrombosis in drug-eluting stents：a coronary angioscopic study. Int J Cardiol. 2012；156(2)：224-6.

14　ステントを使用しないイメージングガイド下PCI

① part 1

小林智子

　薬剤溶出性ステント（DES）は内膜増殖を抑制することで再狭窄率を低下させ，インターベンション手技は"bigger is better"をうたわれることは少なくなった．しかし，DESの遅発性血栓症や生体吸収性スキャフォールド（BRS）血栓症の報告，抗血小板薬併用療法（DAPT）長期継続による出血性合併症への懸念から，ステントレスインターベンションや"leaving nothing behind"を要する症例も増加してきた．全病変がステントを使用せず長期開存を得ることは困難ではあるが，ステントを回避し，長期成績を向上させうる手技を行うために血管内イメージング所見は有用である．

1. バルーン拡張で解離形成が予測される病変

　症例1は，88歳女性，労作性狭心症の1例である（図1A）．標的血管は左前下行枝（LAD）中間部のD1分岐部病変．IVUSでは，2時にプラークがほとんどなく，3時〜12時に偏心性の混合プラーク（mixed plaque）を認める．7時〜8時に高輝度の石灰化を含んでいる．OFDIでも線維性プラークの中に石灰化を認める．石灰化はロータブレーターを要する厚みではないと判断し，カッティングバルーン3.5mmでスコアリングを行った（図1B）．IVUSでmedia to mediaが4mm以上，OFDIでreferenceのlumen diameterが3.25mmであったため，3.5mmのカッティングバルーンを選択した．推奨拡張圧（nominal pressure：NP）6atmで拡張したが，へこみ（indentation）が残存した．2atmずつ拡張圧を上げ，最大拡張圧（rated burst pressure：RBP）の14atmでもへこみが残存した．前拡張後のOFDIではブレードによる亀裂（crack）が3箇所に形成されたが，そのうち2箇所はプラークショルダー部分の内膜・中膜境界部位に進展した．かつ，10時の解離は一部中膜断裂を伴っているため，ステント留置を追加した（図1C）．ステント留置後のOFDIでは圧着不良（malapposition）なく，良好な拡張を得ている．

　このような症例でステント留置を回避するためには，どのような手段があったのか？　ステント回避症例を提示しながら検討する．

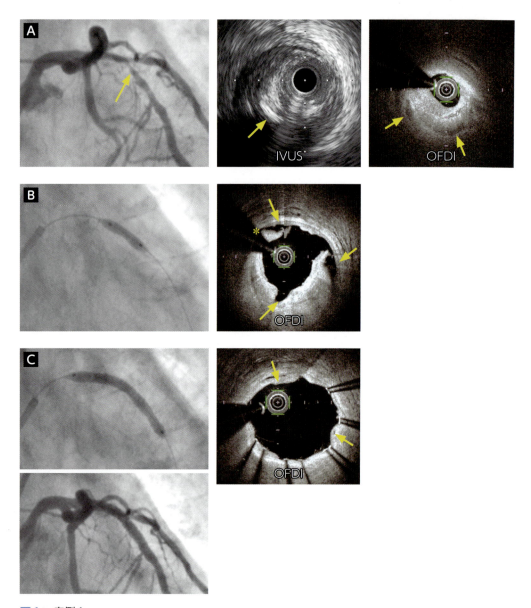

図1 ▶ 症例1

A：LAD中間部の分岐部病変。approach rt. femoral，7Frガイドカテーテル Brite Tip® JL3.5使用。IVUSでは小さな石灰化を含む偏心性の混合プラーク所見。OFDIでは，厚みは中程度だが120°の石灰化を含む偏心性プラークの所見である。

B：前拡張。石灰化も強くないため，カッティングバルーン3.5mmで拡張を行った。6atmで拡張したが，14atmでもへこみが残存した。OFDIでは，偏心性プラークの両ショルダー部分と7時方向にスコアリングによる解離（矢印）を形成した。特にショルダー部分の解離は10時に中膜の断裂（＊）を伴っている。

C：ステント留置。解離をフルカバーするようにエベロリムス溶出性ステント（EES）3.5×32mmを留置した。血管造影では，拡張不良なくTIMI 3の血流を獲得した。OFDI所見では，malappositionなく軽度の突出（protrusion）を認めるのみであった。

2. バルーン拡張への良好な反応が期待できる1例

　症例2は，66歳男性，労作性狭心症の1例である（図2A）。標的血管はseg.2とseg.3の縦列病変（tandem lesion）。治療前のIVUS（図2B）ではseg.2とseg.3の間にもびまん性プラークがあり，プラークがない部位は14mmのみであった。seg.2は270°石灰化と90°の非石灰化プラークを認める。seg.3中枢は180°の石灰化と非石灰化の全周性プラークで，その末梢は360°石灰化を伴わない全周性プラークであった。media to mediaが4.0mmである。カッティングバルーンが不通過であったため，NSE™3.5mmで前拡張した後（図2C），カッティングバルーン4.0mmでseg.2は12atm，seg.3は8atmまで拡張した（図2D）。IVUSではNSE™とカッティングバルーンによるスコアリング効果［内膜フラップ（intimal flap）形成］と血管拡張，plaque compression効果を認め，さらにMLA＞7.0mm^{2}を獲得した。十分なlumen拡張と良好な血流が確保できたため，バルーンのみで終了した（図2E）。8カ月後の確認造影では，2病変とも再狭窄なく経過していた（図2F）。

　バルーン拡張術への反応が良好なイメージングの特徴は，求心性プラーク病変で，石灰化を伴う病変ではスコアリングバルーンを有効活用する。

3. 高度石灰化病変のステントレス治療

　20年以上，血管内イメージングとして汎用されてきたIVUSの最大の弱点である石灰化病変へのアプローチには，OCT/OFDIが有用である。OCT/OFDIでは石灰化プラークは減衰を伴うことは少なく，厚みの診断が可能である。そのため，拡張不良，解離，再狭窄などのリスクである石灰化病変への処理方法を検討しうる情報量が多い。

　症例3は，77歳男性，労作性狭心症の1例である（図3A）。高度石灰化を伴うLAD近位部の病変である。透視でもかなり厚い偏心性の石灰化が中隔側に確認できる。本症例のように，ロータブレーターによる石灰切削が予測される症例では，OCT/OFDIガイド下PCIが望ましい。治療前のOCTではMLD部位2時はプラークがほとんどなく，6時〜12時は輝度の低い石灰化を伴う偏心性プラークを認めた（図3B，動画1）。線維性被膜との境界が通常の石灰化ほど明瞭ではないが，深部まで続く厚い石灰化プラークと判断しロータブレーターによる切削を予定した。OCTが偏心性プラーク面に接しており，ワイヤバイアスによるプラークフリー部位へのアブレーションリスクは低いと判断した。1.5mmバーでのアブレーション後に再度OCTにて予想通りのバイアスがかかっていることを確認した（図3C）。7時方向のプラークの

動画1〜3

厚みはサイズアップが可能と判断し，2.0mmバーに変更した．再度アブレーションを繰り返し，OCTで効果を確認した（図3D）．ステントレスで終了するには獲得した不十分なMLAと考え，最大バー2.25mmへ変更し最大限のplaque reductionを行うことに成功した（図3E，動画2）．その後カッティングバルーンによる追加拡張で終了した（図3F，動画3）．慢性期確認造影ではlate lossも少なく良好な結果であった（図3G）．

　石灰化病変へのステントレス治療では，内腔獲得を大きな解離形成なく終了するためには石灰化を安全で効果的に減少させる必要がある．そのためにはOCT/OFDIによる石灰化の評価とロータブレーターによる効果予測と判定が重要である．

4．偏心性プラークのステントレス治療

　ステント追加が必要となるのは，プラーク量が多くて拡張不良やリコイルをきたしやすい，もしくは偏心性プラークで解離をきたしやすい病変である．これらを回避できる最適デバイスは方向性冠動脈粥腫切除術（DCA）である．しかし，これまでもDCAによるoptimal debulkingを行っても再狭窄率はDESをしのぐことは困難であった．現在，これに薬剤溶出性バルーン（DEB）を追加することでDES同等もしくは超える結果が期待できると考えている．

　症例4は，61歳男性，労作性狭心症の1例である（図4A，動画4）．LAD中枢の偏心性病変である．IVUSでも小さな石灰化を含む偏心性の線維性プラークで，通常のバルーン拡張のみでの治療は困難な症例である．OFDIで石灰化が少なく，ロータブレーターの効果はあまり期待できないと考えた（図4B，動画5）．そこで，リバイバルされたDCAでのplaque reductionを行った．DCA後のIVUSとOFDIでは，内膜フラップは残存するが，プラークが減少して分布が求心性になり，追加拡張で大きなinjuryを作成しにくくなった（図4C，動画6，動画7）．カッティングバルーン3.25mm・12atmで拡張後（図4D，動画8），DEBを追加した（図4E）．OFDIでは内膜表面に薬剤と考えられている高輝度信号が散見される（図4F，動画9，動画10）．慢性期確認造影では再狭窄なく経過していた（図4G）．

　ステント留置術を選択しがちな大血管の偏心性病変は，リバイバルされたDCAにDEBを追加する治療手技が有望である．

最後に，症例1に戻り，ステントレスで治療を行うことを検討すれば，石灰化が軽度な偏心性プラークで血管径も大きいことから，DCAでのplaque reduction後にDEBでの薬剤塗布が最適治療と考える。

　ステントを使用しないインターベンションの急性期・慢性期成績向上にはプラークの性質・分布に応じた治療法を選択することが肝要である。そのためには，病変に応じたイメージングモダリティでの評価が必要である。

図2 ▶ 症例2 ☞ p222〜223
図3 ▶ 症例3 ☞ p224〜225
図4 ▶ 症例4 ☞ p226〜227

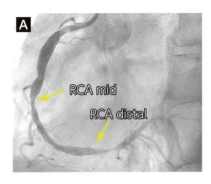
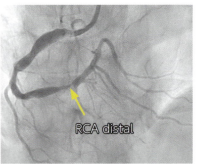
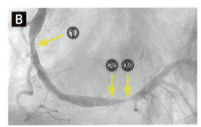
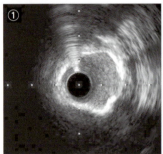
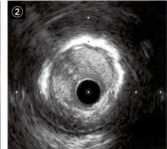
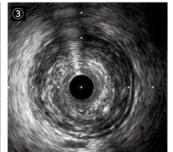
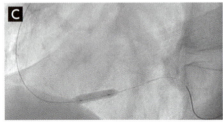
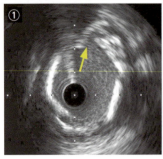
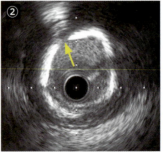
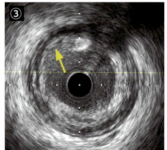

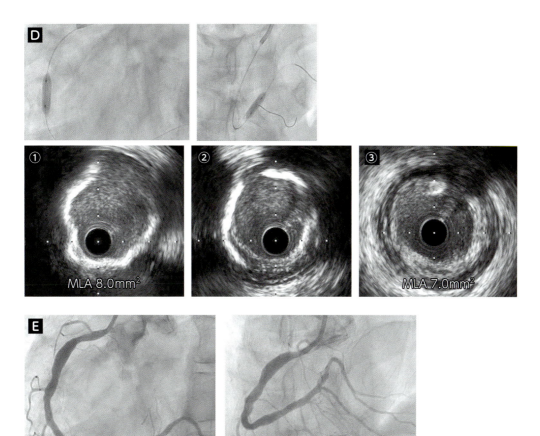

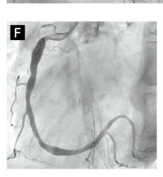

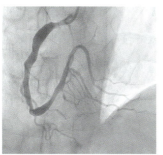

図2▶症例2

A：approach rt. radial, 6Frガイドカテーテル ASAHI Hyperion JR4.0使用。
B：治療前。血管造影では，血管径が大きく，病変長が短い。IVUSでは，血管径が大きく，石灰化はあるが多重エコーはなく，血管のアウトラインが追える。①偏心性の石灰化を含むプラーク，②求心性の石灰化を含むプラーク，③求心性の混合プラーク。
C：NSE後。カッティングバルーン4.0mmがseg.3石灰化部位で通過しなかったため，NSE 3.5mmで拡張した（max 8atm）。NSE 3.5mmで拡張後，スコアリング効果とcompression効果で内腔が拡大している。スコアリング効果は，治療前IVUSで石灰の厚みが少なそうな部位にみられる。compressionは③で最大効果を発揮している。①1時，②11時，③10時に，それぞれスコアリング効果がみられる。
D：治療終了時。カッティングバルーン4.0mmでseg.2は12atm，seg.3は8atmまで拡張。NSEで形成したクラック部位を中心に内腔は拡大し，MLA 7.0mm²以上を獲得した。
E：治療後。TIMI 3血流を獲得し，seg.2～3のフルメタルジャケットを回避した。
F：8カ月後。再狭窄を認めなかった。

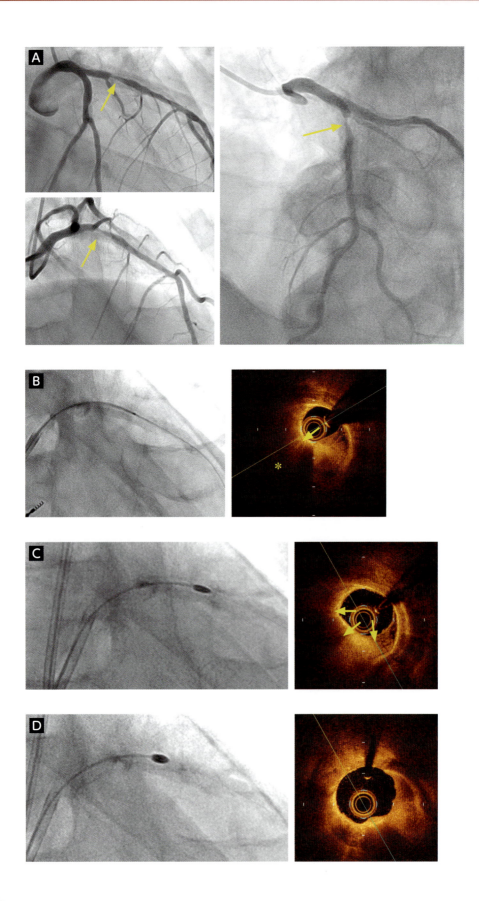

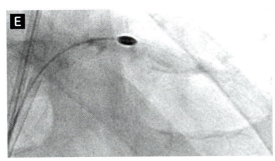
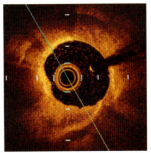
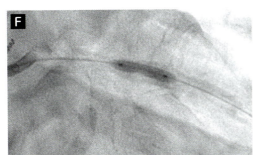
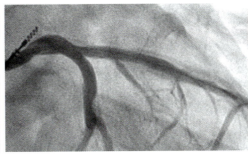

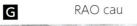

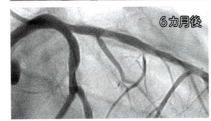
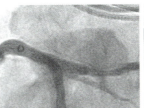
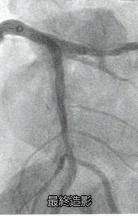
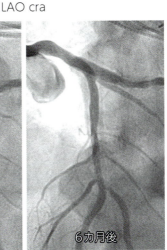

図3 ▶ 症例3

A：LAD近位部の高度石灰化病変。approach rt. femoral, 8Frガイドカテーテル Mach 1™ Q4.0 SH使用。
B：透視では中隔側の石灰化にバイアス効果が期待できる。OCTでは、線維性被膜下に偏心性の低輝度プラーク（＊）があり、その厚みは深達度の限界で不明。血管造影とOCT画像から石灰化プラークと判断した。OCTはプラーク側に接しているので、ワイヤバイアス（矢印）がかかりやすいと判断した（☞動画1）。
C：ロータブレーター1.5mm, ロータフロッピーワイヤ160000回転・2runs。バイアス効果（矢印）が予測された部位にアブレーション効果が確認できる。
D：ロータブレーター2.0mm, 160000回転・5runs。さらに大きなアブレーション効果が得られた。
E：ロータブレーター2.25mm, 120000回転・3runs。石灰化が厚く、ステントレスにするためには可能な限り石灰の切削を行う方がよいと判断し、2.25mmまでサイズアップした。2.25mmでアブレーションすることで、2.3mm以上の内腔径が獲得できた（☞動画2）。
F：カッティングバルーンによる追加拡張（3.0×10mm・14atm）。大きな解離形成なく、良好な内腔獲得が確認できた（☞動画3）。
G：最終造影および6カ月後確認造影。

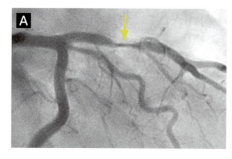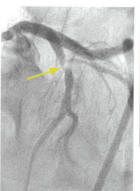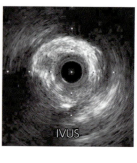

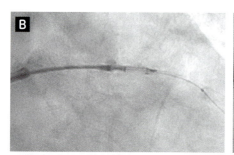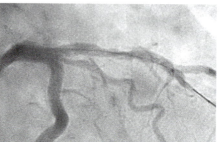

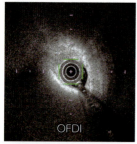

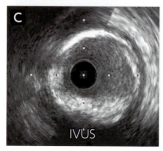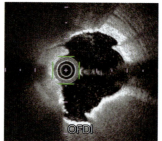

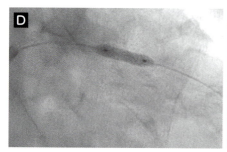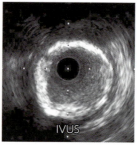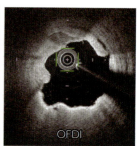

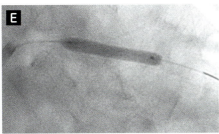
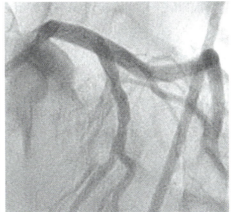
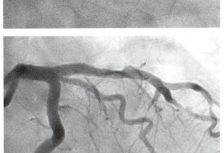
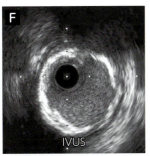
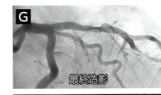
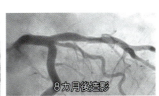
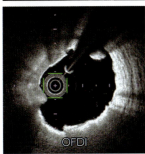
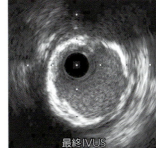
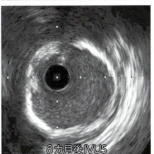

図4 ▶ 症例4

A：LAD近位部の偏心性病変。approach rt. femoral, 8Frガイドカテーテル ASAHI Hyperion SC3.5使用。IVUSでは石灰化を含む偏心性の線維成分を中心としたプラークで，バルーン拡張で広がりにくい病変と判断した（☞動画4）。

B：OFDIでは石灰化は軽度で，線維成分を中心としたプラークである。深達度が不十分なため，MLD部位のプラーク分布や血管全体像の把握は困難であった（☞動画5）。ATHEROCUT® 15psi 11cuts。

C：DCA後。IVUS（☞動画6），OFDI（☞動画7）ともにプラーク量は削減でき，内腔は拡大できた。血管内腔にはDCAによる内膜フラップを多数認める。

D：カッティングバルーン後（3.25mm・12atm）。IVUS，OFDI画像（☞動画8）ではバルーンによる血管拡張効果と血管内腔面の平坦化効果を認める。

E：DCB追加後（3.5×20mm・8atm）。造影上は25％狭窄が残存している。

F：IVUSではわからないが（☞動画9），OFDIでは血管内膜面に高輝度部位が点在し，薬剤塗布が確認できる（☞動画10）。

G：血管造影，IVUSとも，慢性期のほうが内腔が拡大している。

14 ステントを使用しないイメージングガイド下PCI

② part 2

久米輝善，上村史朗

　ステントレス治療は，急性冠閉塞や慢性期の再狭窄の発生頻度がステント治療と同等で，ステントレス治療のほうが手技の安全性が高い時に考慮される。左主幹部（LMT）や冠動脈近位部の病変で，ステント留置によるプラークシフトにより側枝閉塞が強く予測される場合，方向性冠動脈粥腫切除術（DCA）によるプラーク切除術が有効な場合がある。また，年齢の若い症例では，ステント留置後慢性期の新生内膜内におけるアテローム性動脈硬化（neoatherosclerosis）を避けるため，DCA単独あるいはDCA後に薬剤コーティッドバルーン（DCB）といった新しい治療法も注目されている。ここでは，血管内イメージングを活用したステントレスDCA治療について概説する。

1. DCAカテーテルの基本構造と血管内イメージングの役割

　2008年に一度製造・販売が終了したDCAカテーテルが，2014年12月に改良され復活した（ATHEROCUT®，ニプロ社）。DCAカテーテル先端部の基本構造を図1に示す。DCAはIVUSやOCT/OFDIといった血管内イメージングの併用が必須であり，血管内イメージングの画像をもとに，短軸

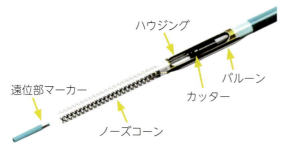

図1 ▶ DCAカテーテルATHEROCUT®先端部の構造

DCAカテーテル先端部はノーズコーン（切除した組織を収納する部分）と，金属部分のハウジングに分けられる。ハウジングには，カッターによりプラーク（粥腫）を切除するウィンドウと，その反対側に偏心性のバルーンが取り付けられている。ウィンドウの長さは9mmで，125°開口しており，反対側のバルーンを拡張（最大4atm）することでプラークがウィンドウ内に押し付けられる。ウィンドウ内に入り込んだプラークは，毎分6000回転するカッターにより切除され，ノーズコーン内に切除された組織が収納される。

（ニプロ社より提供）

方向で切除方向を，長軸方向で切除範囲を決定する。血管内イメージングを用いずにDCAを行うことは，冠穿孔のリスクが高いため，絶対に行ってはならない。

2. 血管内イメージングガイドDCAの実際

DCA後にステントを留置する場合は，プラークシフト予防が主目的であるため，冠動脈造影上狭窄率が0％に近くなれば安全にステント留置が行える。一方，ステントレスで手技を終える場合には，積極的にプラーク切除を行う必要がある。血管内イメージング上，プラークエリア50％未満を目標とする。

左前下行枝（LAD）近位部のプラークをDCAで切除する場合，側枝（LADの場合対角枝）を血管内イメージングでしっかり確認し，透視と血管内イメージング画像のオリエンテーションを一致させることが重要である。図2に血管内イメージングから見たLADの分岐様式を示す。対角枝を9時方向から分岐するように血管内イメージング画像をローテーションさせ，透視上RAO caudalで対角枝とLAD本幹が重なるように造影されれば，透視では図2の血管内イメージング模式図上，3時方向からプラークを見ていることになる。この血管内イメージング画像と透視のオリエンテーションを一致させることが，安全で効果的なプラーク切除を行う大前提となる。DCAカテーテルは真横から見る方向がウィンドウの向きを認識しやすいため，ウィンドウを上または下に向けた位置からプラークの方向にDCAカテーテルのウィンドウを回転させる方法がよい。

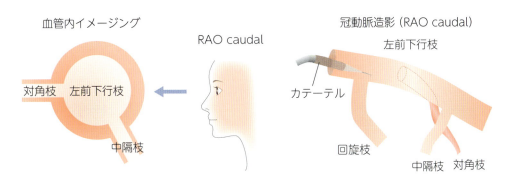

図2 ▶ 左前下行枝の枝の分岐様式とDCAの透視角度

透視上RAO caudalで対角枝とLAD本幹が重なるように造影されれば，血管内イメージング画像上3時方向からプラークを見ていることになる。対角枝は9時方向から，中隔枝は5時方向から分岐するので，目的となるプラークが何時方向に存在するかを血管内イメージング上で把握する。血管内イメージング画像と透視のオリエンテーションを一致させることが，安全で効果的なプラーク切除を行う大前提となる。

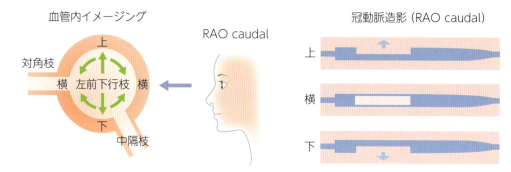

図3 ▶ 血管内イメージング上の切除方向と透視上のウィンドウの見え方
RAO caudalの角度から透視で見た時に，DCAカテーテルのウィンドウが上または下向きになっているほうがDCAカテーテルの方向を認識しやすい．血管内イメージング画像から目的とするプラークの方向を確認し，DCAカテーテルのウィンドウを時計方向あるいは反時計方向に回転させる．全周を8等分し，45°ずつ回転させる方法が推奨される．透視上，DCAのウィンドウが横を向いている場合は，3時方向を向いているのか9時方向を向いているのかわからないため，必ず上または下にウィンドウを向けて，DCAカテーテルの方向を確認する必要がある．

図3に，血管内イメージング画像上の切除方向と透視上のウィンドウの見え方を示す．プラークが対角枝側（9時方向）に存在している場合，透視上（RAO caudal）ウィンドウが上を向いた状態から90°反時計方向にDCAカテーテルを回転させると，対角枝側（9時方向）のプラークが切除可能となる．あるいは，透視上ウィンドウが下を向いた状態から90°時計方向に回転させると，同様に対角枝側（9時方向）のプラークが切除可能である．一方，プラークが対角枝と反対側（3時方向）に存在している場合，透視上（RAO caudal）ウィンドウが上を向いた状態から90°時計方向にDCAカテーテルを回転させるか，ウィンドウが下を向いた状態から90°反時計方向にDCAカテーテルを回転させると，対角枝と反対側（3時方向）に存在するプラークの切除が可能となる．

1）症　例

図4（動画1～6）に，LAD近位部病変に対してDCA単独で治療を行った症例を提示する．DCAを用いたステントレス治療には，血管内イメージングが必須であり，IVUSやOCT/OFDIを用いて側枝とプラークの位置関係を把握し，安全に手技を行うことが重要である．

DCA前

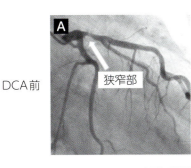
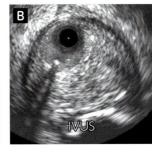
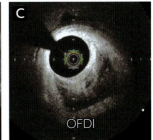

DCA後

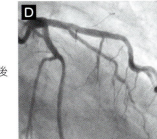
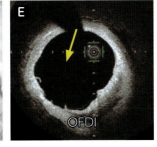
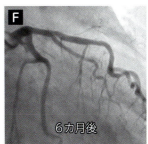

図4 ▶ LAD近位部病変に対してDCA単独で治療を行った症例

A：DCA前冠動脈造影。透視上RAO30°caudal30°でLADと対角枝が完全に重なっている（☞動画1）。
B：IVUS上，9時方向から対角枝が分岐するようにIVUS画像をローテーションさせると，6時方向にプラークが存在するのがわかる（☞動画2）。RAO caudalの透視上3時方向からIVUSを観察していることになるので，6時方向つまり透視で下向きにDCAカテーテルのウィンドウを向ければプラークが切除できることがわかる。
C：同部位のOFDI画像を示す（☞動画3）。IVUS同様，偏心性プラーク（eccentric plaque）が描出されている。
D：DCA後。冠動脈造影で狭窄が解除されているのが確認できる（☞動画4）。DCAでテストカット（バルーンを膨らませないか，低圧で拡張させて行う）後に，再びOFDIでプラークの切除方向が正しいか確認し，多少の方向のずれがあれば修正する。
E：DCAでプラーク切除後のOFDI画像を示す（☞動画5）。6時方向に認められたプラークが大きく切除されていることが確認できる（矢印）。
F：6カ月後の冠動脈造影では，再狭窄なく経過した（☞動画6）。

15 ステント再狭窄病変に対するイメージングガイド下PCI

IVUSおよびOCT/OFDI

羽原誠二

　薬剤溶出性ステント（DES）が使用されるようになり，ベアメタルステント時代と比較して再狭窄および再治療率は著明に低減しているが，頻度は少ないながらも再狭窄をきたすことがある。そして，DES留置後の再狭窄病変は再々狭窄率も高く，どのような治療戦略をとるかが問題となっている。DES留置後の再狭窄病変に対する治療においては，IVUS，OCT/OFDIといったイメージングモダリティを駆使して治療戦略を立てることが重要である。

1. どのイメージングモダリティを選択するか

　ステント内再狭窄の主たる原因は新生内膜の過剰増殖であり，その新生内膜増殖の程度を評価することが重要である。また，新生内膜増殖をきたしうる原因（ステントの拡張不良，ステントフラクチャー）や，血管径も評価する必要があると考えられている。

　従来，ステント再狭窄病変の評価にはIVUSが用いられていたが，OCT/OFDIはIVUSの約10倍の解像度を持ち，今まで観察しえなかった新生内膜の組織性状の診断が可能である。新生内膜の性状により，バルーン拡張後の血管内腔の拡張[1]，薬剤コーティッドバルーン（DCB）の有効性[2]に差があるという報告もあり，新生内膜の性状に応じた治療戦略も考慮するべきである。OCT/OFDIでは新生内膜の組織性状がより詳細に評価でき，輝度が高く内部が均一なhomogeneousタイプは線維性組織とされ，内部が不均一なheterogeneous，layeredタイプはプロテオグリカン，血栓，炎症，neoatherosclerosisを反映した不安定なものと考えられている（図1）。また，DES留置後の慢性期の新生内膜の被覆の範囲，PSS（peri-stent contrast staining）の有無を評価することで，抗血小板薬併用療法（DAPT）継続の必要性の評価につながる可能性もある。なお，OCT/OFDI使用時には造影剤を冠注し，血管内から血球を除去する必要があるが，高度狭窄病変，入口部病変など血球除去が困難な症例では評価が困難な場合があり，IVUSの使用を考慮すべきである。また，OCT/OFDIはIVUSと比較して深達度が浅く，

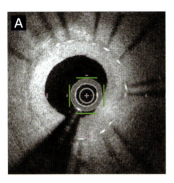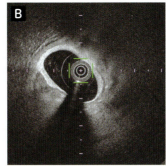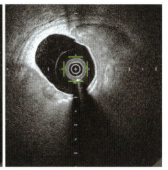

図1 ▶ OFDIによる新生内膜の組織性状の分類
A：輝度が高く内部が均一なhomogeneousタイプ。
B：内部が不均一なheterogeneousタイプ。

大きい血管やステント外の組織の観察は困難な場合があることは理解しておかなければならない。

2. ステント再狭窄病変に対するイメージングガイド下PCI

ステント再狭窄病変に対するPCIにおいて、DESを再留置するにしても、DCBを使用するにしても、治療後の残存狭窄が多いと再狭窄率が高くなるという報告がある[3, 4]。バルーン拡張によってどれだけ血管内腔の拡大（initial gain）が得られるかということが重要であるが、血管造影上は病変部が十分に広がっているように見えても、IVUS、OCT／OFDIで見てみると十分な拡張が得られていないことは少なくなく、IVUS、OCT／OFDIで評価を行うことは必須である。バルーン拡張によりどの程度血管内腔が得られたかによって、追加治療の必要性（追加でバルーン拡張を行うかどうか、DCBで終了するか、再DES留置を行うか、など）を判断する。また、新生内膜の組織性状の違いによりバルーン拡張後の血管内腔の拡大に違いがあり、組織性状に応じたバルーンの使い分けが重要である。heterogeneousな組織性状であれば、高圧バルーンだけで十分な拡張が得られることが多いが、homogeneousな組織性状であれば、スコアリングバルーンを併用し、組織に割を入れた上で高圧バルーンで拡張するのが効果的である。

1）症例1（図2、動画1）

第二世代DES留置後のステントフラクチャーを伴った再狭窄症例である。OFDI画像ではステントフラクチャー部位の手前にhomogeneousな新生内膜増殖を認める。また、近位部にはステントストラットが血管内腔より浮いている部分があり、その部位に血栓を疑わせる像を認める。

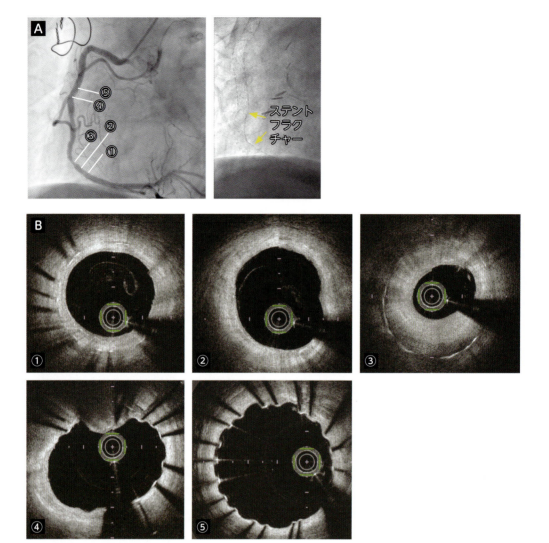

図2 ▶ 症例1
A：右冠動脈（RCA）中間部にステントフラクチャーを伴う再狭窄病変を認める。
B：OFDI画像（☞動画1）。②ステントフラクチャー部位（全周性にステントストラットが見えない）。③再狭窄部位（homogeneousな新生内膜を認める）。④12時方向に，ステントより内腔に突出した構造物を認める。背部の透過散乱光の減衰を認め，血栓であると考えられる。⑤ステントストラットが血管内腔より浮いており，ステント留置時に不完全密着（malapposition）があったと考えられる。

2）症例2（図3，動画2〜3）

第二世代DES留置後の再狭窄症例である。heterogeneousな新生内膜増殖を認めたが，高圧バルーンで拡張し，良好な拡張が得られた。

3）症例3（図4，動画4〜7）

第二世代DES留置後の再狭窄症例である。homogeneousな新生内膜増殖を認め，高圧バルーンだけでは拡張が不十分であり，スコアリングバルーンと高圧バルーンで拡張し，良好な拡張が得られた。

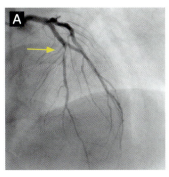 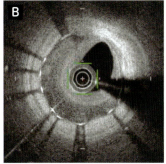 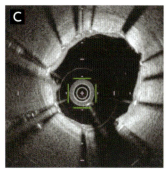

図3 ▶ 症例2

heterogeneousタイプにおけるバルーン拡張。
A：LAD中間部にステント再狭窄病変を認めている。
B：OFDI画像（▶動画2）。新生内膜の組織性状はheterogeneousタイプであった。
C：OFDI画像（▶動画3）。バルーン拡張後のinitial gainは良好であった。

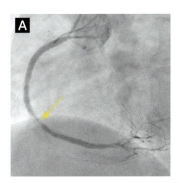

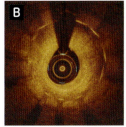 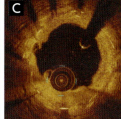 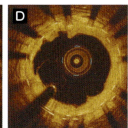 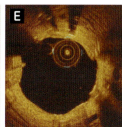

図4 ▶ 症例3

homogeneousタイプにおけるバルーン拡張。
A：RCA中間部に再狭窄病変を認めている。
B：OCT画像（▶動画4）。新生内膜の組織性状はhomogeneousタイプであった。
C：OCT画像（▶動画5）。高圧バルーンで拡張しているが，十分なinitial gainが得られていない。
D：OCT画像（▶動画6）。スコアリングバルーンで拡張後に高圧バルーンで拡張したところ，良好な拡張が得られた。新生内膜に割が入っているのがわかる。
E：OCT画像（▶動画7）：DCBで拡張後。内腔面に薬剤が塗布されているのがわかる。

●文献

1) Arikawa R, et al:Simple balloon dilation for drug-eluting in-stent restenosis:an optical coherent tomography analysis. Cardiovasc Revasc Med. 2015;16(1):27-31.
2) Tada T, et al:Association between tissue characteristics assessed with optical coherence tomography and mid-term results after percutaneous coronary intervention for in-stent restenosis lesions:a comparison between balloon angioplasty, paclitaxel-coated balloon dilatation, and drug-eluting stent implantation. Eur Heart J Cardiovasc Imaging. 2015;16(10):1101-11.
3) Habara S, et al:Late Restenosis After Paclitaxel-Coated Balloon Angioplasty Occurs in Patients With Drug-Eluting Stent Restenosis. J Am Coll Cardiol. 2015;66(1):14-22.
4) Habara S, et al:Late Restenosis After Both First-Generation and Second-Generation Drug-Eluting Stent Implantations Occurs in Patients With Drug-Eluting Stent Restenosis. Circ Cardiovasc Interv. 2016;9(12). pii:e004449.

遠隔期の評価・薬物療法・新技術

16 ステント留置後遠隔期における血管反応と血管内イメージング

① IVUSおよびOCTによる評価

南本祐吾，日比　潔

　冠動脈ステントが導入されて以来，ステントストラットの厚さ[1]，ステントの材質[2]，ステントデザイン[3]，壁ずり応力（wall shear stress）[4]等の様々な因子がステント留置後の血管反応に影響を及ぼしていることが明らかになってきた。薬剤溶出性ステント（DES）が臨床の場で使用されて以来，ステント治療の問題であったステント内再狭窄は激減した。その一方で遅発性血栓症や新規動脈硬化といった新しい問題が注目されるようになった。このような血管の反応や変化を評価するのにIVUS，OCT/OFDIは有用であり，今まで様々な研究がなされてきた。

　ここでは，ステント留置後の遠隔期におけるIVUSおよび主にOCT所見について，これまでの知見を含めて概説する。

1. 観察のポイント

　ステント留置後の時期により観察ポイントが異なる。ステント留置早期はステントを被覆する新生内膜の影響によりステント内の変化が起こり，数カ月～数年経つと新生内膜の新規アテローム性動脈硬化（neoatherosclerosis）が様々な現象を引き起こす。

1) 新生内膜

　留置したステントは遠隔期に新生内膜が増殖し，ストラットが被覆される（図1）。DES留置後に新生内膜の増殖が抑制され，IVUSでは検出できないことが多い一方で，OCT/OFDIではDES留置後の薄い新生内膜を観察することができる。第二世代DESでは，留置してから1年後の新生内膜の厚さは平均100μmであり，ステントストラットの10％は被覆されていない[5]。また，被覆されていないステントストラットの割合やステント圧着不全がDES留置後の超遅発性ステント血栓症（VLST）と関連があることが報告されている[6]（図2）。

　Takanoらは，ベアメタルステント（BMS）留置5年後の新生内膜をOCTを用いて観察し，動脈硬化性変化を示唆する新生内膜内の新生血管が認め

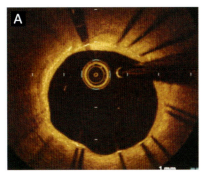 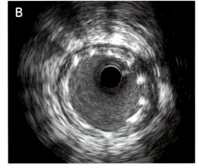

図1 ▶ ステント留置10カ月後の新生内膜
A：OCTではステントストラットが輝度の高い均一な組織で被覆されていることがわかる。
B：一方で，同部位のIVUSでは被覆ははっきりとわからない。

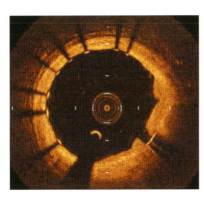

図2 ▶ ステント留置1年後のステント被覆不全
7〜1時のステントストラットは新生内膜の被覆が認められない。

られることを報告した[7]。Yonetsuらは，遠隔期におけるBMSとDESの新生内膜の性状をOCTで比較し，BMSと比較してDESのほうがより早期にneoatherosclerosisが認められることが明らかになった[8]。このような変化がVLSTといった遠隔期のステント不全の一因であることが示唆された(図3)。

Taniwakiらは，64人のVLSTについてOCTを用いて調べ，原因を検討した結果，VLSTに関連する所見は多い順にstent malapposition(34.5％)，neoatherosclerosis(27.6％)，uncovered strut(12.1％)，stent underexpansion(6.9％)であった。またステント被覆不全やステント圧着不全の割合は第一世代と第二世代以降のDESで差はなかったと報告している[9]。

2) ステント再狭窄

HoffmannらはPalmaz-Schatzステントを植え込んだ115病変を，留置後および平均5.4カ月後にIVUSで分析し，ステント内狭窄は新生内膜の増殖により起こり，新生内膜はステントの中央に多いことを報告した[10]。IVUSで計測した最小ステント内腔面積(MLA)はステント再狭窄と関連することが知られており，特にBMSの再狭窄においてはlate lumen lossと新

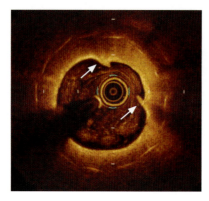 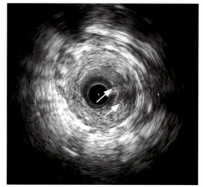

図3 ▶ ステント留置14年後にみられたneoatherosclerosisによる新生内膜のプラーク破裂

急性前壁心筋梗塞にてLADにBMS留置。14年後, 非ST上昇型急性心筋梗塞の診断で入院し, LADのステント内再狭窄に対してPCIを施行した。OCT, IVUSでステント内の薄い線維被膜が断裂していることがわかる。

生内膜の増加が正の相関を示していることが報告されている[10]。DESの再狭窄も新生内膜の増加が原因であり, 第一世代のDESの場合, 留置後6～9カ月以降も新生内膜は増加し続ける[11]。このようにIVUSはステント再狭窄のメカニズムを分析できる一方で, OCTはステント留置後の新生内膜の組織性状を評価できる可能性がある[12]。OCTで観察するとBMS留置後の新生内膜は均一で輝度が高い内膜(homogeneous)で覆われる一方(図4), DESでは不均一で輝度が低いもの(heterogeneous)やステント周囲の輝度が低く内腔側は輝度が高い2層性を呈するもの(layered)がある(図5)。Tadaらはステント内再狭窄428例を, ①バルーン拡張術(POBA)のみ, ②POBA後にPCB(パクリタキセルコーティッドバルーン)での拡張, ③POBA後にDES留置の3群に分け, 特にステント内の組織性状の違いによる治療効果を, OCTを用いて8カ月後に比較検討した。再狭窄がhomogeneousもしくはlayeredな病変の場合, POBA群が有意に再々狭窄率および再治療率が高かった一方, heterogeneousな病変の場合, 有意ではないがPOBA＋PCB群が他の2群に比べてむしろ高い傾向にあった[13]。

ステント留置時におけるプラーク自体が, ステント再狭窄に影響を及ぼすことが様々な研究で明らかになった。SaharaらはBMSを植え込んだ92病変をステント内再狭窄群と非再狭窄群に分けてIVUSで評価し, ステント留置時にみられたソフトプラークがステント内再狭窄の独立した予測因子であると報告した[14]。Pratiらはステント留置時および6カ月後のIVUSを比較し, ステント外側の残存プラーク量が多いと慢性期に新生内膜が増加しステント内再狭窄のリスクとなることを報告した[15]。またHuらは急性冠症候群

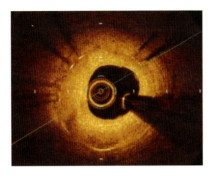

図4 ▶ BMS留置11カ月後の新生内膜増殖

ステント内に均一で輝度の高い新生内膜の増生を認める。

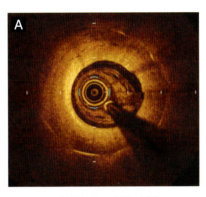
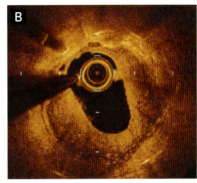

図5 ▶ DES留置後の新生内膜

A：層状の新生内膜。ステント周囲の輝度が低い組織と内腔側の輝度が高い組織で二層性の内膜の増生を認める。
B：不均一な新生内膜増殖。ステント内に不均一で輝度の低い新生内膜を認める。

(ACS)患者の責任病変へのステント留置時と6カ月後のOCTを比較した。プラーク破綻（plaque rupture）していた病変と比較してプラークびらん（plaque erosion）を認めた群において慢性期に新生内膜面積が少なく、被覆されていないステントストラットが多いことを報告し、プラークびらんを認める病変はDES留置後の血管の回復過程が遅いことが示唆された[16]。

TakanoらはBMS留置後6カ月以内の早期と5年以上経過した晩期を、OCTを用いて検討し、早期と比較して晩期で脂質を多く含む新生内膜や新生内膜の破綻（disruption）、血栓がより多く認められたことを報告した[7]。

KangらはDES留置後のステント内の変化を、OCTおよびIVUSを用いて検討した。留置後20カ月以上経過したステントでは69％のステントでTCFA（thin-cap fibroatheroma）を含んだ新生内膜を認め、また27％で赤色血栓を認めた。このことよりステント内のneoatherosclerosisがDESの遠隔期における再狭窄の重要なメカニズムであることが示唆された[17]。

Konishiらは第一世代DESと第二世代DESを留置した部位を、それぞれ

9カ月後にOCTで観察したところ,第二世代DESのほうが被覆していないステントストラットの頻度が有意に少なく,また血栓の付着も少ないことを報告した[18]。第二世代DESになり早期のストラット被覆が可能となり,急性期の血管反応やmalappositionは軽減されたが,VLSTは解決されてはいない。第二世代DESと第一世代DESを比較してステント留置後30日〜3年以内のステント内neoatherosclerosisの出現に有意差がないことが示されている。また,第二世代DES留置に形成した解離が留置3カ月後でも改善しない場合もある(動画1)。第三世代ステントは,留置後速やかに血管のヒーリングを達成できる可能性がある。SYNERGY™ステントを留置した37症例を,OCTを用いて観察したTIMELESS studyでは,留置3カ月後にストラットの99.7%以上が内皮化していたことが報告された[19]。

近年注目されている生体吸収性スキャフォールド(BVS)の2年後の臨床成績がABSORB trialとして報告された。OCTではステントストラット数は2年で34.5%消失したことが確認され,IVUSでは血管径のリモデリングは認められず6カ月後と比較してプラーク量の減少が認められた[20]。BVS植え込み直後のストラットのmalappositionがあるとVLSTを起こしやすく,最近ではストラットが崩れている所見(intraluminal scaffold dismantling)がVLSTの一因となっている報告もあり[21],今後のさらなる研究が期待される。

3) ステント圧着不全

ステント留置後に圧着されていたステントストラットが,慢性期に圧着不全をきたすことがある(図6)。STEMI患者に対してパクリタキセル溶出性ステント(PES)またはBMSを留置し,留置部をIVUSを用いて比較したHORIZONS-AMI trialでは,PESを留置した群のほうが有意に慢性期のステント圧着不全を認めた[22]。CookらはDES留置後にVLSTを認めた13例を,IVUSを用いて検討した。VLSTはDES留置後平均630日で発症し,特にDES留置時の血管の陽性リモデリングによるステント圧着不全が最も頻度

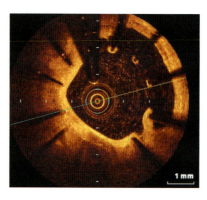

図6 ▶ ステント留置7年後にみられたステント圧着不全

一部のステントストラットに掘れ込みが生じ,冠動脈壁と圧着していない。

が高いことを報告した[23]。このように，DESにより血管に構造的な変化が起こったことによってVLSTが引き起こされることが示された。慢性期の圧着不全の原因として，血管の陽性リモデリングやステントと血管壁間の血栓の消失が挙げられる[24]。遅発性のステント圧着不全は冠動脈造影でのステント外側への造影剤の滲み出し（peri-stent contrast staining：PSS）とよく一致し，ステント血栓症の危険因子となる[25]。

2. 今後の展望

IVUS，OCT/OFDIにはそれぞれ長所と短所があり，現状ではその使い分けが必要である。近年，両者の長所を生かした血管内イメージングシステムの1つとして，高解像度IVUS（high-resolution IVUS）の有用性が期待されている。従来のIVUSと異なり60MHzでの観察が可能になり，より鮮明な画像が取得できるようになった。また，造影剤または生理食塩液をフラッシュしながら観察することで血球信号増強の影響を排除することができ，OCT/OFDIと同等のステントまたは血管壁の観察を行うことができる可能性がある（図7）。

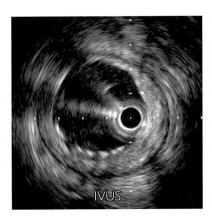 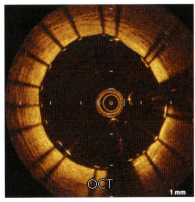

図7 ▶ フラッシュによりOCTと同等の観察ができたIVUSの1例
非ST上昇型急性心筋梗塞にて入院，LADへPCIを施行した。DES留置後にIVUS，OCTを施行した。IVUSはデキストランを使用したネガティブコントラスト法で観察した。OCTで認められる5〜7時方向のmalappositionは，IVUSでも明瞭に観察できた。

IVUSやOCT/OFDIの有用性が臨床の現場で浸透し，現在わが国のPCIにおいて必要不可欠なモダリティとなっている。また，ここで述べたような遠隔期の評価を行うことで，新たな治療法が開発される重要なツールとなっている。IVUS，OCT/OFDIの利点をよく理解した上で総合的に評価できることが望ましい。

●文献

1) Kastrati A, et al:Intracoronary stenting and angiographic results:strut thickness effect on restenosis outcome (ISARSTEREO) trial. Circulation. 2001;103(23):2816-21.
2) Otake H, et al:Neointimal hyperplasia in a thin-strut cobalt-chromium stent: insights from detailed 3-D intravascular ultrasound analysis. Int J Cardiol. 2010;145(1):125-6.
3) Rogers C, et al:Endovascular stent design dictates experimental restenosis and thrombosis. Circulation. 1995;91(12):2995-3001.
4) LaDisa JF Jr, et al:Alterations in wall shear stress predict sites of neointimal hyperplasia after stent implantation in rabbit iliac arteries. Am J Physiol Heart Circ Physiol. 2005;288(5):H2465-75.
5) Kubo T, et al:NEXT Investigators:Vascular response to drug-eluting stent with biodegradable vs. durable polymer. Optical coherence tomography substudy of the NEXT. Circ J. 2014;78(10):2408-14.
6) Guagliumi G, et al:Examination of the in vivo mechanisms of late drug-eluting stent thrombosis:findings from optical coherence tomography and intravascular ultrasound imaging. JACC Cardiovasc Interv. 2012;5(1):12-20.
7) Takano M, et al:Appearance of lipid-laden intima and neovascularization after implantation of bare-metal stents extended late-phase observation by intracoronary optical coherence tomography. J Am Coll Cardiol. 2009;55(1):26-32.
8) Yonetsu T, et al:Comparison of incidence and time course of neoatherosclerosis between bare metal stents and drug-eluting stents using optical coherence tomography. Am J Cardiol. 2012;110(7):933-9.
9) Taniwaki M, et al:Mechanisms of Very Late Drug-Eluting Stent Thrombosis Assessed by Optical Coherence Tomography. Circulation. 2016;133(7):650-60.
10) Hoffmann R, et al:Patterns and mechanisms of in-stent restenosis. A serial intravascular ultrasound study. Circulation. 1996;94(6):1247-54.
11) Tanabe K, et al:Chronic arterial responses to polymer-controlled paclitaxel-eluting stents:comparison with bare metal stents by serial intravascular ultrasound analyses:data from the randomized TAXUS-II trial. Circulation. 2004;109(2):196-200.
12) Gonzalo N, et al:Optical coherence tomography patterns of stent restenosis. Am Heart J. 2009;158(2):284-93.
13) Tada T, et al:Association between tissue characteristics assessed with optical coherence tomography and mid-term results after percutaneous coronary intervention for in-stent restenosis lesions: a comparison between balloon angioplasty, paclitaxel-coated balloon dilatation, and drug-eluting stent implantation. Eur Heart J Cardiovasc Imaging. 2015;16(10):1101-11.
14) Sahara M, et al:Soft plaque detected on intravascular ultrasound is the strongest predictor of in-stent restenosis: an intravascular ultrasound study. Eur Heart J. 2004;25(22):2026-33.
15) Prati F, et al:In-stent neointimal proliferation correlates with the amount of residual plaque burden outside the stent:an intravascular ultrasound study. Circulation. 1999;99(8):1011-4.

16) Hu S, et al:Plaque erosion delays vascular healing after drug eluting stent implantation in patients with acute coronary syndrome:An In Vivo Optical Coherence Tomography Study. Catheter Cardiovasc Interv. 2017;89(S1):592-600.

17) Kang SJ, et al:Optical coherence tomographic analysis of in-stent neoatherosclerosis after drug-eluting stent implantation. Circulation. 2011;123(25):2954-63.

18) Konishi A, et al:Impact of cytochrome P450 2C19 loss-of-function polymorphism on intra-stent thrombi and lesion outcome after everolimus-eluting stent implantation compared to that after first-generation drug-eluting stent implantation. Int J Cardiol. 2015;179:476-83.

19) Vesga B, et al:Three-month evaluation of strut healing using a novel optical coherence tomography analytical method following bioresorbable polymer everolimus-eluting stent implantation in humans:the TIMELESS study. Coron Artery Dis. 2017;28(2):126-134.

20) Serruys PW, et al:A bioabsorbable everolimus-eluting coronary stent system (ABSORB):2-year outcomes and results from multiple imaging methods. Lancet. 2009;373(9667):897-910.

21) Chan CY, et al:Very Late Bioresorbable Scaffold Thrombosis Caused by Intraluminal Scaffold Dismantling. JACC Cardiovasc Interv. 2016;9(17):1844-7.

22) Guo N, et al:Incidence, mechanisms, predictors, and clinical impact of acute and late stent malapposition after primary intervention in patients with acute myocardial infarction: an intravascular ultrasound substudy of the Harmonizing Outcomes with Revascularization and Stents in Acute Myocardial Infarction (HORIZONS-AMI) trial. Circulation. 2010;122(11):1077-84.

23) Cook S, et al:Incomplete stent apposition and very late stent thrombosis after drug-eluting stent implantation. Circulation. 2007;115(18):2426-34.

24) Guagliumi G, et al:Examination of the in vivo mechanisms of late drug-eluting stent thrombosis:findings from optical coherence tomography and intravascular ultrasound imaging. JACC Cardiovasc Interv. 2012;5(1):12-20.

25) Imai M, et al:Incidence, risk factors, and clinical sequelae of angiographic peri-stent contrast staining after sirolimus-eluting stent implantation. Circulation. 2011;123(21):2382-91.

16 ステント留置後遠隔期における血管反応と血管内イメージング

② 血管内視鏡による評価

石原隆行，粟田政樹

わが国において，冠動脈内の評価のために様々な血管内イメージングデバイスが使用されているが，血管内視鏡は各種イメージングデバイスの中でも血管内性状を実像で，かつフルカラーで評価できる唯一のデバイスである。冠動脈へのステント留置後にはその治癒反応として新生内膜被覆が生じる。筆者らは，血管内視鏡を用いてステント留置後の新生内膜被覆を4段階に分類してきた（図1）[1]。ここでは，主に薬剤溶出性ステント（DES）留置後の血管内性状について述べる。

1. 第一世代DESのステント留置後の変化

わが国で初めて使用可能となった第一世代DESのシロリムス溶出性ステント（CYPHER™ sirolimus-eluting coronary stent：C-SES，ジョンソン・エンド・ジョンソン社）留置後の血管内性状を連続的に評価すると，留置3カ月～6カ月後には最も優勢な新生内膜被覆度がgrade 3となるベアメタルステント（BMS）と比べ，C-SESは留置2年後においてもgrade 1が71％を占めており，新生内膜被覆が明らかに遅延していた[2]。C-SESの次にわが国で

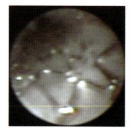 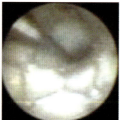 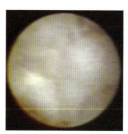 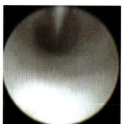

grade 0　　　　　grade 1　　　　　grade 2　　　　　grade 3

> grade 0：被覆なし
> grade 1：被覆されているが新生内膜内に埋没していない
> grade 2：ストラットは新生内膜に埋没しているが観察可能
> grade 3：新生内膜内に埋没しストラットが観察不可

図1 ▶ 新生内膜被覆度の定義　　　　　　　　　　　　　　　　　　　　　　（文献1より改変）

使用可能となったパクリタキセル溶出性ステント（TAXUS®，ボストン・サイエンティフィック社）は，C-SESと比べ不均一な新生内膜被覆を呈し，また血栓付着を高頻度に認めた[3]。

第一世代DESにおいては超遅発性ステント血栓症（VLST）が大きな問題となったが，その予測因子としてステント外側への造影剤の滲み出し像（peri-stent contrast staining：PSS）が報告された[4]。PSS部位を血管内視鏡で観察すると，新生内膜被覆度は非PSS部位と比べて低く，73%がgrade 0であった[5]。また，血栓の付着や黄色プラークもPSS部位で有意に高頻度に認められ，PSS部位は血栓性が高いことが示された[5]。さらに，C-SES留置5年後のVLST症例を血管内視鏡で観察すると，露出したステントストラットと赤色血栓の付着を認めた[6]。VLSTの発生機序として血管の異常反応（abnormal vascular response）が考えられているが[7]，それのみではなく血管治癒遅延（delayed arterial healing）の関与もあることが示唆された。

2. 第二世代DESのステント留置後の変化

第二世代DESのゾタロリムス溶出性ステント（Endeavor® zotarolimus-eluting coronary stent：E-ZES，日本メドトロニック社）はC-SESと比べ留置8カ月時点で良好な新生内膜被覆を呈し，すべてのステントの最も優勢な新生内膜被覆度はgrade 2またはgrade 3であった[8]。さらに，早期においてE-ZES留置後の血管治癒を評価したところ，E-ZES留置4カ月の時点でも8カ月後と遜色ない良好な新生内膜被覆を呈していた[9]。また，他のDESではほとんど認められないプラークシーリング効果（プラークに対するステント留置後にプラークが新生内膜によって被覆され安定化すること）が，E-ZESには認められた[8, 9]。バイオリムス溶出性ステント（Nobori®，テルモ社）は留置9カ月時点においてC-SESと比べよりも均一な新生内膜被覆を呈していた[10]。

抗血小板薬2剤併用療法（DAPT）に関して，その単剤化をより早期に達成できるDESが期待されているが，血管内視鏡での留置後早期の検討では，エベロリムス溶出性ステントXIENCE®（アボット社）とゾタロリムス溶出性ステントResolute Integrity™（日本メドトロニック社）は留置4カ月の時点では同等の血管治癒を呈していた[11]。しかし，血管治癒が不十分であることを示す血栓付着や広範囲に露出したストラットを有する症例も，10～40%程度の頻度で認めた[11]。DAPTの早期の単剤化をすべての症例に対して当てはめることは，慎重に考えるべきと思われた。

3. 第三世代DESのステント留置後の変化

　一般的には，生体吸収性のポリマーを有するDESが第三世代DESと言われているが，わが国ではシロリムス溶出性ステント（Ultimaster™ sirolimus-eluting coronary stent：U-SES，テルモ社）とエベロリムス溶出性ステント（SYNERGY™ everolimus-eluting coronary stent：S-EES，ボストン・サイエンティフィック社）が現状では使用可能である。

　安定狭心症に留置した症例と急性冠症候群に留置した症例では，早期の血管治癒が異なる可能性がある。U-SES留置2カ月後の血管内視鏡所見を提示する。安定狭心症に留置したものは血管治癒の初期反応と考えられるが，限局性の血栓を認めた（図2，動画1）。一方，急性心筋梗塞に留置したものはびまん性の血栓が認められ，安定狭心症に留置したものよりも血管治癒に時間がかかることが示唆された（図3，動画2）。第三世代DESにおいても，急性心筋梗塞に留置したものは安定狭心症に留置したものよりもDAPTは長く行うべきと考えられる。

　次に，安定狭心症に留置したU-SESの留置4カ月後の血管内視鏡像を提示する（図4）。ステント留置部位に血栓付着を認めず，ステントストラットは薄い新生内膜に被覆されていた。第三世代DESはストラット厚がより薄くなっているが，このことがより血栓性を低くしており，早期の血管治癒を良好にしている可能性がある[12]。

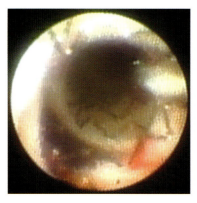

図2 ▶ 安定狭心症に留置したU-SES留置2カ月後の血管内視鏡画像

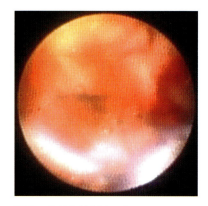

図3 ▶ 急性心筋梗塞に留置したU-SES留置2カ月後の血管内視鏡画像

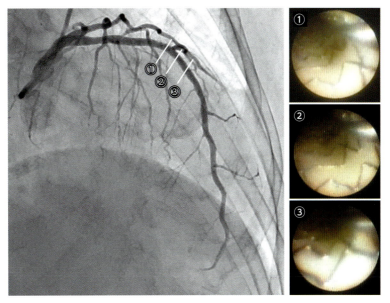

図4 ▶ Ultimaster™留置4カ月後の血管内視鏡画像

　第二世代DESによってVLSTの頻度は劇的に改善したが，DES留置後に新規の動脈硬化性変化が早期に起こるneoatherosclerosisの問題は依然として解決されていない[13]。neoatherosclerosisの原因はいまだ特定されていないが，DESが有するポリマーが一因である可能性がある。そのため，ポリマーが生体吸収される第三世代DESはneoatherosclerosisの問題を解決できる可能性がある。血管内視鏡はフルカラーで血管内性状を評価できるため，このneoatherosclerosisも生体内で評価できうるデバイスである。第三世代DES留置後の血管内性状に関して，血管内視鏡研究からの新たなるエビデンスの登場が期待される。

● 文献

1) Kotani J, et al: Incomplete neointimal coverage of sirolimus-eluting stents: angioscopic findings. J Am Coll Cardiol. 2006; 47(10): 2108-11.
2) Awata M, et al: Serial angioscopic evidence of incomplete neointimal coverage after sirolimus-eluting stent implantation: comparison with bare-metal stents. Circulation. 2007; 116(8): 910-6.
3) Awata M, et al: Heterogeneous arterial healing in patients following paclitaxel-eluting stent implantation: comparison with sirolimus-eluting stents. JACC Cardiovasc Interv. 2009; 2(5): 453-8.

4) Imai M, et al:Incidence, risk factors, and clinical sequelae of angiographic peri-stent contrast staining after sirolimus-eluting stent implantation. Circulation. 2011;123(21):2382-91.
5) Ishihara T, et al:Angioscopic assessment of peri-stent contrast staining following drug-eluting stent implantation. Circ J. 2014;78(1):122-7.
6) Ishihara T, et al:Very late stent thrombosis 5 years after implantation of a sirolimus-eluting stent observed by angioscopy and optical coherence tomography. JACC Cardiovasc Interv. 2013;6(5):e28-30.
7) Nakazawa G:Stent thrombosis of drug eluting stent:pathological perspective. J Cardiol. 2011;58(2):84-91.
8) Awata M, et al:Angioscopic comparison of neointimal coverage between zotarolimus- and sirolimus-eluting stents. J Am Coll Cardiol. 2008;52(9):789-90.
9) Ishihara T, et al:Arterial repair 4 months after zotarolimus-eluting stent implantation observed on angioscopy. Circ J. 2013;77(5):1186-92.
10) Awata M, et al:Angioscopic assessment of arterial repair following biodegradable polymer-coated biolimus A9-eluting stent implantation. -Comparison with durable polymer-coated sirolimus-eluting stent-. Circ J. 2011;75(5):1113-9.
11) Ishihara T, et al:Comparison of early-phase arterial repair following cobalt-chrome everolimus-eluting stent and slow-release zotarolimus-eluting stent:an angioscopic study. Cardiovasc Interv Ther. 2017. doi:10.1007/s12928-017-0465-x.
12) Koskinas, et al:Role of endothelial shear stress in stent restenosis and thrombosis:pathophysiologic mechanisms and implications for clinical translation. J Am Coll Cardiol. 2012;59(15):1337-49.
13) Otsuka F, et al:Pathology of second-generation everolimus-eluting stents versus first-generation sirolimus- and paclitaxel-eluting stents in humans. Circulation. 2014;129(2):211-23.

17 晩期合併症の予測因子

① IVUS

園田信成

　ステント留置後の遠隔期においては，遅発性のステント再狭窄と超遅発性ステント血栓症（VLST）が問題となる。ベアメタルステント（BMS）時代は，約6カ月後に再狭窄がなければそれ以降しばらくの間再狭窄をきたすことはなく，逆に狭窄度が改善（新生内膜増殖の退縮）するケースもみられていた。しかし，薬剤溶出性ステント（DES）時代には，1年以内に再狭窄を認めなくてもその後に狭窄が進行し再狭窄となるケースがめずらしくなく，特に第一世代DESでは留置後1年以降の再血行再建術（TLR）率が低下せず問題視され，遅発性再狭窄の原因として新生動脈硬化（neoatherosclerosis）の進行が指摘された。VLSTの原因としては，ステント再内皮化の遅延だけでなく，neoatherosclerosis，遅発性ステント不完全圧着（late stent malapposition：LSM），ステント周囲cavity像（coronary evagination），血管陽性リモデリングや冠動脈瘤形成等が考えられている。注目すべき機序として，ポリマーに対するアレルギー反応としての血管の異常反応や新規動脈硬化促進が重要である。

1. LSMがVLSTの原因と考えられた1例

　72歳女性，労作性狭心症の診断にて心臓カテーテル検査を施行し，左冠動脈前下行枝（LAD）近位部に高度狭窄を認めたため，同部に第一世代DESであるシロリムス溶出性ステントを留置した。抗血小板2剤併用療法（DAPT）を6カ月間継続し，以後アスピリン単剤として近医にてフォローアップ中であったが，44カ月後，突然の胸痛にて当院へ救急搬送された。心電図上，前胸部誘導でST上昇を認めた。冠動脈造影検査上，LAD近位部のステント血栓症が認められた。血栓吸引後のIVUSでは，ステント中央部位で不完全圧着（LSM）が認められ血管は陽性リモデリングを呈していた。血管面積はステント留置後12.5mm^{2}であったが，VLST時には24.2mm^{2}と2倍近くに拡大しており，またステント留置時は偏心性のプラークであったが，VLST発症時の血管は全周性に拡大していた（図1，動画1）。剖検ではステント留置

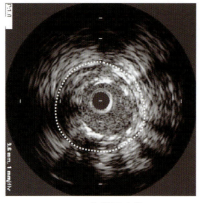

| ステント留置直後 | VLST時 |

図1 ▶ VLSTのIVUS像 （文献1より転載）

部位の長期に持続する強い炎症所見が確認され，これが原因で血管が拡張し，LSMが出現してVLSTに至ったのではないかと考えられた[1]。

2. ステント血栓症の成因とIVUS所見

留置1年以降のステント血栓症の原因としては，neoatherosclerosisやステントフラクチャーが代表的とされるが，DES特有の所見として，LSM，coronary evagination，冠動脈瘤形成，ステント再内皮化遅延（uncovered stent struts）が考えられている（表1）[2]。neoatherosclerosisの診断に関してはOCT/OFDIが有用であると考えられるが，IVUSを用いた診断も試みられている。グレースケールIVUSでは，ステント内の新生内膜増殖部分のエコー輝度が低いことが特徴となるが，IVUSを用いた新生内膜組織性状診断法［integrated backscatter(IB)-IVUS, virtual histology(VH)-IVUS］により脂質や壊死性コアの同定が可能である[3,4]。また，これらの手法を用いて非薄化した線維性皮膜（TCFA）の検出も試みられている。ステント留置前のIVUS評価にて，ステントエッジに脆弱性の高いプラークを残した場合にステント血栓症との関連が指摘されている。ステントフラクチャー，LSMや冠動脈瘤の診断はCTや冠動脈造影でも可能であるが，IVUSでより正確な診断が可能となる。また，LSMや冠動脈瘤はステントフラクチャーと関連があることが指摘されており，ステントフラクチャーが原因でLSMや冠動脈瘤形成となる場合や，その逆の機序が考えられている[5]。ステント再内皮化遅延に関してはIVUSの解像度では限界があるため，OCT/OFDIのほうがその判定に有用である。

表1 ▶ DES留置後ステント不全の要因

	ステント血栓症			ステント再狭窄	
	早期： 1カ月以内	晩期： 1カ月～1年	超晩期： 1年以降	早期： 1年以内	遅発性： 1年以降
手技関連合併症*	○	―	―	○	―
新生内膜増殖	―	―	―	○	―
neoatherosclerosis	―	―	○	―	○
LSM／aneurysm formation	―	―	○	―	―
ステントフラクチャー	○	―	○	―	○
uncovered stent struts	―	○	○	―	―

＊：ステント拡張不良，エッジ解離，エッジ残存プラーク，ジオグラフィックミス

（文献2より一部引用改変）

3. 遅発性ステント再狭窄の成因とIVUS所見

ステント留置1年以降に出現してくるステント再狭窄はDESに特有と考えられるが，BMSであっても留置5年後以降の遠隔期になると出現し，neoatherosclerosisがその主因として考えられている。DES時代になり細径の長いステントを使用することも多く，ステントフラクチャーも遅発性ステント再狭窄の要因の1つとして考えられる。neoatherosclerosisの評価については，IB-IVUSを用いた研究において，遅発性ステント再狭窄をきたすケースで早期ステント再狭窄をきたすケースよりも新生内膜組織が低いIB値であることが多い点が示唆されている（図2）[6]。低いIB値は，組織的に脂質や血栓，細胞外器質等が存在することを意味しており，新規動脈硬化促進やステント再内皮化遅延による変化と考えられ興味深い。また，もともとステント留置部位に認められていたようなプラーク性状が明らかな石灰化はないものの，エコー減衰が強い場合（attenuation plaque）には，慢性期にステント内新生内膜増殖が進行しやすいことや[7]，ステント背後に存在する既存のプラーク性状はDES留置後に変化し同部の脂質成分が増加し血管径も増大していることが報告され，これらは特に第一世代DESに特徴的であった（図3）[8]。

4. 晩期合併症をIVUSで予測できるか

ステント留置後1年以内に起こってくるステント血栓症やステント再狭窄は，手技関連の合併症（ステント拡張不良，ステントエッジプラークや解離，ジオグラフィックミス等）が大きく関与しており，それらを予測しステ

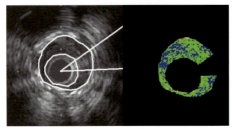
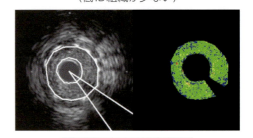

低エコー輝度の新生内膜　　　　　　通常輝度の新生内膜
（低IB組織が多い）　　　　　　　（低IB組織が少ない）

エコー輝度	高	0.33%
		2.2%
		64.77%
	低	32.7%

	高	0.13%
		5.63%
		77.84%
	低	16.4%

図2 ▶ DES留置後の新生内膜性状診断：IB-IVUSによる解析　　　　　　　　（文献6より改変）

ステント留置時　　　　　　　　フォローアップ時

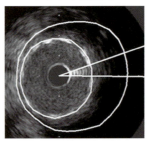
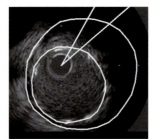

	ステント留置時	フォローアップ時
血管面積	23.2mm²	24.5mm²
プラーク面積	12.5mm²	13.4mm²
ステント面積	10.7mm²	11.1mm²

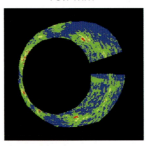
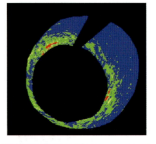

石灰化	0.75%
高密度線維化	4.20%
線維化	48.04%
脂質	47.00%

石灰化	0.90%
高密度線維化	2.56%
線維化	28.85%
脂質	67.69%

図3 ▶ シロリムス溶出性ステント留置後のステント背後プラークの変化：IB-IVUSによる解析

（文献8より改変）

ント留置時の位置決めやエンドポイントに活かすことができる[9]。しかしながら，ステント留置1年以降に出現してくるステント血栓症やステント再狭窄は，留置したステント，薬剤，ポリマーが原因と考えられており，頻度は少ないものの出現しうる合併症と考えられ，イメージングによる機序解明がなされてきた（図4）[10, 11]。これらの晩期合併症をIVUSで予測する手段としては，①ステント留置時の減衰プラークの大きさ，②フォローアップ時の留置した血管部位の異常反応所見［LSM，coronary evagination（動画2），血管陽性リモデリング，冠動脈瘤形成］の確認，が有用であろう。ほかには，新生内膜のneoatherosclerosisや既存のプラークの組織性状診断（グレースケールIVUSであれば減衰，カラーコードIVUSでは脂質や壊死性コアの同定）も役立つ可能性がある。また，ステント留置部位に異常反応を認めた場合は，留置後一定期間をあけて連続でフォローアップを行い，LSM，血管陽性リモデリング，冠動脈瘤が拡大してくるようであれば特に要注意であり[12]，DAPTの長期継続やスタチン，ACE-Ⅰ/ARB等の内服強化を含めた対策が必要かもしれない。今後，第一世代DESの長期フォローアップはもちろん，第二世代以降のDESにおいても遅発性ステント再狭窄は認められており，さらなる検討が必要と考えられる。

図4 ▶ 各期のIVUS所見と晩期合併症　　　　　　　（文献10，11より作成）

●文献

1) Sonoda S, et al:Intravascular ultrasound and histopahtological observations in a patient with very late sirolimus-eluting stent thrombosis. J Cardiol Cases. 2012;6(5):e126-e129.
2) Mintz GS:Clinical utility of intravascular imaging and physiology in coronary artery disease. J Am Coll Cardiol. 2014;64(2):207-22.
3) Muraoka Y, et al:Evaluation of in-stent neointimal tissue components using integrated backscatter intravascular ultrasound: comparison of drug-eluting stents and bare-metal stents. Int J Cardiovasc Imaging. 2012;28(7):1635-41.
4) Garcia-Garcia HM, et al:Greyscale intravascular ultrasound and IVUS-radiofrequency tissue characterisation to improve understanding of the mechanisms of coronary stent thrombosis in drug-eluting stents. EuroIntervention. 2008;4 Suppl C:C33-8.
5) Doi H, et al:Classification and potential mechanisms of intravascular ultrasound patterns of stent fracture. Am J Cardiol. 2009;103(6):818-23.
6) Ando H, et al:Tissue characteristics of neointima in late restenosis:integrated backscatter intravascular ultrasound analysis for in-stent restenosis. Heart Vessels. 2017;32(5):531-538.
7) Kitahara H, et al:Impact of attenuated-signal plaque observed by intravascular ultrasound on vessel response after drug-eluting stent implantation. Atherosclerosis. 2017;259:68-74.
8) Muraoka Y, et al:Coronary arterial remodeling and out-stent plaque change after drug-eluting stent implantation-comparison between zotarolimus-eluting stents and paclitaxel-eluting stents. Circ J. 2013;77(2):363-71.
9) Kadohira T, et al:Intravascular ultrasound-guided drug-eluting stent implantation. Cardiovasc Interv Ther. 2017;32(1):1-11.
10) Guagliumi G, et al:Examination of the in vivo mechanisms of late drug-eluting stent thrombosis:findings from optical coherence tomography and intravascular ultrasound imaging. JACC Cardiovasc Interv. 2012;5(1):12-20.
11) Radu MD, et al:Coronary evaginations are associated with positive vessel remodelling and are nearly absent following implantation of newer-generation drug-eluting stents:an optical coherence tomography and intravascular ultrasound study. Eur Heart J. 2014;35(12):795-807.
12) Kang SJ, et al:Late and very late drug-eluting stent malapposition:serial 2-year quantitative IVUS analysis. Circ Cardiovasc Interv. 2010;3(4):335-40.

17 晩期合併症の予測因子

② OCT／OFDI

中野将孝

1. PCI後の晩期合併症を予測できるか

インターベンション術者にとって，治療部位に関連した晩期合併症（死亡，狭心症再発，再狭窄・閉塞，血栓症等）は，何としてでも避けたい事柄である。したがって，"治療部位の'仕上がり'から晩期合併症を予測できるか"ということについて，数々の臨床研究が行われ，この中でいくつかのパラメータが合併症の予測因子として役に立つという可能性が示唆されてきた。

ここで注意すべきなのは，これまでの臨床研究はいずれも後ろ向き（レトロスペクティブ）に行われたもので，運悪く合併症を起こした症例からさかのぼって"仕上がり"がどうであったかを調べたものであるため，これらのパラメータを実臨床＝前向き（プロスペクティブ）"にそのまま当てはめることができるかどうかはわからない。言い換えれば，パラメータだけがいけないのか，それとも手技が悪いのか，うまく仕上がらない病変そのものが悪いのか，そのような病変を持つ患者背景が悪いのか，わからないのである。この疑問に対する答えを得るには，病変，手技，患者背景でランダム化した前向き試験の結果を待たなければならないが，現時点では得られていない。したがってここでは，後ろ向き研究から得られた知見に基づいて議論することになるが，大事なのは，数値にはとらわれず，そこから得られる本質について深く考察することであろう。各自の考察がインターベンション治療の遠隔期成績向上の一助になると期待したい。

2. DES治療後の晩期合併症とOCT／OFDI

1）再狭窄・閉塞

薬剤溶出性ステント（DES）の登場により，ステント治療後の再狭窄・閉塞（restenosis）は劇的に減少したが，いまだ完全に克服されたわけではない。再狭窄・閉塞の要因として，ステント拡張不良が挙げられる。OCT／OFDIや剖検による研究では，最小ステント面積（MSA）$<4.5\sim5mm^2$が，再狭窄・閉塞と関連することが示唆されている。しかしながらこれらの数値は，

前後の参照血管径や病変部位（近位部または遠位部）を考慮せずに計算されたものであり，すべての治療部位に同一の数値を当てはめることは不適当であろう。ここで重要なのは，前後の参照血管径と比較して十分な血管拡張を得て，血流障害を生じさせないことである。

　ステントによる血管の拡張が重視される一方，"血管に対する過剰な損傷"も，再狭窄・閉塞の要因となる可能性がある。OCT/OFDIや剖検による研究では，冠動脈解離＞200μm（図1）や過剰な血管損傷（中膜断裂＞2.5mm）が，再狭窄・閉塞と関連することが示唆されている。ここでも数値が重要なわけではなく，DESを使用する限りにおいては，不必要な過拡張は害にすらなる可能性が示唆される。以上の考察から，DESの留置については，十分な拡張を得ることはもちろん，治療対象の血管径に対して適切なサイジングをすることが最適な結果を得るために重要であると考えられる。

2) 血管治癒遅延

　DES使用に伴い，血管内皮細胞治癒遅延やステントストラット被覆遅延（uncovered strut）による晩期のステント血栓症が問題となった。DESから溶出される薬剤はいずれも脂溶性であり，高度脂質プラークにDESが留置された場合，薬剤が長期にわたって残留し，血管治癒が遅延する（delayed healing）と考えられている。ステントストラットがプラーク内脂質に深く埋め込まれた場合，ステント内に押し出された脂質とそれによる血栓形成は，OCT/OFDIでirregular protrusion（図2，動画1〜2）として描出される。OCT/OFDIで観察されたirregular protrusionは遠隔期の冠動脈イベントと関連することが臨床試験で確認されているが，その対処法については，確立したものはない。irregular protrusionの再圧迫は，protrusionの程度を悪化させる可能性もある。irregular protrusionに対する適切な対応法につ

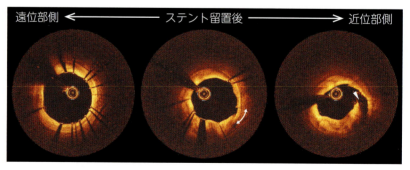

図1 ▶ ステント留置後の血管損傷

バルーン拡張後，DESを留置。OCTではステント遠位部の拡張は良好で血管損傷も認めなかったが，ステント中間部に小さな中膜断裂（矢印部），ステント近位部に解離（矢頭）を認めた。

いては，これからの研究が待たれる。

ステント留置直後の圧着不良（malapposition）（図3，動画3）もストラット被覆遅延の原因となりうる。しかしながら，いくつかの臨床試験の結果ではmallappositionの有害性について意見が分かれているため，mallappositionと晩期ステント合併症の関連は強いものではないと推測される。それでも，一部のmallappositionは晩期合併症の確率を上昇させる可能性を否定できない。高度石灰化病変におけるmallappositionは，ストラット被覆遅延が起こりやすく，注意が必要であると考えられる。

3）血管異常反応

DESの使用に伴い，ベアメタルステント（BMS）ではみられなかった血管の異常反応（hypersensitivity）が，ごく一部の症例でみられることが報告された。ステント留置部位に炎症性肉芽腫（granuloma）形成とフィブリン沈着（図4，動画4）を生じ，ステント血栓症の原因となりうる。hypersensitivity

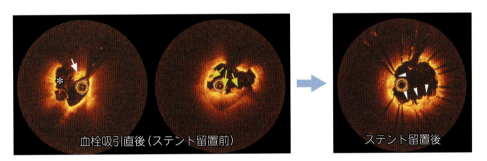

図2 ▶ ステント留置後のirregular protrusion
ST上昇型急性心筋梗塞例。血栓吸引後のOCTでプラークラプチャー後のcavity（＊）内に残存した棘状のコレステリン結晶（白矢印），血管内腔の血栓（黄矢印）を認めた（☞動画1）。ステント留置後には，ステント内に突出するirregular protrusion（矢頭）を認めた（☞動画2）。

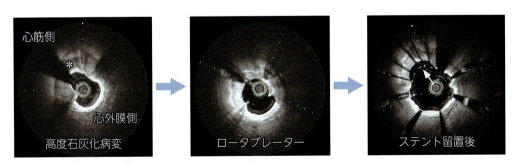

図3 ▶ ステント留置後のmalapposition
高度石灰化病変に対するインターベンション治療。OCTで心筋側の厚い偏在性石灰化による高度狭窄病変を認めた。拡張不良と石灰化対側の血管損傷を懸念してロータブレーターを使用したことで石灰化のボリュームを減らすことができた。ステント留置後には内腔の十分な拡張を得ることができたが，一部にステントストラットのmalapposition（矢印）を認めた。

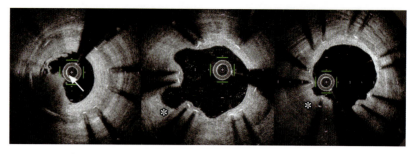

図4 ▶ DES留置後hypersensitivity
第一世代シロリムス溶出性ステント留置6年後。ステント血栓症およびST上昇型心筋梗塞の症例。血栓吸引後のOCTでステント内新鮮血栓（矢印）を認めた。ステント周囲に見られたやや輝度が低いheterogeneousな組織（＊）は炎症性肉芽腫（granuloma）とフィブリン蓄積と考えられ，hypersensitivity反応によるステント血栓症と考えられた。

は，DESに使用されているポリマーや薬剤に対するアレルギー反応の一種と考えられており，特定の患者に起こりうるが，ステント留置直後のOCT/OFDI所見から予測することは不可能と考えられる。

フォローアップ時のOCT/OFDIでhypersensitivityがみられた場合，その対処法についての統一意見は今のところないが，その患者に出血傾向がない場合には，長期の抗血小板2剤併用療法（DAPT）が望ましいと考えられる。ただし，第二世代以降のDESでは，hypersensitivity反応は，きわめて低くなっている。

4) ステント内動脈硬化（neoatherosclerosis）

ステント留置後の新生内膜内に新たな動脈硬化を生じることがわかり，neoatherosclerosisと定義された。neoatherosclerosisは，ステント留置後晩期の再狭窄や血栓症の原因となる。neoatherosclerosis形成の予測因子としては，ステント留置時のプラーク性状が関連すると示唆されており，thin-cap fibroatheroma（TCFA），プラークラプチャー，irregular protrusion（図2）がみられた場合に生じやすいとされる。これらの所見がみられた場合には，強力な抗脂質療法が必要と考えられる。

DES内のneoatherosclerosisはステント留置6カ月後から形成されるとされ，経時的に成長して臨床イベントにつながりうるが，DESのneoatherosclerosisでは脂質蓄積の量が少なく無症候性に進行するため，症候性イベントは前述の再狭窄・閉塞や血管治癒遅延によるもののほうが頻度は高いと考えられる。

3. BMS治療後の晩期合併症とOCT／OFDI

1) 再狭窄・閉塞

　DESと同様に，BMSの再狭窄・閉塞の要因として，ステント拡張不良が挙げられる。BMSの場合，新生内膜増殖が強いため，DESの場合よりステント拡張が重要である。OCT／OFDIによる研究では，最小ステント面積（MSA）＜5.6mm^{2}が，再狭窄・閉塞と関連することが報告されている。

　BMSの場合，脂質プラークに埋め込まれると炎症反応を惹起して再狭窄になる可能性が上昇する。したがって，BMS留置直後のOCT／OFDIでirregular protrusion（図2）が観察された場合には，再狭窄の可能性が高くなると考えられる。

2) ステント内動脈硬化 (neoatherosclerosis)

　DESの場合と同様に，BMSのneoatherosclerosis形成の予測因子としては，ステント留置時のプラークにTCFA，プラークラプチャー，irregular protrusion（図2）がみられた場合に生じやすいと考えられる。

　BMS内のneoatherosclerosisは，ステント留置2年後から形成されるとされ，経時的に成長する。BMSのneoatherosclerosisでは新生内膜量，脂質蓄積量ともに多く，症候性イベントにつながりやすい。BMS留置5年後以降の症候性イベントは，neoatherosclerosisに関連するものが大半と考えられる。

　DES，BMSの違いにより差異はあるが，①拡張不良による血流障害（under-expansion），②過剰な血管損傷（excessive injury），③高度脂質プラークへのステント留置（irregular protrusion），③ステント圧着不良（malapposition），がPCI治療後晩期合併症の予測因子として示唆される。

　OCT／OFDIの使用によって，血管内での定量的，定性的評価がある程度可能となったが，その情報をどのように臨床的に生かすか，特にカテーテルインターベンション治療戦略にどのように応用するかについては，現在のところ統一した見解はほとんどない。冠動脈の多様性を考えると，一定の閾値を決めて治療を画一的に選択できるとは考えにくい。しかし，それぞれの術者がOCT／OFDIの経験を積むことによって，インターベンション後の晩期合併症を減らせると筆者は信じている。

●文献

- Soeda T, et al:Incidence and Clinical Significance of Poststent Optical Coherence Tomography Findings:One-Year Follow-Up Study From a Multicenter Registry. Circulation. 2015;132(11):1020-9.
- Prati F, et al:Clinical Impact of OCT Findings During PCI:The CLI-OPCI II Study. JACC Cardiovasc Imaging. 2015;8(11):1297-305.
- Nakano M, et al:Human autopsy study of drug-eluting stents restenosis: histomorphological predictors and neointimal characteristics. Eur Heart J. 2013;34(42):3304-13.
- Nakano M, et al:Ex vivo assessment of vascular response to coronary stents by optical frequency domain imaging. JACC Cardiovasc Imaging. 2012;5(1):71-82.

17 晩期合併症の予測因子

③ 血管内視鏡

成瀬寛之，尾崎行男

　PCIに用いられてきた冠動脈造影検査は，狭窄度の判定には有用であるが，プラークや血栓の性状など病変部の詳細な評価は困難であった。血管内視鏡は病変部を直接観察できるため，冠動脈造影検査に比べて血栓や動脈硬化性の黄色プラークの検出に有用であることが急性冠症候群（ACS）などで報告されている[1,2]。また，正確な病態把握や治療効果判定ができることが示され[3,4]，新たなイメージングモダリティとして日常臨床で使用されるようになった。冠動脈内視鏡は血栓や黄色プラークの存在などの定性評価に優れ，まさに"seeing is believing"なデバイスである一方，良好なイメージを得るために血流除去の問題を含む技術的諸問題があり，必ずしも普及しているとは言い難い現状がある。

　PCIにおいて，ベアメタルステント（BMS）はバルーン拡張術後の急性冠閉塞や陰性リモデリングを抑制したが，新生内膜増殖による再狭窄症例を約30％に認めた。2004年に臨床応用された第一世代の薬剤溶出性ステント（DES）は，BMSに比べて再狭窄率を劇的に改善し，現代のPCIで不可欠なデバイスであることを確立した。しかし，再内皮化の遅延によりDES留置1年以降に超遅発性ステント血栓症（VLST）が発生することが新たな問題として報告された[5]。遅発性ステント血栓症（LST）の発生率は，0.4％〜1.4％/年と比較的低いが致死的イベントとなる可能性があり，予見することができればその臨床的意義は高い。ここでは，PCI後の晩期合併症であるLSTの危険因子とその評価における血管内視鏡の有用性について最近の知見を交えて解説する。

1. 遅発性ステント血栓症の危険因子

　ステントデザインおよび薬物療法の進歩にもかかわらず，DES留置後のLSTは発症している。様々な血管内デバイスを用いた検討によりLSTの発症に関与する危険因子がいくつか報告されている。

1) neoatherosclerosis

　BMSを留置して5～10年後に急性心筋梗塞を発症する症例があることは以前から報告されていた。当時の血管内視鏡を用いた検討では自然発症の急性心筋梗塞の責任病変と同様に，動脈硬化が進行し破綻した黄色プラーク上に形成された血栓が原因と考えられていた。いわゆるneoatherosclerosis（新生動脈硬化）である。Nakazawaらの病理学的検討では，DESとBMSはneoatherosclerosisの発症時期が異なることが報告されている[6]。DES症例は，留置後2年でneoatherosclerosisを認めた症例は29％であったのに対して，BMSは0％であり，BMSに比べてDESで動脈硬化の進行は速かった[6]。最近，LeeらはDES留置後にVLSTを発症した98例のOCT所見を検討している[7]。VLSTの発生機序で最も多かったのはneoatherosclerosis（34.7％）であり，ステント圧着不良（ISA）（33.7％），ステント被覆不良（24.5％）と続いた。CYPHER™（シロリムス溶出性ステント）などの第一世代DESでは，新生内膜による被覆不良がステント血栓症の最も重要な要因と考えられてきた。しかし第二世代DESでは，留置1年後の新生内膜によるステント被覆は比較的良好であることから異なる機序が考えられている。ステント留置部位に黄色プラークが存在し，そのプラークが破綻する，すなわちneoatherosclerosisが第二世代DESの遅発性ステント血栓症の主要なメカニズムと考えられる。neoatherosclerosisは数年かけて炎症反応とともにプラークが進展する場合と既存のlipid-richプラークが新生内膜で十分に覆われなかった場合の2つの機序が考えられる。

2) ステント圧着不良（ISA）

　筆者らは，DES植え込み直後および慢性期のステントストラットを，OCTを用いて経時的に観察した。その結果，ISAはDES植え込み直後から発生しているものがほとんどで（全ストラットの4.6％），植え込み直後にgood appositionのものが慢性期にISAになっているものはきわめて少ない（全ストラットの0.37％）ことを報告した（図1）[8]。また，スライスレベルの観察では全616スライスのうち，well apposedは548スライス，ISAは68スライスであったが，血栓形成はwell apposedの2％しか認められなかったのに対し，ISAでは20.6％に認め，遅発性ステント血栓症の発症にISAが寄与している可能性を強く示唆した（図2，表1）[8]。

　また，TaniwakiらはVLSTを発症した64例のOCT所見を詳細に観察し，発症機序について検討している[9]。最も高頻度に認めた所見はISA（34.5％）であり，neoatherosclerosis（27.6％），ステント被覆不良（12.1％），ステント拡張不良（6.9％）の順であった。さらに約55％の症例で複数の機序が

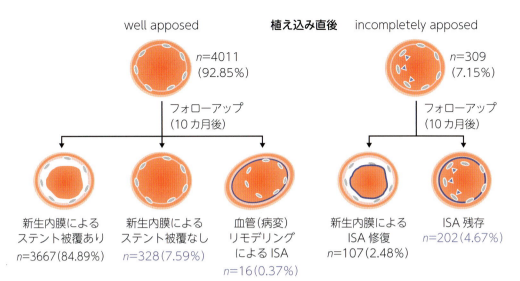

図1 ▶ ステントストラットの経時的変化　　　　　　　　　　　　（文献8より作成）

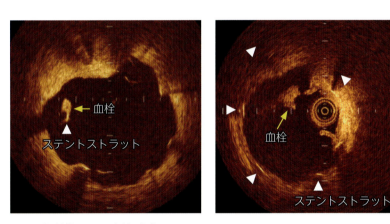

図2 ▶ 慢性期ISAと血栓形成　　　　　　　　　　　　　　　　　（文献8より引用）

表1 ▶ OCTによるwell apposed群とISA群の血栓発生率の比較

	well apposed 548 (89.0%)	ISA 68 (11.0%)	p値
血栓あり	11 (2.0%)	14 (20.6%)	<0.001
血栓なし	537 (98.0%)	54 (79.4%)	—

（文献8より引用）

VLSTの発症に関与し，単一の43％に比べて高かったことを報告した．最も多かった組み合わせはISAとステント被覆不良（29％）であり，ついでISAとneoatherosclerosis（26％）であった．つまりVLSTには複数の危険因子が

関与している可能性を示唆している。さらにステント圧着不良の水平方向の長さがステント血栓症の発症と関与していたが，垂直方向の長さ（血管壁からステントの距離）や圧着不良の面積は関係していないことも報告している。また新世代DESは初期DESと同様にステント圧着不良とステント被覆不良の組み合わせが多く，neoatherosclerosisの発症頻度も同じであった。圧着不良の原因としてはポジティブリモデリングや過敏性反応（hypersensitivity reaction）などの後天的ステント圧着不良とsuboptimal stentingによる持続的ステント圧着不良が考えられている。

3）ステント被覆不良

　第一世代DES時代からステント表面の新生内膜の被覆不良は指摘されており，ステント血栓症の原因として考えられてきた。CYPHER™留置約1年後の報告によれば，ステントがほとんど新生内膜に被覆されていない症例を多く認め，約40％で血栓の存在を認めた。これは，新生内膜によるステントの被覆過程や新生内膜の形成による破綻プラークの治癒過程が非常に悪いと考えられる。最近の血管内視鏡を用いた検討では，第二世代DESは第一世代DESに比べてステントの新生内膜の被覆は均一であり，プラークの黄色調や血栓の頻度はBMSと同程度であった[10]。

2．血管内視鏡による危険因子の評価

1）neoatherosclerosis

　第一世代DES〔CYPHER™またはTAXUS™（パクリタキセル溶出性ステント）〕留置1年後を血管内視鏡で観察した検討では，黄色プラークの存在，新生内膜によるステントの被覆不良およびTAXUS™の使用が血栓形成の重要な危険因子と報告されている[11]。さらに黄色プラークが存在し新生内膜によるステント被覆不良な症例は，白色プラークでステント被覆良好な症例に比べて血栓発生率が高値（42％ vs 2％）であった（表2）[1]。したがって，血管内視鏡によりプラーク色調およびステントの新生内膜による被覆状況を評価することは，その後のイベント予測に有用と考えられる。しかし，第二世代DESは第一世代DESに比べて新生内膜によるステントの被覆が良好とされている。そのため，第二世代DESでは新生内膜のステント被覆不良による血栓症発症は稀であり，新たなプラーク破綻がステント血栓症の機序と考えられている。すなわち，ステント留置部位の血管壁に黄色プラークが形成され，そのプラークが破綻すること（neoatherosclerosis）が遅発性ステント血栓症発症の主要なメカニズムと考えられている。さらに遅発性ステント狭窄は，プラーク形成後にプラークが破綻し血栓が形成され治癒していく過程で狭窄

表2 ▶ プラーク色調と新生内膜被覆状況による血栓発生率

プラーク色調	ステント被覆	血栓発生率（％）
白色	不良	19
白色	中等度	15
白色	良好	2
黄色	不良	42
黄色	中等度	40
黄色	良好	21

$p < 0.001$　　　　　　　　　　　　　　（文献11より作成）

が進行していくとされている．したがってステント留置部の新たな動脈硬化の進行，neoatherosclerosisは，DES留置数年後に生じる血栓症，再狭窄および死亡（very late stent failure）などのイベントと密接に関係していると考えられる．

DES留置後の動脈硬化の進行を評価することは，遅発性ステント血栓症を含めたイベント予測に有用と考えられている．UedaらによるDESNOTE studyでは，DESを留置した360例に対してステント留置1年後に血管内視鏡を行い，心臓死，急性心筋梗塞または不安定狭心症の発症，再血行再建術の施行などのイベント発生との関係を検討している[12]．ステント留置1年後の時点でステント留置部位に黄色プラークを認めた群と認めなかった群を比較すると，黄色プラークを認めた群でステント留置と関与したと考えられる心臓死やACSの発症および再血行再建術（TLR）施行の頻度が黄色プラークを認めなかった群に比べて有意に高かった[12]．さらに，DESNOTE studyでは，スタチンを使用しないことにより心臓死，急性心筋梗塞または不安定狭心症の発症，再血行再建術の施行などのイベントリスクが約3倍となり，観察期間中にLDLコレステロールをより低下させることがイベント発生率の低下につながることを報告している．したがって，DES留置後の動脈硬化病変の存在とLDLコレステロール上昇を介した病変進行がその後のイベント発生に重要な役割をはたしていると考えられる．

2）ステント圧着不良

DES留置後に血管異常反応による後天性ステント圧着不良が起こり，VLSTでその頻度が高いことがIVUSを用いた臨床試験で明らかにされている．またDES留置12カ月後の冠動脈造影で造影剤のステント周囲滲み出し像，いわゆるperi-stent contrast staining（PSS），がVLSTと関係する可能性も示唆されている[13]．一方，筆者らはシロリムス溶出性ステント807例

を5年追跡し，糖尿病，腎不全，不安定狭心症，大伏在静脈（SVG），ステントが長いことに加え，PSSがMACEと関連し，さらにPSSが統計的に有意にVLSTに関与することを報告した[14]。また，血管内視鏡による検討では，PSS症例は非PSS症例に比べてステント被覆不良と血栓の頻度が有意に高く，黄色プラークの出現が高い傾向にあった。そのため冠動脈造影やIVUSでISAを認める症例に対して血管内視鏡を行い，遅発性ステント血栓症のリスクを総合的に評価することが重要と考えられる。

3) ステント被覆不良

ステント被覆不良が30％を超える群は，被覆良好群に比べて血栓の発生率は約9倍となり，遅発性ステント血栓症の重要な危険因子と考えられている[15]。血管内視鏡はステント被覆状況を3段階に分類することができるため，遅発性ステント血栓症のリスク層別化に有用なデバイスと考えられる。最近，血管内視鏡の解像度は改良され，ステントストラットをより鮮明に観察できるようになった（動画1＊）。しかし，新生内膜による被覆が良好な第二世代DESが主流となった現在のPCIでは，被覆不良の程度および頻度は減少していくかもしれない。

＊：遠位部に第二世代DESを留置した後の慢性期の内視鏡像。その近位部に新規病変が出現したため，新たに第三世代DESを留置し，その留置直後に血管内視鏡による観察を施行した。既に留置した第二世代DESの近位部，新たに留置した第三世代DESの遠位部に2箇所の血栓を認める。ただし，本症例はVLSTなどのイベントを起こした症例ではなく，新規病変により労作性狭心症を起こした症例である。新たに植え込んだDES内においては，血管内視鏡でステントストラットを良好に観察できる。

3．危険因子に対する治療介入

neoatherosclerosis，ISAおよびステント被覆不良は遅発性ステント血栓症の危険因子と考えられており，積極的な治療介入が必要と考えられる。スタチン投与によるプラークの経時的変化を検討した結果では，スタチン投与により血管内視鏡で黄色プラークの消失およびIVUSでプラークの退縮が確認されている[16]。CREDO-Kyoto registryやDESNOTE studyでは，スタチン投与による遅発性ステント血栓症などのイベント低下が報告されている。またDESを留置する際は，IVUSにてステントの拡張および圧着不良の有無を確認することが重要である。現在は第二世代DESが主流であり，第一世代DESでみられた新生内膜のステント被覆不良は大きな問題となることは少ないと思われる。しかし，第二世代以降のDES間でステント被覆状況が異なることが報告されており，注意が必要である[17]。

neoatherosclerosis, ISAおよびステント被覆不良は，遅発性ステント血栓症の重要な危険因子と考えられている．第二世代DESが主流となった現代ではneoatherosclerosisが特に重要と考えられる．血管内視鏡でDES留置部に黄色プラークを認める症例はイベント発生率が高く，抗血小板療法に加えスタチンやPCSK9（ヒトプロ蛋白質転換酵素サブチリシン／ケキシン9型）阻害薬による積極的な治療介入が必要と考えられる．

●文献

1) Mizuno K, et al：New percutaneoustransluminal coronary angioscope. J Am Coll Cardiol. 1989；13(2)：363-8.
2) Siegel RJ, et al：Histopathologic validation of angioscopy and intravascular ultrasound. Circulation 1991；84(1)：109-17.
3) Mizuno K, et al：Angioscopic evaluation of coronary-artery thrombi in acute coronary syndromes. N Engl J Med. 1992；326(5)：287-91.
4) White CJ, et al：Percutaneous coronary angioscopy in patients with restenosis after coronary angioplasty. J AmColl Cardiol. 1991；17(6 Suppl B)：46B-49B.
5) McFadden EP, et al：Late thrombosis in drug-eluting coronary stents after discontinuation of antiplatelet therapy. Lancet. 2004；364(9444)：1519-21.
6) Nakazawa G, et al：The pathology of neoatherosclerosis in human coronary implants bare-metal and drug-eluting stents. J Am Coll Cardiol. 2011；57(11)：1314-22.
7) Lee SY, et al：Characteristics of Earlier Versus Delayed Presentation of Very Late Drug-Eluting Stent Thrombosis：An Optical Coherence Tomographic Study. J Am Heart Assoc. 2017；6(4). pii：e005386.
8) Ozaki Y, et al：The fate of incomplete stent apposition with drug-eluting stents：an optical coherence tomography-based natural history study. Eur Heart J. 2010；31(12)：1470-6.
9) Taniwaki M, et al：Mechanisms of Very Late Drug-Eluting Stent Thrombosis Assessed by Optical Coherence Tomography. Circulation. 2016；133(7)：650-60.
10) Dai K, et al：Comparison of Chronic Angioscopic Findings of Bare Metal Stents, 1st-Generation Drug-Eluting Stents and 2nd-Generation Drug-Eluting Stents- Multicenter Study of Intra-Coronary Angioscopy After Stent (MICASA). Circ J. 2016；80(9)：1916-21.
11) Higo T, et al：Risk of in-stent thrombus formation at one year after drug-eluting stent implantation. Thromb Res. 2011；128(5)：431-4.
12) Ueda Y, et al：In-Stent Yellow Plaque at 1 Year After Implantation Is Associated With Future Event of Very Late Stent Failure：The DESNOTE Study (Detect the Event of Very late Stent Failure From the Drug-Eluting Stent Not Well Covered by Neointima Determined by Angioscopy). JACC Cardiovasc Interv. 2015；8(6)：814-821.
13) Imai M, et al：Incidence, risk factors, and clinical sequelae of angiographic peri-stent contrast staining after sirolimus-eluting stent implantation. Circulation. 2011；123(21)：2382-91.

14) Ozaki Y, et al:Fate and clinical significance of angiographically visible stent malapposition (peri-stent contrast staining) after drug-eluting stent implantation: an long-term clinical follow-up study. Asia Intervention. 2015;1(1):48-56.
15) Finn AV, et al:Pathological correlates of late drug-eluting stent thrombosis: strut coverage as a marker of endothelialization. Circulation. 2007;115(18):2435-41.
16) Hirayama A, et al:Qualitative and quantitative changes in coronary plaque associated with atorvastatin therapy. Circ J. 2009;73(4):718-25.
17) Nishimoto Y, et al:Angioscopic Comparison of Resolute and Endeavor Zotarolimus-Eluting Stents. Circ J. 2016;80(3):650-6.

18 血管内イメージングによる予後予測と予後改善効果

IVUSおよびOCT／OFDI

大倉宏之

血管内イメージングは，至適なPCIを行うために有効であると同時に，プラークの性状を評価することによってその予後を予測することも可能である。

1. 血管内イメージングによる予後予測

1）グレースケールIVUS：ポジティブリモデリングと減衰プラーク

グレースケールIVUSにより得られる予後と関連する所見は，ポジティブ（陽性）リモデリング（以下，PR）と減衰プラーク（以下，AP）である（図1）。PRとは，冠動脈に動脈硬化病変が進行すると，血管全体が拡大することによってプラークの増加を代償する現象である。プラークが血管全体の40％以上を占めると，それ以上の代償性に血管が拡大することができなくなる。その結果，内腔狭窄やさらに線維性被膜の菲薄化を伴ってプラーク破裂から急性冠症候群（ACS）に至る。したがって，PRを呈する病変はACSやST上昇型急性心筋梗塞に多く認められる。一方，冠動脈狭窄は必ずしも"プラーク蓄積からPR"という過程を経て進行する場合だけではない。プラークの蓄積が少ないにもかかわらず，血管サイズが小さくなること〔ネガティブ（陰性）リモデリング〕によって冠動脈狭窄をきたしうる。このような病変は安定狭心症

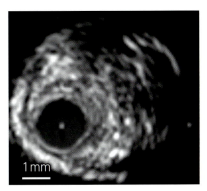 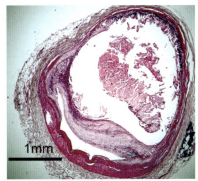

図1 ▶ 減衰プラーク（AP）
IVUSでAPを認める病変とその病理組織像。APを有する部分には巨大な壊死性コアが認められる。

に多い．PCI前に，IVUSにより冠動脈リモデリング様式を評価することができる．責任病変における冠動脈の血管断面積（EEM CSA）が近位対照部位のEEM CSAより大きい場合（あるいは近位部と遠位部の対照部位のEEM CSAの平均値×1.05を超える場合），その病変はPRを呈していると診断する．PCI前にPRを呈していた病変に対する経皮的古典的バルーン血管形成術（POBA），もしくは方向性冠動脈粥腫切除術（DCA）後の再血行再建率は，有意に高率である[1]．なぜか？ それは，既にPRをきたした血管はPOBA/DCA後の内膜増殖を血管の拡大によって代償できないからである（図2）[2]．一方，PRしていない血管は，たとえPOBAによって血管に損傷ができ，内膜増殖が起きたとしても，血管の拡大により代償する余地が残されているからである．

ステント留置後も同様である．PRを呈している病変では，金属ステント留置後の再狭窄，再血行再建率は高い[3]．ただし，薬剤溶出性ステント（DES）留置後は血管のリモデリングの影響は少ないとされる．

APはステント留置時のスローフロー／ノーリフローをきたしやすい病変として認識されている[4]．長期予後と関連するとの報告もあるが，急性期に血栓吸引や冠拡張薬を使用して血流改善が得られれば，APのない病変と同様である（図3）[5]．これらPRやAPは，いわゆる不安定プラークの特徴でもある．不安定プラークを有する例では，たとえその病変が適切に治療されたとしても，長期予後は不良である（図4）[6]．

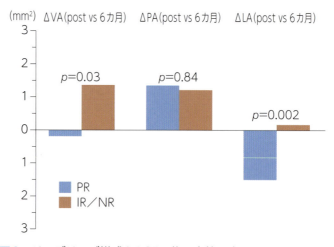

図2 ▶ リモデリング様式とPOBA後の血管反応
PR例と非PR例（IR／NR）と比較して，POBA後のplaque area（PA）は同程度に増加するが，vessel area（VA）は増加せず，その結果lumen area（LA）は小さくなる．

（文献2より転載）

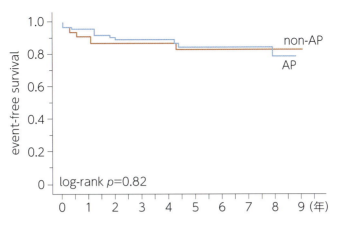

図3 ▶ 減衰プラーク（AP）の有無と長期予後
APを認めた例と認めなかった例（non-AP）の長期予後は同等であった。

（文献5より転載）

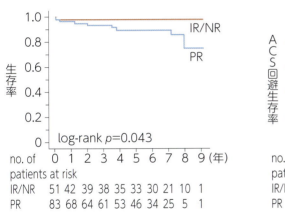
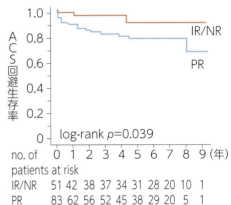

図4 ▶ ACSの責任病変における陽性リモデリングの有無と長期予後
ACSの責任病変に陽性リモデリング（PR）を認めた例と認めなかった例（IR/NR）の長期予後を比較すると，生存率，ACS回避生存率ともにPRのほうが低かった。

（文献6より転載）

非有意狭窄病変で保存的加療を選択した場合でも，PRやAPを認める病変の長期予後は不良である。

2）IVUS組織性状診断

PROSPECT studyは，virtual histology（VH）-IVUSを用いてACSの非責任病変を観察し，その後のイベントとの関連を検討した結果，その予測因子は，IVUSによる最小内腔断面積（MLA＜4.0mm^2），プラーク量（％PA＞70％），そしてthin-cap fibroatheroma（TCFA）の存在であった[7]。本試験では，予後予測因子の中にPRは含まれていなかった点が，他の報告

と異なる点である[8]。

integrated backscatter (IB)-IVUSを用いて，狭心症患者140例のACS発症の有無を検討した報告がある[9]。ACSの予測因子は，plaque burden，remodeling index，％lipid areaが大きく，％fibrosis areaが小さかったことであった。％lipid areaが大きい病変は，OCTの比較ではほぼTCFAに相当する[10]。

3) OCT／OFDI

OCT／OFDIによる不安定プラークの所見（TCFA，マイクロチャネル，血栓，プラーク破綻）は，IVUS同様に将来のイベント予測に有用であると考えられる。

ステント留置後の再狭窄やイベントの予測には，MSAとtissue protrusionの存在が挙げられる[11]。ステント留置術を受けた900病変について，ステント留置後のOCT所見と1年後の予後を比較した結果，MSAが小さいこと（DES＜5.0mm^2，BMS＜5.6mm^2）とステント内の不整な逸脱（irregular protrusion）の存在がデバイス関連の臨床転機［心臓死，標的血管に関連した心筋梗塞，再血行再建術（TLR），ステント血栓症］の予測因子であった。

2. 血管内イメージングによる予後改善

1) IVUSガイド下PCI

血管内イメージングによる予後改善には，大きく2通りの方法がある。1つは，周術期の合併症を回避する，もしくは適切に対応することである。もう1つは，至適なエンドポイントを得ることによって，長期成績を改善することである。これまでに数多くのIVUSと血管造影を比較した試験が報告されている。メタ解析の結果では，IVUSガイドは血管造影ガイドと比較して，死亡，心筋梗塞，再血行再建を有意に減らすことが示されている[12]。

2) OCT／OFDIガイド下PCI

OPINION trialでは，約800例の虚血性心疾患患者をOFDIガイドとIVUSガイドにランダム化し，ステント留置術を行った。12カ月後のtarget vessel failure（心臓死，標的血管に関連した心筋梗塞，虚血による標的血管再血行再建）には両群間に差を認めなかったとの結果であった[13]。OCT／OFDIガイドは，IVUSガイドと同様に長期予後を改善させる可能性がある。

●文献

1) Dangas G, et al：Preintervention arterial remodeling as an independent predictor of target-lesion revascularization after nonstent coronary intervention：an analysis of 777 lesions with intravascular ultrasound imaging. Circulation. 1999；99(24)：3149-54.

2) Okura H, et al：Impact of pre-interventional arterial remodeling on subsequent vessel behavior after balloon angioplasty：A serial intravascular ultrasound study. J Am Coll Cardiol. 2001；38(7)：2001-5.

3) Okura H, et al：Preintervention arterial remodeling affects clinical outcome following stenting：an intravascular ultrasound study. J Am Coll Cardiol. 2001；37(4)：1031-5.

4) Okura H, et al：Atherosclerotic plaque with ultrasonic attenuation affects coronary reflow and infarct size in patients with acute coronary syndrome：an intravascular Password doesn't contain special characters, Password doesn't contain upper case charactersultrasound study. Circ J. 2007；71(5)：648-53.

5) Okura H, et al：Long-term prognostic impact of the attenuated plaque in patients with acute coronary syndrome. Heart Vessels. 2016；31(1)：23-8.

6) Okura H, et al：Culprit lesion remodelling and long-term prognosis in patients with acute coronary syndrome：an intravascular ultrasound study. Eur Heart J Cardiovasc Imaging. 2013；14(8)：758-64.

7) Stone GW, et al ; PROSPECT Investigators：A prospective natural-history study of coronary atherosclerosis. N Engl J Med. 2011；364(3)：226-35.

8) Okura H：A natural-history study of coronary disease. N Engl J Med. 2011；364(15)：1470-1；author reply 1471-2.

9) Sano K, et al：Assessment of vulnerable plaques causing acute coronary syndrome using integrated backscatter intravascular ultrasound. J Am Coll Cardiol. 2006；47(4)：734-41.

10) Miyamoto Y, et al：Plaque characteristics of thin-cap fibroatheroma evaluated by OCT and IVUS. JACC Cardiovasc Imaging. 2011；4(6)：638-46.

11) Soeda T, et al：Incidence and Clinical Significance of Poststent Optical Coherence Tomography Findings：One-Year Follow-Up Study From a Multicenter Registry. Circulation. 2015；132(8)：1020-9.

12) Ahn JM, et al：Meta-analysis of outcomes after intravascular ultrasound-guided versus angiography-guided drug-eluting stent implantation in 26,503 patients enrolled in three randomized trials and 14 observational studies. Am J Cardiol. 2014；113(8)：1338-47.

13) Kubo T, et al ; OPINION Investigators：Optical frequency domain imaging vs. intravascular ultrasound in percutaneous coronary intervention (OPINION trial)：one-year angiographic and clinical results. Eur Heart J. 2017；38(42)：3139-3147.

19 薬物療法の効果

① IVUS

川崎雅規

IVUSの進歩により，冠動脈内腔の大きさのみならず血管壁の情報が得られ，それまで冠動脈造影によって映し出される血管内腔のシルエットだけで評価されていた虚血性心疾患の病態把握は飛躍的に進歩を遂げた。近年，IVUSは大規模臨床試験における各種薬剤の効果判定にも積極的に用いられ，PCIの治療戦略の決定や冠動脈疾患の病態解明などに欠かせない装置となった。さらに，超音波信号を数学的手法で解析し，冠動脈プラークの組織性状診断を可能としたintegrated backscatter (IB)-IVUS等の技術を用いれば，急性冠症候群（ACS）を発症しやすい不安定プラークの特徴を診断することが可能となった。ここでは，薬物療法の効果判定におけるIVUSの臨床的有用性を概説する。

1. 冠動脈プラークにもたらすスタチンの効果：欧米の臨床試験

IVUSを用いると冠動脈プラークの体積や組織性状の変化が評価できるため，薬物療法の効果判定としては，主に動脈硬化リスクファクターに対する薬物療法のエビデンスが多く報告されている。代表的な臨床試験は米国で施行されたREVERSAL trialで，安定狭心症患者502例がプラバスタチン40mg/日投与群とアトルバスタチン80mg/日投与群に無作為に割り当てられ，投与前と投与18カ月後のプラーク体積の変化が比較された[1]。プラバスタチン群ではLDLコレステロール（以下，LDL-C）値は投与前の150mg/dLから110mg/dLに低下し，アトルバスタチン群では150mg/dLから79mg/dLに低下した。プラーク体積はプラバスタチン群では有意に2.7%増加したが（$p=0.001$），アトルバスタチン群では有意差は認められなかった（-0.4%，$p=0.98$）。LDL-C値の変化率とプラーク体積の変化に相関が認められ，アトルバスタチン群でLDL-C値が45%以上減少する患者でプラーク体積の退縮が認められた。

2. "欧米人と日本人の特徴は異なる"という注意点

日本人の虚血性心疾患の発症率は欧米人と比較して1/3程度であり，欧米人を対象とした大規模臨床試験の結果をそのまま日本人に当てはめることが疑問視されていた。しかし，2000年代初頭までは日本人を対象とした大規模臨床試験が確立されていなかったため，欧米人の結果を参考にする以外に方法がなかった。2003年以降になると，日本人を対象とした大規模臨床試験の結果が揃い始めた。Haywardらは，人種間の相違に加え，各臨床試験の実薬群と偽薬群を同等に回帰直線で結ぶのではなく（図1A），投薬による有効性は臨床試験を個別に評価しなければならないことを示した[2]（図1B）。しかも，図1はLDL-C値が低くなればなるほど，それを低下させることによる有益性が減少することも示している。さらに日本人における臨床試験の結果をプロットすると，日本人においてはLDL-C値を100mg/dL以下に低下させても，

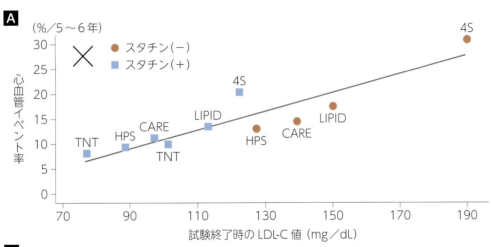

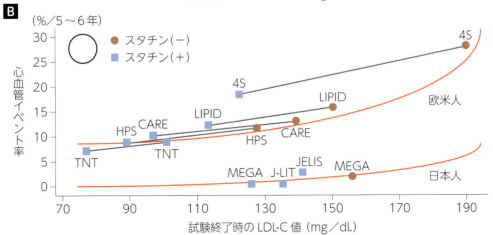

図1 ▶ スタチンによるLDL-C低下療法の効果の違い　　　　　（文献3～5より作成）

LDL-C低下療法の有益性は限定的であることも示している[3~5]。CREDO-Kyoto registryの結果では，二次予防患者でさえLDL-C値100〜119mg/dLと比較して80〜99mg/dLの動脈硬化性心疾患の発症は減少しないし[6]，80〜99mg/dLと比較して80mg/dL以下の発症も減少しない[6]。また，スタチンを内服していればLDL-C値50〜150mg/dLの患者において冠動脈疾患の発症率は変わらないという報告もある[7]。

米国のREVERSAL trialでは，LDL-C低下療法における冠動脈プラークの退縮の可能性が示唆されたが[1]，冠動脈疾患の抑制のためには冠動脈プラークは退縮させなければならないのかという問題も提起される。von Birgelenらの報告を用いてプラーク面積増加率0%のところにカットオフを設け，冠動脈プラーク面積は減少しないと冠動脈疾患が増えてしまうと結論付けるのは早急である（図2）[8]。von Birgelenらの報告を参照して，筆者が独自にROCカーブ解析で冠動脈疾患を発症する群と発症しない群を区別する最適なカットオフを求めると，年間＋12%である。von Birgelenらの報告を根拠とするならば「年間＋12%の以下の増加に抑える必要がある」となる。日本人の臨床試験ではDohiらの報告がある[9]。同様にこの報告を参照して筆者が独自にROCカーブ解析で冠動脈疾患を発症する群と発症しない群を区別する最適なカットオフを求めると，そのカットオフは＋3%／1736日であり，日本人の場合，冠動脈プラークの進展は「＋3%／1736日以下の増加に抑える必要がある」と結論付けることができる（図3）[9]。このカットオフ値を用いた

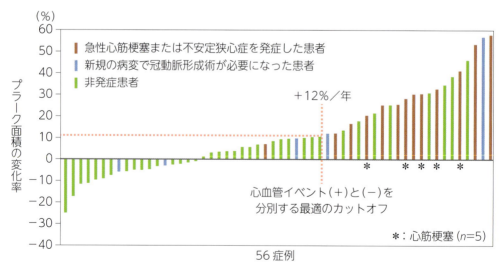

図2 ▶ 冠動脈プラーク面積の変化率と心血管イベントの発症の関連（欧米のデータ）

（文献8より作成）

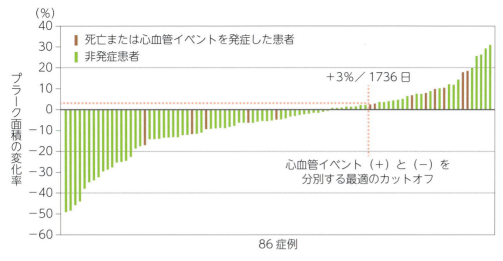

図3 ▶ 冠動脈プラーク面積の変化率と心血管イベントの発症の関連（日本のデータ）

（文献9より作成）

表1 ▶ 冠動脈プラーク体積率の変化と心血管イベント発症の関連

エンドポイント	オッズ比（95% CI）	p値
心臓死／心筋梗塞／冠動脈形成術の再試行	1.20 (1.10-1.31)	<0.001
心臓死	0.49 (0.12-1.95)	0.31
心筋梗塞	0.98 (0.73-1.32)	0.9
冠動脈形成術の再試行	1.20 (1.10-1.31)	<0.001

オッズ比は冠動脈プラーク体積率が標準偏差分変化した場合の値。 （文献10より引用）

時の感度は62％，特異度は74％，ROCカーブ下面積は0.67であり，それほど鋭敏な指標ではないこともわかる。また，Nichollosらの報告を根拠にして「冠動脈プラーク面積が減少すると，心臓死，心筋梗塞，冠動脈形成術の再試行の複合エンドポイントが減少する」と結論付けるのも早急である(表1)[10]。Nichollosらの報告の原文を参照すると，表1のように複合エンドポイントは減少しても，個別のエンドポイントである"心臓死，心筋梗塞"は減少していない。冠動脈プラークの体積が増すと冠動脈形成術の再試行が増えるという，当たり前のことを示しているだけである。

3. 薬物療法の効果をIVUSで解析する際の注意点

図4において，Aで示された冠動脈プラークをトレースする場合，一見ほとんど同じトレースと思われるBとCの画像で，プラーク面積はBで7.66mm^2，Cで7.45mm^{2}と約2.7％の違いがある。肉眼ではBとCのプラークのどちらのプラークが大きいか判断できないほどでも数％の違いがあることになる。様々な臨床試験では統計学的に数％の違いで有益とされるが，「実臨床でどれほど有益であるか」とはまったく別次元のことであることは十分留意するべきであるし，薬物療法の効果判定の臨床試験をIVUSを用いて行う場合は，"バイアス"が入り込まないよう"厳重に管理された二重盲検化"が必要である。動画では少し編集しただけでプラーク面積が6.34mm^{2}から6.16mm^{2}へと2.8％減少し，％プラーク面積割合が55.2％から54.5％へ1.3％減少している点に注目して頂きたい（動画1）。そして，冠動脈プラークの体積の変化はあくまでも代用マーカーであり，ハードエンドポイントを結論とした臨床試験こそが重要である点にも留意するべきである。

4. 冠動脈プラークにもたらすスタチンの効果：日本人の臨床試験

ELAN studyではACSの患者20例に対してLDL-C値が100mg/dL以下に低下するようロスバスタチンを2.5～5mg/日・6カ月間投与し，責任部位から5mm以上離れた冠動脈部位が観察された[11]。LDL-C値は117±34mg/dLから73±19mg/dLに低下し，内腔体積の有意な増加とプラーク体積の有意な減少が確認された。線維成分の体積は変化しなかったが，脂質成分の体積が有意に減少し，プラーク体積の減少は脂質成分の減少によることが示唆された。興味深いことに，LDL-C値の低下の程度と脂質成分の減少の程度の間には相関は認められなかった。一方，ロスバスタチン投与前のLDL-C値が高いほど，投与後の脂質成分の体積の減少は大きかった。

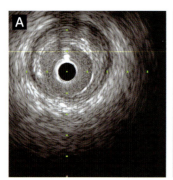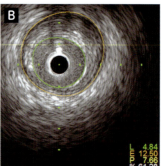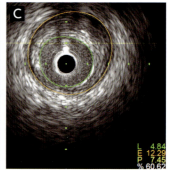

図4 ▶ 冠動脈プラークの面積や比率の計測の実際

欧米人を対象に行われたREVERSAL trialではプラバスタチンやアトルバスタチンの投与でLDL-C値が減少するほどプラーク体積は減少したが[1]，ロスバスタチンを用いて日本人を対象に行われたJAPAN-ACS studyではプラーク体積の減少の程度はLDL-C値の低下の程度や投与前のLDL-C値との間には相関は認められなかった[12]。これらの結果から，冠動脈疾患に対するLDL-C低下療法の欧米のエビデンスを，単純に日本人に当てはめることはできないことが示唆される。

IB-IVUSでは1秒間に30断面の画像が得られるため，3次元解析が進んでいる。スタチンの効果に関する3次元解析では，安定狭心症患者においてアトルバスタチン20mg/日・6カ月間の投与により，プラークの体積に変化はなかったが脂質成分は平均25%減少し，線維成分は平均15%増加したことが報告された[13]。すなわち，スタチンによる脂質低下療法では，プラークの体積が変化する前から脂質成分が減少し線維成分が増加することにより，プラークが安定化していることが示唆された。

IVUSは大規模臨床試験で各種薬剤の効果判定にも積極的に用いられ，PCI治療戦略の決定や動脈硬化の病態解明などに欠かせない装置となった。しかしIVUS画像上のプラーク体積のみで冠動脈硬化を評価する時代は終わり，病変の評価に組織性状も考慮すべき時代が到来している。経皮的冠動脈形成術（PTCA）の対象となる病変の治療のみでは，責任病変からの不安定狭心症は抑制できても（$p=0.028$），死亡（$p=0.79$）や非責任病変からのACSの発症（$p=0.17$）を抑制できないことが明らかになっているように[14]，薬物治療の効果を局所のみで判定するのではなく全身の動脈硬化の一部として患者全体を診ることも重要である。

● 文献

1) Nissen SE, et al : Effect of intensive compared with moderate lipid-lowering therapy on progression of coronary atherosclerosis : a randomized controlled trial. JAMA. 2004 ; 291(9) : 1071-80.
2) Hayward RA, et al : Narrative review : lack of evidence for recommended low-density lipoprotein treatment targets : a solvable problem. Ann Intern Med. 2006 ; 145(7) : 520-30.
3) Nakamura H, et al ; MEGA Study Group : Primary prevention of cardiovascular

disease with pravastatin in Japan (MEGA Study): a prospective randomised controlled trial. Lancet. 2006;368(9542):1155-63.

4) Matsuzaki M, et al;J-LIT Study Group. Japan Lipid Intervention Trial:Large scale cohort study of the relationship between serum cholesterol concentration and coronary events with low-dose simvastatin therapy in Japanese patients with hypercholesterolemia. Circ J. 2002;66(12):1087-95.

5) Yokoyama M, et al;Japan EPA lipid intervention study (JELIS) Investigators:Effects of eicosapentaenoic acid on major coronary events in hypercholesterolaemic patients (JELIS):a randomised open-label, blinded endpoint analysis. Lancet. 2007;369(9567):1090-8.

6) Natsuaki M, et al;CREDO-Kyoto PCI/CABG registry cohort-2 investigators:Intensity of statin therapy, achieved low-density lipoprotein cholesterol levels and cardiovascular outcomes in Japanese patients after coronary revascularization. Perspectives from the CREDO-Kyoto registry cohort-2. Circ J. 2012;76(6):1369-79.

7) Sakamoto T, et al:"Just make it lower" Is an alternative strategy of lipid-lowering therapy with statins in Japanese patients: LDL-cholesterol:the lower, the better;is it true for Asians? (Con). Circ J. 2010;74(8):1731-41.

8) von Birgelen C, et al:Relationship between cardiovascular risk as predicted by established risk scores versus plaque progression as measured by serial intravascular ultrasound in left main coronary arteries. Circulation. 2004; 110(12):1579-85.

9) Dohi T, et al:Plaque regression determined by intravascular ultrasound predicts long-term outcomes of patients with acute coronary syndrome. J Atheroscler Thromb 2011;18(3):231-9.

10) Nichollos SJ, et al:Intravascular ultrasound-derived measures of coronary atherosclerotic plaque burden and clinical outcome. J Am Coll Cardiol. 2010; 55(21):2399-407.

11) Otagiri K, et al:Early intervention with rosuvastatin decreases the lipid components of the plaque in acute coronary syndrome:analysis using integrated backscatter IVUS (ELAN study). Circ J. 2011;75(3):633-41.

12) Hiro T, et al;JAPAN-ACS Investigators:Effect of intensive statin therapy on regression of coronary atherosclerosis in patients with acute coronary syndrome:a multicenter randomized trial evaluated by volumetric intravascular ultrasound using pitavastatin versus atorvastatin (JAPAN-ACS [Japan assessment of pitavastatin and atorvastatin in acute coronary syndrome] study). J Am Coll Cardiol. 2009;54(54):293-302.

13) Kawasaki M, et al:Volumetric quantitative analysis of tissue characteristics of coronary plaques after statin therapy using three-dimensional integrated backscatter intravascular ultrasound. J Am Coll Cardiol. 2005;45(12):1946-53.

14) Nishigaki K, et al;Japanese Stable Angina Pectoris Study Investigators:Percutaneous coronary intervention plus medical therapy reduces the incidence of acute coronary syndrome more effectively than initial medical therapy only among patients with low-risk coronary artery disease a randomized, comparative, multicenter study. JACC Cardiovasc Interv. 2008;1(5):469-79.

19 薬物療法の効果

② OCT／OFDI

角田恒和，米津太志

　これまで，頸動脈エコーやIVUSといった血管イメージングはスタチンなどの薬物療法の効果を評価するために利用されてきた。特にIVUSによる冠動脈プラーク容積の変化は，薬剤が心血管にもたらす効果を定量的に評価するサロゲートマーカーとされている。しかしながら，IVUSで評価するプラーク容積の変化量は絶対値としては小さく，プラーク容積の比率（％プラーク容積）でいうとせいぜい年率平均で1％未満の変化である。ただし，この程度のプラーク量の変化でも直接的にその後の予後と関連が示されており[1]，特に種々の脂質降下療法の効果判定の指標として確立されている。OCT／OFDIはIVUSと同様に冠動脈を詳細に観察するイメージングモダリティとして使用されているが，プラークの性状によっては信号が減衰してプラーク全体を描出することが困難なこともある。したがって，IVUSと比較すると全体のプラーク量を評価するのにはあまり向いてはいないが，その代わりにOCT／OFDIはIVUSの約10倍と言われる高い解像度とプラーク成分を分類する能力を有しており，IVUSでは評価しえない微小構造の変化やプラークの質的な変化をとらえることができる可能性がある。そういった特徴を生かしていくつか報告もされつつある。

1. スタチンとOCT／OFDI所見

　前述のように，薬剤のプラークへの影響をみる際，IVUSは主にプラーク量を評価するために使われ，OCT／OFDIは主にIVUSでは評価することができないプラークの質的な評価に用いられる。特に，OCT／OFDIは脂質性プラークの線維性皮膜の厚み（fibrous cap thickness：FCT）を評価することができる。FCTは，プラークの不安定性を示す重要な所見の1つである。Houらは，冠動脈疾患を有する患者のPCIの適応とならない中等度病変をOCTで観察し，強化スタチン群（アトルバスタチン60mg）とコントロール群（アトルバスタチン20mg）にランダム化割り付けをして，その6カ月後，12カ月後のOCTを比較検討した[2]。強化スタチン群，コントロール群とも

にベースラインから6カ月でFCTは厚くなっており，両群を比較すると明らかに強化スタチン群でFCTは厚かった（図1）。また，6カ月後から12カ月後への変化は両群とも統計学的に有意とは言えず，スタチンによる線維性皮膜の安定化は主に6カ月以内に起こることが示唆された。また，このデータの中で性別による違いも検討しており，男性においてはFCTの増加率は明らかに強化スタチン群で多かったが，女性ではアトルバスタチン60mgと20mgで明らかな差はなく，高用量スタチンは特に男性において有効であることが示唆された[3]。また，Komukaiらも同様にアトルバスタチン20mgと5mgで不安定狭心症患者の非責任病変におけるOCT所見の12カ月後の変化を比較しており，FCTの増加は高用量群で明らかに大きく，FCTの増加量はLDLコレステロール（以下，LDL-C），高感度CRP，MMP-9の変化量と有意な相関を示すことを報告した[4]。一方，TakaradaらはST上昇型急性冠症候群の非責任病変をIVUSとOCTで9カ月後に観察し，IVUSで計測したtotal atheroma volume（TAV）とOCTで計測したFCTの脂質との関係を調べた。TAVはLDL-C値の低下率と有意な相関関係を示したが，FCTはLDL-C値の低下率よりはむしろ高感度CRPと有意な相関を示し，スタチンの使用はLDL-C値やCRPと独立してTAVの減少とFCTの増加をともに認める"安定化プラーク"と関連していた[5]。これらの報告からもわかるように，スタチンによる脂質降下療法によりプラーク容積も線維性皮膜の厚みも変化するが，線維性皮膜の厚みはコレステロールに加えて炎症と密接な関係があることが推測される。また近年，スタチンに続く脂質降下療法

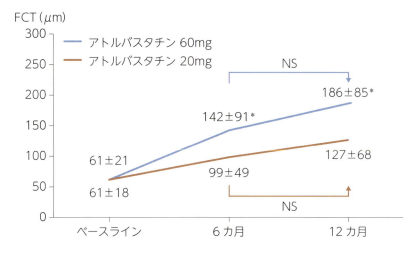

図1 ▶ FCTの経時的変化
＊：$p<0.05$（対アトルバスタチン20mg群）

（文献2より作成）

としてPCSK9阻害薬が注目されている。最近報告されたGLAGOV trial[6]は，既に通常のスタチン治療を受けている患者群にPCSK9阻害薬エボロクマブを追加し，さらなるLDL-C値降下を図ることで冠動脈プラークの容積の変化をIVUSで観察したが，PCSK9追加群でLDL-C値は平均36mg/dLまで低下し，プラセボ追加群と比較してIVUSによるTAVの減少を認めた。このようにスタチン治療からさらにLDL-C値を低下させた時のプラーク量の減少は確認できたが，今後OCT／OFDIによってプラークの質的な変化の検討が期待される。一般的に，不安定プラークの特徴は脂質性プラーク成分の増大，血管のポジティブリモデリング，壊死性コアや線維性皮膜における炎症などが挙げられるが，IVUSは主に脂質性プラークの量的な増大とポジティブリモデリングを評価することができ，OCT／OFDIでは線維性皮膜の変化をとらえることが可能である。今後，イベントとの直接的な相関を評価していくことが重要であると考えられる。

2. 抗血小板薬とOCT／OFDI所見

OCT／OFDIの特徴として，鋭敏に冠動脈内の血栓形成を描出できる点が挙げられる。ちなみに，OCT／OFDIで認められる血栓の約1/3しかIVUSでは確認できないと言われている[7]。狭義の急性冠症候群（ACS）の病因は冠動脈内における血栓形成であり，OCT／OFDIはACSの責任病変を観察するのに優れたモダリティであると考えられる。ACSに対する治療のファーストラインに抗血小板療法があり，中でもアスピリン（アセチルサリチル酸）は長年その中心を担ってきた。一方でACSの治療，二次予防に関しては強力なエビデンスがあるものの，ACSの一次予防効果に関しては議論がある。筆者らは，初発のACS患者の責任病変をOCTで観察し，アスピリンを発症前から内服していた群と内服していなかった群に分けて違いを検討した[8]。その結果，アスピリン内服群では非内服群と比較すると責任病変で血栓を認める率が明らかに高かった。プロペンシティスコアマッチで両群を調整しても同様の結果が得られ，アスピリンが冠動脈の局所に働いて冠動脈内の血栓の形成を抑制していることが*in vivo*で確かめられた。このように，血栓形成を画像的に把握することで抗血小板薬の効果などを間接的に評価することができる。また，このような評価はステント留置後のステント血栓症のリスク評価などにも有用かもしれない。

以上のように，OCT/OFDIの高い解像度でのみ描出される所見，たとえば線維性皮膜や血栓などを詳細に観察することにより，これまでに評価し得なかったようなプラーク成分の変化をとらえることが可能である。ただしIVUSなどのモダリティと比べるとデータが不足しており，特にこのようなOCT/OFDI所見が直接臨床的予後に結びつくのかどうか，臨床的意義の検討が必要である。

●文献

1) Nicholls SJ, et al：Intravascular ultrasound-derived measures of coronary atherosclerotic plaque burden and clinical outcome. J Am Coll Cardiol. 2010;55(21):2399-407.
2) Hou J, et al：Comparison of Intensive Versus Moderate Lipid-Lowering Therapy on Fibrous Cap and Atheroma Volume of Coronary Lipid-Rich Plaque Using Serial Optical Coherence Tomography and Intravascular Ultrasound Imaging. Am J Cardiol. 2016;117(5):800-6.
3) Minami Y, et al：Serial Optical Coherence Tomography and Intravascular Ultrasound Analysis of Gender Difference in Changes of Plaque Phenotype in Response to Lipid-Lowering Therapy. Am J Cardiol. 2016;117(12):1890-5.
4) Komukai K, et al：Effect of atorvastatin therapy on fibrous cap thickness in coronary atherosclerotic plaque as assessed by optical coherence tomography: the EASY-FIT study. J Am Coll Cardiol. 2014;64(21):2207-17.
5) Takarada S, et al：The effect of lipid and inflammatory profiles on the morphological changes of lipid-rich plaques in patients with non-ST-segment elevated acute coronary syndrome: follow-up study by optical coherence tomography and intravascular ultrasound. JACC Cardiovasc Interv. 2010;3(7):766-72.
6) Nicholls SJ, et al：Effect of Evolocumab on Progression of Coronary Disease in Statin-Treated Patients：The GLAGOV Randomized Clinical Trial. JAMA. 2016;316(22):2373-2384.
7) Kubo T, et al：Assessment of culprit lesion morphology in acute myocardial infarction：ability of optical coherence tomography compared with intravascular ultrasound and coronary angioscopy. J Am Coll Cardiol. 2007;50(10):933-9.
8) Yonetsu T, et al：Association Between Prior Aspirin Use and Morphological Features of Culprit Lesions at First Presentation of Acute Coronary Syndrome Assessed by Optical Coherence Tomography. Circ J. 2017;81(4):511-519.

19 薬物療法の効果

③ 血管内視鏡

小宮山英徳，高野雅充

　急性心筋梗塞に代表される急性冠症候群（ACS）は，生活習慣が欧米化した現代社会において主たる死因の1つとなっている。高度の冠動脈狭窄を原因とする安定労作性狭心症は，冠動脈バイパス手術や経皮的冠動脈形成術（PTCA）といった血行再建によって治療が行われる。一方で急性症候群は，虚血を引き起こさない軽度から中等度の狭窄病変部に存在する動脈硬化性粥腫（プラーク）破綻，血栓形成により比較的短期間に発症しうる。そのためACSの的確な予知・予測は現時点では困難であり，薬物治療の介入による予防はきわめて重要である。薬物療法として多くの大規模臨床試験の結果が示すようにHMG-CoA還元酵素阻害薬・スタチンの投与はACS発症を予防する上で有効である。ここでは，血管内画像診断，主に血管内視鏡で観察したスタチン投与による冠動脈プラークの形態学的変化について概説する。

1. 血管内視鏡の特徴

　血管内視鏡の開発は1980年代初頭より始まり，1984年にUchidaやSpears[1]らにより現在の原型となる血管内視鏡が登場した。その後カテーテル先端に血液遮断用のバルーンを付属した内視鏡がMizunoらによって開発された[2]。技術革新に伴い内視鏡カテーテルは柔軟かつ細径化し，冠動脈造影カテーテルと同径の4Frシステムを用いた，より低侵襲の観察が可能となっている[3]（文献3の動画を参照されたい）。血管内視鏡画像は，血管内腔表面を直視に近い形で観察する唯一の方法である。フルカラーの3次元画像であるため，管腔内構造物の色調と立体構築の情報から，プラーク，血栓，ステント内部に増殖した新生内膜などの肉眼的病理診断を可能とし，それらの定性評価に利用されている[4,5]。

　動脈硬化病変は表面の色調によって，白色または黄色プラークに分類される（図1）。さらにプラークの形状から，表面が平滑な単純プラークと不整な複雑プラークに分類され，複雑プラークには破裂，びらん，潰瘍，亀裂，内膜フラップなどが含まれる（図1）。プラークと同様に色調により冠動脈内血

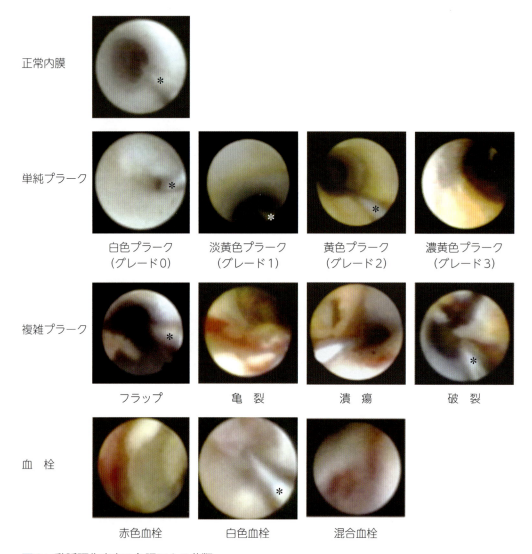

図1 ▶ 動脈硬化病変の色調による分類
＊：ガイドワイヤ

　栓は白色，赤色，混合（赤色と白色の混合），ピンク色に識別される[6,7]（図1）。綿様の白色血栓や赤色血栓は新鮮な血栓で，急性期のACSに高頻度に認められる。血栓は局在や分布により，壁在または管腔内血栓，閉塞性または非閉塞性血栓と分類される。

　色調にもとづく血管内視鏡による診断では，他の画像診断法では同定できない微小な血栓，特に赤色系血栓の検出に優れている。一方で，距離，面積，体積といった定量評価は困難である[8]。それらの評価は断層画像法であるIVUSやOCT/OFDIで行うことになる。

2. プラークの不安定性の評価

　ACSは，成熟したプラーク破綻（破裂とびらんの総称）の後に形成される血栓の増大により，冠血流が急速に減少することで発症する。将来的に破綻しACSを発症する危険性の高い脆弱なプラークを不安定プラーク（unstable plaque, vulnerable plaque）と呼ぶ。既にACSを発症したプラークは狭義の不安定プラークではないが，責任病変を観察することで不安定プラークの形態学的特徴を理解するのに役立つ。病理所見から推測されていたACSの基本病態は，血管内視鏡を用いた生体における観察で責任病変に破綻した黄色プラークと血栓の付着を実際に認めることで確認された[6]。したがって内視鏡上の黄色プラークは組織学的に脆弱であると考えられる。プラークの黄色度を定量評価するためには特殊なソフトウェアが必要であるため，通常は以下のように半定量的に分類する［グレード0：白色，グレード1：淡黄色，グレード2：黄色（中間），グレード3：濃黄色］（図1）。小規模な臨床研究から，鈍く輝く濃黄色プラークを有する症例や多枝を観察した際に，複数の黄色プラークが存在する症例では経過中のACS発症が高率であることが示され，黄色プラークが不安定プラークである可能性を示唆する[9,10]。剖検例による病理所見では，ACSを発症するプラークの大半は豊富な脂質コアが65μm未満の薄い線維性被膜で覆われた，いわゆるthin-cap fibroatheroma（TCFA）である[11]。血管内視鏡での黄色度とOCTで計測される線維性被膜の厚さは逆相関し[12]，黄色度が高いほど線維性被膜が菲薄な脆弱プラークである。石灰化も淡黄色として認識されるため黄色がすべて脂質性プラークを意味するわけではないが，病理で定義されるTCFAは黄色度2～3度に相当し，黄色調の比較的強いものは不安定プラークとみなされる。前述したびらん，潰瘍，亀裂などの複雑プラークは種々の血栓を伴うことが多く，血栓源性の高いより脆弱なプラークであると考えられる[13]（図1）。

3. 薬物療法によるプラークの変化

　スタチンはLDLコレステロール（以下，LDL-C）低下作用を有しており，脂質異常症に対する薬物治療に用いられている。基礎的研究では同薬剤の内皮機能の改善，酸化ストレスの低下，抗炎症作用，抗血栓作用といった多面的効果が認められ[14]，動脈硬化の形成や進展を抑制するものと考えられる。スタチンを用いた大規模臨床試験ではACSを含む心血管イベントの抑制効果が確認されたが[15,16]，冠動脈造影で評価される最小血管径の増加，プラーク退縮効果は軽微なものであった[17]。その後，血管内画像診断であるintegrated-backscatter（IB）-IVUS，virtual histology（VH）-IVUS， near infrared spectroscopy (NIRS)-IVUSを用いた検討では，ストロングスタチン投与によるプラーク容積や脂質コアの減少が確認された[18～20]。また近年では，小腸からのコレステロール吸収抑制作用を有するエゼチミブとスタチンの併用療法によってLDL-C値とアテローム容積率が正相関することが示された[21]。

血管内視鏡によりプラークの経時的変化を評価した研究において，薬剤としてスタチンとフィブラートが選択されている。2003年に初めて報告された研究では，アトルバスタチン内服群と非内服群（食事療法群）に割り付け，1年後に両群の比較がなされた。内服群ではLDL-C値が45％低下し，非内服群では9％増加した。LDL-C値の低下に関連して，スコア化したプラークの黄色度と複雑性が減少することが確認された[22]（図2）。前述した関係から黄色度の低下は線維性被膜の肥厚を示唆し，実際にOCTで計測された線維性被高厚はスタチン投与により増加する[23]。また，非責任病変に存在する破綻したプラークの自然経過を観察した研究では，スタチン内服群では非内服群に比べてプラークの治癒促進効果も確認されている[24]。血管内視鏡で観察されるこれらの変化はスタチンによるプラークの質的変化，すなわち安定化を意味する[25]。他薬剤では，主に中性脂肪を低下させるベザフィブラートを用いた検討において6カ月で同様の変化が認められた[26]。最近使用可能となったLDL受容体分解促進蛋白質PCSK9（プロ蛋白質転換酵素サブチリシン/ケキシン9型）の分解を抑制するPCSK9阻害薬は，強力なLDL-C値低下作用を有する。PCSK9阻害薬のプラーク退縮効果が報告され始めており[27]，今後注目される薬剤と言える。

脂質低下薬以外では，降圧薬のアムロジピン[28]，血糖降下作用を示すイン

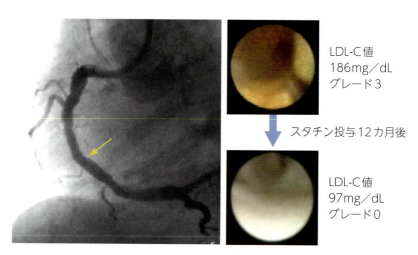

図2 ▶ スタチン投与後のLDL-C値と黄色度の変化

スリン抵抗改善薬ピオグリタゾン[29]によりIVUSで評価されるプラーク容積の増大抑制が認められたが，血管内視鏡のデータは存在しない。

4. ステント内部の動脈硬化性変化

広く使用されている薬剤溶出性ステント（DES）は慢性期再狭窄を激減させたが，遠隔期には超遅発性ステント血栓症（VLST）や再狭窄などのステント不全が，ACSをはじめとする虚血性イベントを引き起こすことがある。留置されたステント内部には創傷治癒として血管内視鏡では平滑で白色の新生内膜が増殖するが，動脈硬化に類似した黄色調に変化し冠動脈内腔を狭小化させる現象が確認されneoatherosclerosisと呼ばれる[30]。このneoatherosclerosisは通常の金属ステントでもDESでも生じ，一部では破綻し血栓症を起こす[31,32]。異物であるステントに対する持続的な炎症反応[33]や，薬剤による透過性亢進に伴う炎症性細胞浸潤の促進が原因と推測される。neoatherosclerosis発症の関連因子として，LDL-C値＞70mg/dL，慢性腎機能障害が挙げられる[34]。血管内視鏡で観察されるDES留置1年後の黄色プラーク（neoatherosclerosis）と，スタチン非服用が超遅発性ステント不全を起こす独立した規定因子とされる[35]。neoatherosclerosisを認める例では，非ステント部の動脈硬化性病変の進行が速いことも示されているが[36]，臨床的にスタチンがneoatherosclerosis発生を抑制するかについては不明である。

血管内視鏡によりプラークの安定化が示されている薬剤は限られている。血管内視鏡はプラークを直視に近い状態で観察することで，その安定化・不安定化を実感できるユニークな画像診断法である。今後も血管内視鏡により得られる情報が治療や管理，臨床研究に活かされることが期待される。

●文献

1) Spears JR, et al：Coronary angioscopy during cardiac catheterization. J Am Coll Cardiol. 1985；6(1)：93-7.
2) Mizuno K, et al：New percutaneous transluminal coronary angioscope. J Am Coll Cardiol. 1989；13(2)：363-8.
3) Takano M, et al：Minimally invasive coronary angioscopy：observation using a new non-occlusive fiberscope through a 4 Fr guiding catheter. Asia Intervention. 2015；1(2)：126-8. [https://www.asiaintervention.org/minimally-invasive-coronary-angioscopy/]

4) Yokoyama S, et al:Difference in neointimal proliferation between ruptured and non-ruptured segments after bare metal stent implantation. Int Heart J. 2010;51(1):7-12.
5) Takano M, et al:Angioscopic differences in neointimal coverage and in persistence of thrombus between sirolimus-eluting stents and bare metal stents after a 6-month implantation. Eur Heart J. 2006;27(18):2189-95.
6) Mizuno K, et al:Angioscopic evaluation of coronary-artery thrombi in acute coronary syndromes. N Engl J Med. 1992;326(5):287-91.
7) Takano M, et al:Coronary angioscopic evaluation for serial changes of luminal appearance after pharmacological and catheter interventions. Circ J. 2010; 74(2):240-5.
8) MacNeill BD, et al:Intravascular modalities for detection of vulnerable plaque: current status. Arterioscler Thromb Vascular Biol. 2003;23(8):1333-42.
9) Ueda Y, et al:Assessment of plaque vulnerability by angioscopic classification of plaque color. Am Heart J. 2004;148(2):333-5.
10) Ohtani T, et al:Number of yellow plaques detected in a coronary artery is associated with future risk of acute coronary syndrome:detection of vulnerable patients by angioscopy. J Am Coll Cardiol. 2006;47(11):2194-200.
11) Kolodgie FD, et al:Pathologic assessment of the vulnerable human coronary plaque. Heart. 2004;90(12):1385-91.
12) Takano M, et al:In vivo comparison of optical coherence tomography and angioscopy for the evaluation of coronary plaque characteristics. Am J Cardioly. 2008;101(4):471-6.
13) Kubo T, et al:Assessment of culprit lesion morphology in acute myocardial infarction:ability of optical coherence tomography compared with intravascular ultrasound and coronary angioscopy. J Am Coll Cardiol. 2007;50(10):933-9.
14) Oesterle A, et al:Pleiotropic Effects of Statins on the Cardiovascular System. Circ Res. 2017;120(1):229-243.
15) Nakamura H, et al;MEGA Study Group:Primary prevention of cardiovascular disease with pravastatin in Japan (MEGA Study):a prospective randomised controlled trial. Lancet. 2006;368(9542):1155-63.
16) Randomised trial of cholesterol lowering in 4444 patients with coronary heart disease:the Scandinavian Simvastatin Survival Study(4S). Lancet. 1994;344(8934):1383-9.
17) Effect of simvastatin on coronary atheroma:the Multicentre Anti-Atheroma Study (MAAS). Lancet. 1994;344(8923):633-8.
18) Kini AS, et al:Does aggressive statin therapy reduce coronary atherosclerotic plaque lipid content? Results from:Reduction in Yellow Plaque by Aggressive Lipid Lowering Therapy (YELLOW) trial. J Am Coll Cardiol. 2012;59(13):E304.
19) Kawasaki M, et al:Volumetric quantitative analysis of tissue characteristics of coronary plaques after statin therapy using three-dimensional integrated backscatter intravascular ultrasound. J Am Coll Cardiol. 2005;45(12):1946-53.
20) Hong MK, et al:Effects of statin treatments on coronary plaques assessed by volumetric virtual histology intravascular ultrasound analysis. JACC Cardiovasc Interv. 2009;2(7):679-88.
21) Tsujita K, et al;PRECISE–IVUS Investigators:Impact of Dual Lipid-Lowering Strategy With Ezetimibe and Atorvastatin on Coronary Plaque Regression in Patients With Percutaneous Coronary Intervention:The Multicenter Randomized Controlled PRECISE-IVUS Trial. J Am Coll Cardiol. 2015;66(5):495-507.

22) Takano M, et al：Changes in coronary plaque color and morphology by lipid-lowering therapy with atorvastatin：serial evaluation by coronary angioscopy. J Am Coll Cardiol. 2003；42(4)：680-6.
23) Takarada S, et al：Effect of statin therapy on coronary fibrous-cap thickness in patients with acute coronary syndrome：assessment by optical coherence tomography study. Atherosclerosis. 2009；202(2)：491-7.
24) Takano M, et al：Angioscopic follow-up study of coronary ruptured plaques in nonculprit lesions. J Am Coll Cardiol. 2005；45(5)：652-8.
25) Kodama K, et al：Stabilization and regression of coronary plaques treated with pitavastatin proven by angioscopy and intravascular ultrasound-the TOGETHAR trial. Circ J. 2010；74(9)：1922-8.
26) Osawa H, et al：Angioscopic evaluation of stabilizing effects of an antilipemic agent, bezafibrate, on coronary plaques in patients with coronary artery disease：a multicenter prospective study. Jpn Heart J. 2002；43(4)：319-31.
27) Nicholls SJ, et al：Effect of Evolocumab on Progression of Coronary Disease in Statin-Treated Patients：The GLAGOV Randomized Clinical Trial. JAMA. 2016；316(22)：2373-2384.
28) Nissen SE, et al：Effect of antihypertensive agents on cardiovascular events in patients with coronary disease and normal blood pressure：the CAMELOT study：a randomized controlled trial. JAMA. 2004；292(18)：2217-25.
29) Nissen SE, et al：Comparison of pioglitazone vs glimepiride on progression of coronary atherosclerosis in patients with type 2 diabetes：the PERISCOPE randomized controlled trial. JAMA. 2008；299(13)：1561-73.
30) Otsuka F, et al：Neoatherosclerosis：overview of histopathologic findings and implications for intravascular imaging assessment. Eur Heart J. 2015；36(32)：2147-59.
31) Takano M, et al：Two cases of coronary stent thrombosis very late after bare-metal stenting. JACC Cardiovasc Interv. 2009；2(12)：1286-7.
32) Kang SJ, et al：OCT analysis in patients with very late stent thrombosis. JACC：Cardiovas Imaging. 2013；6(6)：695-703.
33) Inoue K, et al：Pathological analyses of long-term intracoronary Palmaz-Schatz stenting；Is its efficacy permanent?. Cardiovasc Pathol. 2004：13(2)：109-15.
34) Lee SY, et al：Optical coherence tomographic observation of in-stent neoatherosclerosis in lesions with more than 50% neointimal area stenosis after second-generation drug-eluting stent implantation. Circ Cardiovasc Interv. 2015；8(2)：e001878.
35) Ueda Y, et al：In-Stent Yellow Plaque at 1 Year After Implantation Is Associated With Future Event of Very Late Stent Failure：The DESNOTE Study (Detect the Event of Very late Stent Failure From the Drug-Eluting Stent Not Well Covered by Neointima Determined by Angioscopy). 2015；8(6)：814-821.
36) Taniwaki M, et al：The association between in-stent neoatherosclerosis and native coronary artery disease progression：a long-term angiographic and optical coherence tomography cohort study. Eur Heart J. 2015；36(32)：2167-76.

20 次世代の血管内イメージング

① IVUS

本江純子

　IVUSが冠動脈に臨床応用されてから約28年が経過し，わが国ではPCIの補助診断として不可欠な診断デバイスとなっている。この間，組織性状診断法としてvirtual histology (VH®) IVUS (ボルケーノ社)，iMap (ボストン・サイエンティフィック社)，integrated backscatter (IB) -IVUS (テルモ社) が登場し，動脈硬化性組織をカラー画像で表示する方法が開発された。ただし，こうした組織性状評価法は主として臨床研究の評価法として用いられており，実際にカテーテル室内でのPCIではグレースケールIVUSが基本となっている。2016年末から，わが国でも高周波IVUSが使用可能となり，IVUS装置およびカテーテル自体も進化を続けている (表1)。

1. IVUSカテーテルの進歩

1) 高解像度化

　従来の機械走査式IVUSでは40～45MHzが主流であったが，今後は55～60MHzという高周波で高解像度のIVUSが主体となる。超音波の性質として，周波数が高くなると到達距離が短くなるという制約がある。現時点で使用可能な高周波カテーテルでは，OCT/OFDIに近いような高解像度の画像で，なおかつ深達度も保たれて冠動脈全体の観察を行うことができる。また，高周波になると血球からの反射エコーが強くなるが，これを画像処理することで血球エコーが適度なレベルで観察できるようになっている。高周波IVUSに求められるポイントを表2にまとめた。

2) 近赤外線分光法を用いた付加情報 (NIRS-IVUS)[1]

　通常のグレースケールIVUSに加え，近赤外線分光法 (NIRS) による粥腫評価が同時に可能となったTVCイメージングシステム™が上梓されている。グレースケールIVUS断面像の周囲に描出されるケモグラムに加え，プルバックに伴い長軸方向の画像も同時に観察することができる (図1)。責任病変の同定や，PCI後の心筋梗塞を予測することが可能である[2]。

表1 ▶ グレースケールIVUSの進歩

- さらなる高解像度：周波数55〜60MHz
- 深達度を保つ
- 細径化，カテーテル性能の向上：PCI施行前の評価が可能
- フレームレートを上げる：高速プルバック可能
- カテーテル形状の工夫：先端チップを短く
- 付加的な情報の追加〔NIRS-IVUS（近赤外線）〕

表2 ▶ 高周波IVUSに求められるポイント

① 脆弱性プラークの検出
② 病変性状の評価：プラーク破綻像，血栓，びらんなど
③ ステント留置後のエッジ解離（edge dissection），ステント内への突出（protrusion），ステント圧着不良（ISA）の評価
④ 生体吸収性スキャフォールドの評価
⑤ プラーク内出血，マクロファージの集簇の評価（病理標本とのvalidationが必要）

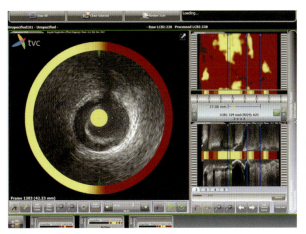

図1 ▶ TVCイメージング画像
左側に断面像，右側に長軸像が表示される。6〜12時方向には，グレースケールIVUSでも低輝度エコープラークが認められるが，NIRSで同部位が黄色く描出され，脂質（lipid）の集積が疑われる。

3) 細径化

現在市販されているIVUSカテーテルは，通常のPCIで使用されることの多い6Frのガイディングカテーテルを容易に通過する。最近ではより細いガイディングカテーテルを好んで用いる術者も増えており，OptiCross™（ボストン・サイエンティフィック社）とAltaView®（テルモ社）は，5Frのガイディングカテーテルでも問題なく使用できる。細径化に伴いカテーテル性能も向上しており，屈曲や石灰化を伴う病変でも，PCI前に病変部を観察することが可能となっている。

4) カテーテル形状の工夫

現在主流となっているのはショートモノレールタイプであるが，このタイプは先端からトランスデューサまでの距離が20～30mmである．慢性完全閉塞（CTO）に対するPCIの場合には，この距離がより短いタイプが好ましく，従来では20MHzのフェーズドアレータイプ（Eagle Eye®，ボルケーノ社）が用いられていた．近年，40MHzで先端からトランスデューサまでの距離が9mmのNavifocus®WR（テルモ社）が使用可能となった．さらに，シャフト径も2.5Frと細径化されている．また，CTOの閉塞部を同定し方向を確認する際に，Navifocus®WR自身のガイドワイヤアーチファクトの位置を利用できるという利点もある（図2）．

5) 新たに使用可能となった高周波IVUS

HDi® と高周波カテーテルKodama®

アシスト社のHDi®システムは既存のIVUSシステムと異なり，まったく新しく開発されたシステムである（図3A）．カテーテルKodama®は，従来同様先端ショートチップモノレールタイプであり，周波数は40MHzと60MHzとの可変式である．描出する血管のサイズに応じて，いずれかの周波数を選択できる．先端からトランスデューサの距離は20mm，先端プロファイルは2.5Frで，6Fr以上のガイディングカテーテルで使用可能である．また，60MHzを選択した場合でも深達度は保たれており，通常の冠動脈であれば十分に全体像を観察することができる．もう1つの特徴は，フレームレートを上げることで高速プルバックが可能となっている点である．プルバックスピードも可変式であり，0.5mm/秒，1mm/秒，2.5mm/秒，5mm/秒，10mm/秒と，病変に応じてスピードを変えることができる．これによりPCI前のIVUSでは，虚血時間を可能な限り短時間に抑えることができる．さらに，生理食塩液をフラッシュしながら高速プルバックを行うと，あたかもOCT/OFDIと同じように，血液を除去した画像を得ることができる（図3B）．

本体のHDi®システムには，タッチスクリーンモニターが採用されている．開発段階から「シンプルで使いやすいインターフェースを」ということが念頭に置かれており，モニターに描出されたIVUS画像を指でなぞって面積や長さを計測することができる．

VISICUBE® と高周波カテーテルAltaView®

2016年末より，本体VISICUBE®とその高周波カテーテルであるAltaView®（テルモ社）が使用可能となっている．従来の同社製品と比較すると，起動や画像呼び出しのスピードが圧倒的に速くなり，ストレスなく使用できる．周波数は40～60MHz可変式であるが，深達度が保たれるために

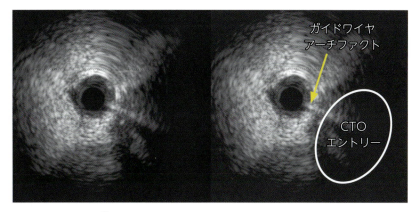

図2 ▶ Navifocus®WRの画像
ガイドワイヤの方向にCTOのエントリーが同定できる。透視下でIVUSカテーテルのガイドワイヤとトランスデューサとの位置関係とを確認することにより，CTOガイドワイヤを進める方向を把握することができる。

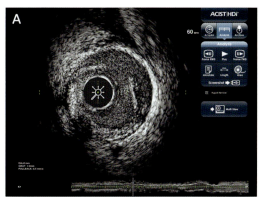
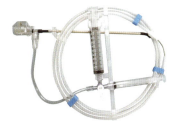
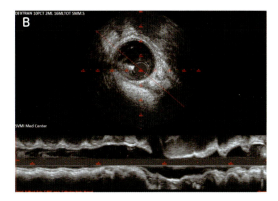
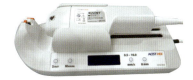

（アシスト社より画像提供）

図3 ▶ アシスト社のHDi®システムと高周波カテーテル
60MHz。生理食塩液やデキストランを注入しながら高速プルバックを行うと血球エコーが排除され，より詳細にプラーク表面の性状を評価できる。

通常の冠動脈であれば60MHzが適している。また，HDi®と同様，フレームレートを上げることで高速プルバックが可能であり，コマ落ちすることなく冠動脈を観察することができる。60MHzになることで解像度の良い詳細な画像が描出され，OCT/OFDIに近似したプラークの性状評価が可能となった（図4）。

2. 今後使用が期待される高周波IVUSカテーテル

現在使用されているOptiCross™の改良版が，今後上市される予定である。OptiCross™2は，周波数が55MHzのhigh definition（HD）IVUSであり，計算上のaxial resolutionは現在の38μmから22μmとなる見込みである。

グレースケールIVUSはPCIの補助診断として汎用されており，今なお進化を続けている。深達度が保たれる上に，高解像度のIVUSは，病変性状や治療前後の微細な情報を得ることができる。さらに，高周波IVUSを用いると生体吸収性スキャフォールドを詳細に描出することができると報告され[3]，より精度の高いPCIに役立つと思われる。IVUSカテーテルは精密な過程を経て作られる高額な精密医療機器であるため，丁寧な取り扱いをした上でIVUSの情報を十分に活用して頂ければ幸いである。

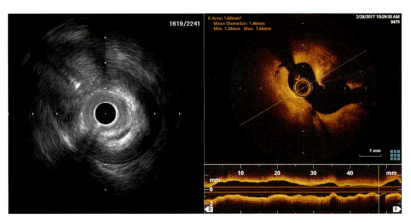

図4 ▶ VISICUBE®の画像
以前に留置されたステントの近位部に，新たな狭窄がrapid progressionした症例。高周波IVUSでは，OCT/OFDIに近似したプラークの性状評価が可能である。

● 文献

1) Gardner CM, et al : Detection of lipid core coronary plaques in autopsy specimens with a novel catheter-based near-infrared spectroscopy system. JACC Cardiovasc Imaging. 2008 ; 1(5) : 638-48.
2) Goldstein JA, et al : Detection of lipid-core plaques by intracoronary near-infrared spectroscopy indentifies high risk of periprocedual myocardial infarction. Circ Cardiovasc Interv. 2011 ; 4(5) : 429-37.
3) Okada K, et al : Assessment of bioresorbable scaffold with a novel high-definition 60MHz IVUS imaging system : comparison with 40-MHz IVUS referenced to optical coherence tomography. Catheter Cardiovasc Interv. 2017. doi : 10.1002/ccd.27197.

20 次世代の血管内イメージング

② OCT／OFDI

柏木　学，久保隆史，赤阪隆史

　OCT/OFDIは近赤外線を利用した断層画像診断システムであり，わが国では2008年より冠動脈に対してtime-domain (TD)-OCTが保険償還となった。その後，後継であるfrequency-domain (FD)-OCTが登場し，より高速かつ簡便に使用できるようになった。TD-OCTは主に研究で用いられたが，FD-OCTはより安全に多様で詳細な冠動脈内情報が取得可能となり，PCI領域において積極的に使用されている。しかしながら，より有益な情報という点においては，現行の空間分解能，画像進達度では不十分である。また，OCT/OFDIによる形態評価のみでは診断や病態把握に難渋するケースも存在する。そのため近年では，他のイメージングデバイスとのハイブリッドカテーテルの開発や，OCT/OFDIそのものの技術革新が報告されている。ここでは，これまでに報告されている次世代のOCTについて紹介する。

1. IVUS-OCT

　OCTはIVUSと比較して，約10倍の空間分解能を有することが最大の特徴であるが，組織深達度は一般的に約2mmであり，特に脂質成分に富む病変や血栓の存在下においてはシグナル減衰が強いため，冠動脈外膜まで評価できない症例が多い。そのため，OCTはIVUSと比較すると，血管表面を照準としたイメージングデバイスであると考えられる。一方で，プラーク性状や，血栓，薬剤溶出性ステント (DES) 留置後の評価等に優れている。近年，両者を統合したカテーテルの開発が報告されている[1]。OCTでの組織深達度の問題，IVUSでの空間分解能の不足といった両デバイスの弱点を補完しうる可能性がある。現在，直径3Frサイズのカテーテルまで小型化されており，今後冠動脈への臨床応用が期待されている。

2. NIRF-OCT

　近赤外蛍光 (near-infrared fluorescence：NIRF) イメージング法は，近赤外線によって励起されることで近赤外蛍光を発する蛍光分子を使用し，生

体からその近赤外蛍光を観察することによって生体深部を可視化する分子イメージング法である。インドシアニングリーン（ICG）は，米国食品医薬品局（FDA）に認可されている蛍光色素分子であり，わが国では主に肝機能を評価する色素負荷試験に利用されている。ICGはマクロファージに取り込まれる性質があることから，ICGを利用したNIRF血管内分子イメージングによる動脈硬化病変の評価が報告されている。現在までに，2.4Frと2.6FrサイズのNIRF/OCTハイブリッドカテーテルが開発されており，*in vivo*においてはヒト頸動脈プラーク評価について報告されている[2]。OCTによる形態学的評価のみではなく，分子イメージングを併用することで，冠動脈病変の新たな評価法として期待がかかる。

3. NIRAF-OCT

近赤外線自家蛍光（near-infrared autofluorescence imaging：NIRAF）イメージング法は，自家蛍光を利用した画像取得法である。赤色光である633nmの波長により励起された，700〜900nmの自家蛍光が，壊死性コア（necrotic core）において強く認められることが報告されている[3]。近年，この性質を利用したNIRAFイメージング法とOCTを結合させたデュアルモダリティカテーテルが開発されている[4]。カテーテル直径は2.6Frであり，6Frサイズのガイディングカテーテルと0.014インチのガイドワイヤを利用し，100フレーム/秒，プルバックスピードは20mm/秒もしくは40mm/秒で画像取得が可能である。Ughiらは，冠動脈治療が予定されている17の冠動脈病変に合併症なく施行し，プラーク破綻やthin-cap fibroatheroma（TCFA）を認める冠動脈病変において，前述のNIRAFシグナルが増強していることを報告した[4]。今後，冠動脈における自家蛍光の特性について詳細な検討が必要であるが，NIRFと異なり蛍光分子の投与を必要としない利点があり，臨床応用に向けてさらなる開発が進められている。

4. NIRS-OCT

近赤外線分光法（NIRS）は，近赤外線の吸収，透過，散乱パターンからアルゴリズムを用いて画像構築を行う検査法である。NIRSの脂質プラークの検出アルゴリズムについては，*ex vivo*における実験結果の吸収パターンから作成されており，病理組織を用いた検討では，高い特異度（90%）と陰性的中率（97%）を誇る。前述のように分光法であるため，距離情報はなく形態的な評価はできない。一方OCTは，冠動脈表面における評価には優れるが，深達度の問題により，特に脂質成分が強い病変やマクロファージを含有する

病変では背部の評価は困難である。現在までに，NIRSとOCTのハイブリッドカテーテルについても開発されている[5]。OCTのみの画像情報では脂質成分を確実に，また特異的に評価することが困難な病変もあるため，両者を併用することで，より簡便，正確に脂質プラークを同定することや，不安定プラークの自動検出が可能となると考えられている。

5. マイクロOCT

現在臨床応用されているOCTシステムの空間分解能はおおむね約10μm程度であるが，細胞単位での冠動脈評価には不十分である。Liuらは，広帯域光源を使用するスペクトルドメインOCTの技術を用いて，空間分解能が1μm以下の新しいタイプのOCTをマイクロOCT（micro-optical coherence tomography）として報告している[6]。*ex vivo*ではあるが，マクロファージ細胞や平滑筋細胞，ステントのポリマーを評価できることが示されている。画像深達度の問題や，冠動脈への使用可能なサイズのカテーテル型システムの開発といった課題はあるが，より解像度の高い画像イメージングの登場が期待されている。

6. 偏光OCT

偏光の1つである複屈折（birefringence）は，光線がある種の物質を通過する際に1つではなく2つの光線に屈折する現象である。この現象は，分子が一定方向に配列する組織において生じやすい。偏光OCT（polarization sensitive optical coherence tomography）は複屈折を利用したOCTであり，2006年にNadkarniらにより大動脈プラークを用いて報告されている。コラーゲン線維や内皮平滑筋細胞において，信号が増強されており，プラークの安定性の評価が可能ではないかと考えられている[7]。しかしながら，カテーテル型システムへの応用は困難を要している。

●文献

1) Yin J, et al: Novel combined miniature optical coherence tomography ultrasound probe for in vivo intravascular imaging. J Biomed Opt. 2011;16(6):060505.
2) Verjans JW, et al: Targeted Near-Infrared Fluorescence Imaging of Atherosclerosis: Clinical and Intracoronary Evaluation of Indocyanine Green. JACC Cardiovasc Imaging. 2016;9(9):1087-95.
3) Wang H, et al: Ex vivo catheter-based imaging of coronary atherosclerosis using multimodality OCT and NIRAF excited at 633 nm. Biomed Opt Express. 2015;6(4):1363-75.

4) Ughi GJ, et al:Clinical Characterization of Coronary Atherosclerosis With Dual-Modality OCT and Near-Infrared Autofluorescence Imaging. JACC Cardiovasc Imaging. 2016;9(11):1304-1314.
5) Fard AM, et al:Optical coherence tomography-near infrared spectroscopy system and catheter for intravascular imaging. Opt Express. 2013;21(25):30849-58.
6) Liu L, et al:Imaging the subcellular structure of human coronary atherosclerosis using micro-optical coherence tomography. Nat Med. 2011;17(8):1010-4.
7) Nadkarni SK, et al:Measurement of collagen and smooth muscle cell content in atherosclerotic plaques using polarization-sensitive optical coherence tomography. J Am Coll Cardiol. 2007;49(13):1474-81.

20 次世代の血管内イメージング

③ 血管内視鏡

石原隆行

　血管内視鏡は，わが国において最も歴史のある血管内イメージングデバイスの1つである。そして各種イメージングデバイスの中で，唯一，血管内性状を実像かつフルカラーで評価することのできるデバイスである。ここでは，血管内視鏡の弱点について振り返った上で，次世代の血管内視鏡に期待することを考えたい。

1. 血管内視鏡の弱点

1) 前方視しかできない

　血管内視鏡は前方視で血管内を評価するため，一度の観察で血管内をすべて評価できるわけではない。そのため，血管内を評価するには複数回の観察が必要となる。

2) 定量評価が困難

　血管内視鏡では新生内膜被覆，血栓，プラークの黄色度などが評価されるが，いずれも定性評価である。IVUSやOCT/OFDIのような定量評価は困難である。

3) PCI時の補助デバイスとなりにくい

　急性心筋梗塞などの際，血栓やプラーク破裂などの検出には有用であるが，血管径や病変長を定量的に評価ができないため，バルーンやステントのサイズを決める上での補助にはならない。またステントの圧着の評価もOCT/OFDIやIVUSに比べると劣ると言わざるをえない。

4) 予後予測因子としてもエビデンスに乏しい

　PCI後の血管内視鏡所見からその予後を予測するエビデンスとしては，Uedaらの報告のみである[1]。この報告では，留置1年時点での血管内の黄色度が強いものがその後のイベントを予測するとされている。しかし，この報告においては第一世代薬剤溶出性ステント（DES）が約80％を占めており，第二世代，第三世代DESにおけるエビデンスも今後必要と考える。

2. 新しい血管内視鏡カテーテル

2017年4月10日より新規の血流維持型の血管内視鏡カテーテル（フォワードルッキングForwardlooking®）が販売された。平成26年度より経済産業省，平成27年度よりAMED（国立研究開発法人日本医療研究開発機構）の医工連携事業化推進事業による支援のもと，大正医科器械，大阪大学，住田光学ガラス，パナソニック，高島産業，各社からなる産学医工連携プロジェクト"Project OVALIS"により生まれた機器である。最も大きな特徴としては，解像度が9000画素と既存のものに比べ劇的に改善している点が挙げられる。またDICOM形式でのデータ出力に対応しているため，院内ネットワークでのデータ保存も可能である。以下，筆者らの施設における症例を示す。ステント留置部位の血管内性状を非常に鮮明に描出することができている（図1〜2，動画1）。

3. 次世代の血管内視鏡に期待すること

わが国ではOCT/OFDIがIVUSに迫る勢いで頻用されているが，その大きな要因は高速プルバックができるようになりPCI時の補助デバイスとなったことである。次世代の血管内視鏡には，高速でオートプルバックができ，さらに血管径や病変長を定量的に測れるようなデバイスになることを最も期待したい。もしくはNIRS-IVUSのようにIVUSまたはOCT/OFDIの機能も備わった内視鏡カテーテルでもよい。さらに，フルカラーで評価できるという特性を生かし，血栓量の定量もしくは半定量評価や黄色度の定量評価ができるようになれば，より客観的に評価することができる。さらなる血管内視鏡機器の開発を期待したい。

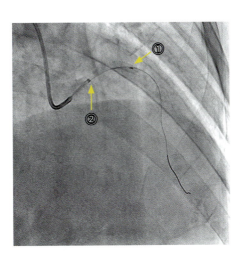

図1 ▶ 血管内視鏡観察時の透視画像

①：内視鏡カテーテル（Forward looking®）先端のレンズ部分。同部位から血管内を観察する。
②：ガイドエクステンションカテーテル（GuideLiner V3®，日本ライフライン社）。低分子デキストランL注®（大塚製薬）を3〜4mL/sで投与して血流を排除する。

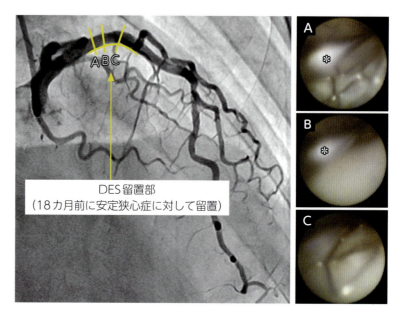

図2 ▶ 血管内視鏡画像
＊：ガイドワイヤ
A：新生内膜被覆は認められず，ステントストラットが露出して観察される．
B：白色の新生内膜に被覆されており，ステントストラットは観察されない．
C：薄い新生内膜に被覆されているが，ステントストラットは突出して観察される．

● 文献

1) Ueda Y, et al：In-Stent Yellow Plaque at 1 Year After Implantation Is Associated With Future Event of Very Late Stent Failure：The DESNOTE Study (Detect the Event of Very late Stent Failure From the Drug-Eluting Stent Not Well Covered by Neointima Determined by Angioscopy). JACC Cardiovasc Interv. 2015；8(6)：814-821.

21 3次元血管内イメージングって素晴らしい！

① 3D-IVUS

廣 高史

　医療の世界では，今や数多くの3D画像診断技術が闊歩している。3D画像は2D画像では決して想像できなかった構造物の新しい特性を描出してくれる。初めて見る人にとっては，その構造物に対する見方が大幅に変わるほど衝撃的なことすらある。しかし，1990年代に心エコーの3D化が一時期ブームになった時，当時の米国心エコー図学会のあるセッションで3Dは"just an expensive toy"と揶揄される結論に終わっていた。その理由の1つは"3Dは定量化に乏しい技術である"というものであった。3Dは，見映えは美しく，時に新しい発見をさせてくれるが，その所見を簡単に数字で表現できない，いわゆる直観的な技術にすぎないというのが当時の批判であった。しかし，かつてはスーパーコンピュータでないとできなかった3D画像構築技術が，今やパソコンレベルでも可能となり，心エコーはもちろん，CTやMRIや各種の核医学の検査に当たり前のように装備される時代となった。そして，血管内イメージングの世界でも例外ではなく，IVUS，OCT/OFDIなどの3D画像化が次々と試みられてきた。特にOCTの分野では3D画像構築技術が標準装備されている機種が現在市販されている。3D-OCT/OFDIについては次項で詳しく述べられているので，ここでは特に3D-IVUSについて紹介したい。

1. 3Dイメージングの基礎

　3Dイメージングといっても，この用語は種々のケースに用いられており，また用語の定義があいまいなまま使われていることが多いので，ここではそれを少し整理する。かつて3D-IVUSといえば，等速度にイメージングカテーテルを引きながら血管の2D断面を撮像し，その連続断面画像からコンピュータ上で最初の2D断面とは垂直の断面を表示させる方法を指していた[1]。しかし，これは別方向への画像再構成による2Dイメージングにすぎない。最終画像は，見映えは断面図（断層図）であって，3D的すなわち立体的には見えない。

医療における最近の3Dイメージングといえば，提示されるのはモニターの2D平面ではあるものの，"立体的"に表示される画像技術を指すことになっているようである。これは，一般に透視図法と呼ばれるイメージングのことを言う。透視図法とは，画像が表示されているのはあくまでも平面であるが，遠近法の手法が用いられていて，その画像の中で奥行きが感じられ，3D的に表示ができる方法である。遠近法自体は，古く紀元前5世紀頃の古代ギリシャの舞台美術にも認められるし，レオナルド・ダ・ヴィンチの精緻な空気遠近法をはじめとして多くの美術絵画で採用された。ただし，これらは3Dイメージングとは呼ばない。体内臓器など普段見えないものを遠近法で表示して，周りのものをすべて取り去って実物を見ているように表示することを3Dと称していることが多い。しかし，画像はあくまでも2D平面で表示されている。元のデータ（点・線・面）が(x, y, z)の3次元座標系を用いていて，それを2次元平面（スクリーンないしモニター）に投影して画像化する手法をとっている。つまり，元のデータが3Dであるため3Dイメージングと呼ばれているのである。また，あらゆる方向から観察することができ，物体あるいは視点を自在に操作できるため，その意味でも3Dなのである。この3D画像に時間軸を付加して動画としたものを，4Dイメージングと言う場合がある。

　3D映画や3Dテレビというと，2Dモニターやスクリーンに表示されているにもかかわらず，まるで実物がそこにあるように奥行きを持ち，あるいは浮き上がって立体的に見えるように表示するシステムを指している。いわゆる立体視と呼ばれる方法である。物を立体的に認識するのは，その物を両眼でみることにより右眼と左眼でわずかに異なる画像を見て，それと距離との関係を考えて脳内で画像が立体的に構成されるためである。つまり奥行きを"感じている"だけである。これを行うため右眼と左眼に同時に別々の画像を見せる技術が用いられ，その手段として赤青メガネや偏光メガネなどが用いられている。仮想現実（virtual reality：VR）と呼ばれるものも，この方式が使われている。

　さらに進んだ3D画像方式として，裸眼式3D表示法，あるいはホログラフィと呼ばれるものがある。立体視と異なり，特殊なメガネをかける必要もなく，実際に画像が立体的に表示される方式である。

　3D-IVUSでは，上記の中で透視図法[2]と立体視法の2通りが特に提唱されてきた。

2. 3D-IVUS技術の原理

　透視図法による3D-IVUSの画像を作るためには，内腔−内膜境界や中膜−外膜境界をまず抽出する必要がある．しかし，これを自動的にかつ正確に行うことがなかなかできない．IVUS画像内に，内腔内の赤血球エコーや外膜エコーが無視できないほど存在するためである．したがって，OCT/OFDIのような透視図法による3D画像構築のシステムは，市販のIVUS機器にはいまだ装備されていない．現在のところ，最終的にマニュアルで境界抽出ないしその補正をしなければならないのが現状である．

　輪郭抽出が済むと，モデリングというステップに入る．モデリングとは，立体物の表面が三角形ないし四角形の多角形（ポリゴン）の集合で表現できることを利用して，個々の物体の形状を仮想3次元座標空間上に設定する作業を指す．このモデリングという数値化によって，コンピュータ上でその物体に対して"操作"ができるようになる．

　次に，シーンレイアウト設定を行う．物体が見えるためには，光が当たっている必要があるが，どこにどのような光源があるのか，また光源と物体に対して見る側の視点はどこにあってどのような方向から見ているのかを設定する必要がある．これだけでも，物体と光源と視点（カメラ）のそれぞれに座標があることになるため，コンピュータ上では膨大な座標変換計算を行う必要がある．

　そして，最後にレンダリングを行う．上記の計算に基づき適当な影を付け，光の透過や反射を表現し，あるいは視点から見て，前のものに隠れてしまうものは表示しないように計算しながらリアルな3D画像を仕立て上げる．ただし，この過程では実に様々な画像処理技術があるため，制作者のセンスが大きく反映される．すなわち，見映えの良いものかどうかが制作者の技術により分かれてしまう．

　立体視では，さらに画像構築のための計算処理が進められる．前述のように，ある物体に対して脳は左眼と右眼それぞれの，物体に対する見え方のわずかな違い（わずかに左から見える画像とわずかに右から見える画像）を脳内で立体的に構築して，かつ立体として認識している．その性質を利用して，左眼用と右眼用の画像を1つのスクリーンに同時に提示し，左眼と右眼に別々にそれを見ることができるシステムを作れば立体視ができる．この方法には，古くから赤青メガネを用いた方法（アナグリフ法）がある．赤のセロファンは赤の絵が見えないが青の絵は見える．青のセロファンはその逆であり，1つの画像に赤と青で絵を描けば，右眼・左眼別々に絵を見せることができる．このほか，光には縦波と横波があるが，それを別々に見える偏光レンズで作

られたメガネで見たり，光の波長を別々に選択できるメガネをかけたり，右と左を交互に開いたり閉じたりする液晶シャッターメガネ方式などで作ることもできる。

3. 3D-IVUSの実際

透視図法で作成した血管の3D-IVUS像を図1，図2に示す．図1は，特に内腔表面の輪郭を抽出して構築した，プラーク破綻の3D-IVUS像である．プラーク破綻は決して単純なものではないことがわかる．図2は，カラーIVUSの画像から透過型3D画像として構築したものである．脂質コアの空間的分布がわかる． 動画1は，糖尿病患者の急性心筋梗塞後に撮像した冠動脈の輪郭抽出型3D-IVUS画像（アナグリフ）である．左眼に赤，右眼に青の立体視用メガネ（現在，数百円で市販されている）で見ると，プラーク像が浮かび上がって見えるはずである．この糖尿病患者の冠動脈にはプラークがたっぷりと形成され，あちこちでプラークが破綻していることがわかる．

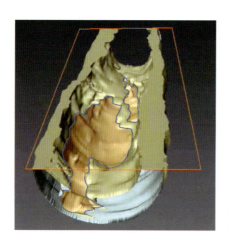

図1 ▶ プラーク破綻の輪郭抽出型3D-IVUS像

プラーク破綻は決して単純なものではなく，縦長のスリット型や卵円型といった複数の破綻口が見られるほか，線維性被膜がブリッジ様になるなど数々の所見が見られる．

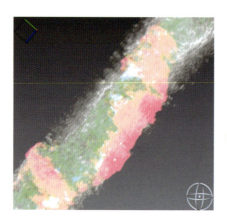

図2 ▶ カラーIVUS（iMAP™）から構築した透過型3D-IVUS像

ピンク色に相当するのが壊死性コア（necrotic core）で，その空間的分布がわかる．

4. 数値化への提唱

　　見映えが良いというだけでは，医療用あるいは研究用にはならない。数値化ができるという可能性が示されなければ，その技術の将来は望めないであろう。

　目の前に何らかの3D情報があって，それを数値化するとはどういうことだろうか。1つの数値に表現するということは"1つの数直線上の1点に表す"ことであり，結局1次元空間で表現するということになる。つまり，目の前の2Dであれ3Dであれ，画像から数値を取り出すというのは，何らかの方法で1Dに次元変換するという作業となる。この次元変換の方法は，相関，射影，粗視化，積分化，微分化，2値化など，枚挙にいとまがない。ただし，いずれの次元変換においても3D/2D画像と同値の1D変換画像というものは存在しない。すなわち，何らかの方法で逆変換すると元の3D/2D画像に戻るような"数値"はありえない。情報量の減少を必ず伴うのである。

　実際の研究においては，ある形の変化を直感的に発見したら，その直感通りに表現できる数値を後から探すことが多い。しかしながら，そのツールをすぐに思いつくのはなかなか難しい。だからこそ研究のしがいがあり，そこにこの世界の面白さがあるといえる。紙面の制約により，現在までに提唱されている数値化に関する種々のアイデアを紹介できないが，3D画像技術の盛衰は，いかに医療に実用的な数値化のアイデアが生まれるかによって決まるといっても過言ではなく，未来に向けて斬新なアイデアの出現を期待したいところである。

●文献

1) Hiro T, et al：Longitudinal visualization of spontaneous coronary plaque rupture by 3D intravascular ultrasound. Circulation. 2000；101(12)：E114-5.
2) Fujimura T, et al：Three-dimensional morphologic analysis of coronary plaque rupture using intravascular ultrasound and novel stereoscopic image-processing system. J Am Coll Cardiol. 2009；53：A320.

② 3D-OCT/OFDI

岡村誉之，藤村達大

　OCT/OFDIは，IVUSの約10倍の解像度を持ち，血管内腔表面やステントなど血管内腔の構造物を詳細に描出しうる。近年では，OCT/OFDIの3次元（3D）再構成画像で血管内腔やステントを観察可能となった。ここでは，その原理および臨床的有用性について概説する。

1. 3D-OCT/OFDIの原理

　近年，光源を可変レーザー光とし，距測法にフーリエ変換を使用することで高速に画像取得することが可能なfrequency-domain（FD）-OCT/OFDIが登場し，3D再構成に適する画像となった。これらで撮像した画像を，汎用3DビューアであるINTAGE Realia（サイバネットシステム社）を用いて3D再構成を試みた（図1）。装置からはデータをDICOMやAVIで出力可能であるが，画像加工のしやすいAVI形式で出力した後に連番静止画ファイルに分解し，Realiaにインポートし3D再構成した。しかし，ステントは明瞭に表示できず，側枝入口部などではどのようにステントが展開しているか判読困難であった（図1A）。ボリュームレンダリングは，画像を構成するピクセルの輝度値によってカラーコードを割り当てて，3D画像を作成している。AVIで出力した画像上のステントストラットと周辺組織の輝度値に大きな差はなく，3D画像上で同等の色が割り当てられるため，ステントは明確に描出されない。ステントを検出し，組織などの輝度値よりも大きく離れた値（白：輝度値255）に設定すれば，周辺組織と別の色を割り当てることによって描出できる（図1B）。

　ステント長の全フレーム（長さ18mm・フレーム厚が0.1mmで180枚）を，手作業でステントを強調するのはかなりの時間と労力を要するため，自動でステントを検出・強調するソフトウェアを作成した。金属製のステントストラットは，OCT/OFDI画像上ステント表面で高い輝度が観察され，その背後は影となるため輝度がほぼなくなることが特徴で，このようなシグナルを検出することができればステントを強調することが可能である。OCT/OFDIは

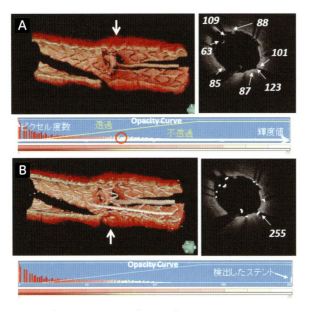

図1 ▶ ボリュームレンダリングソフトウェアでの3D表示の仕組み
A：ストラット検出あり。
B：ストラット検出なし。
短軸断面はそれぞれ矢印の部分に対応。白（輝度値255）で強調したストラットはopacity curve上で周囲の組織と離れているため周囲と異なる色を割り当てることができ，ボリュームレンダリング画像上で識別できるようになる。

　IVUSと同様に，オプティカルレンズが回転しながら掃引されることで血管の断層像を取得している。

　OFDIやFD-OCTでは1秒間に5万以上のA-line信号を処理しており，極座標変換され断層画像が構成される。画像データをローデータで出力し，A-lineごとにステントストラットを検出し，極座標変換した断層画像でストラットを白く強調するアルゴリズムを作成した。カテーテルから外方に向かって1ピクセルごとに輝度を確認し，輝度が最大となるところをストラット候補とする。これだけでは内腔境界も検出されるため，ストラット候補のピクセル座標からさらに外方の一定区間の輝度がゼロに近い場合をストラットと判定することにし，内腔境界と識別した（図2）。ガイドワイヤも同様のアルゴリズムで識別できた。しばしばプラーク内部の高輝度構造や微小血管，フラップ，thin-cap fibroathroma（TCFA）などを誤検出することがあるが，血管壁内の構造物は，3D表示した際にはステントの形状を把握するのを妨げない。続いて，ステント検出した連続断面像をBMPで出力する。ここまでを自作のソフトで行えるようにし，所要時間を5分程度まで短縮できた。OCT取得から

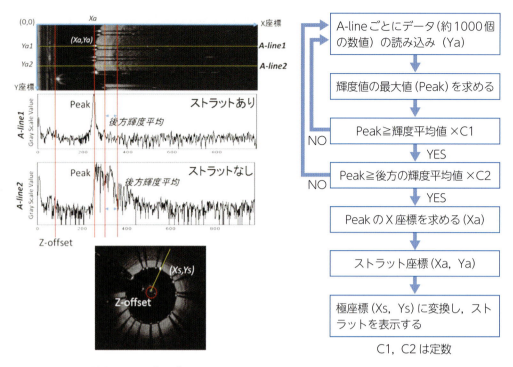

図2 ▶ ステント検出のアルゴリズム

ボリュームレンダリングし，3D表示まで5分程度であれば，PCI中に3Dで確認することも可能である[1]。OCT/OFDIのローデータは1プルバックあたり約500MBの容量がある。装置からUSBメモリやハードディスクへのデータ転送に数分を要するため，オフラインでこれ以上の時間短縮は困難である。最近になってOCT/OFDI上にステント強調された3D再構成画像が表示できる機能が搭載され，PCI術中にステント強調3D画像を確認できるようになった。OCT，OFDIのどちらもステントやガイドワイヤが強調され表示される。

2. 3D-OCT／OFDIの臨床的有用性

3D-OCT/OFDIはステントを含めた血管内腔構造を立体的かつ視覚的に把握でき，有用である。分岐部の立体構造や破綻したプラークの構造などを視覚的に理解できる。ステントについてはステント断裂や意図しない変形の把握，分岐部でのステント形状，ガイドワイヤの通過位置の把握などが可能であるが，使用頻度も含めて最も有用なのは，分岐部ステント留置時の側枝へのガイドワイヤ通過位置の把握である。

筆者らはオフラインの3D-OCTを用いて，分岐部病変にkissing balloon

inflation（KBI）を施行する際にガイドワイヤ通過位置を確認した23例を調査した。分岐部のカリーナにステントリンクがかかっているかどうかで，free-carinaタイプ，connecting-to-carinaタイプに分類した。free-carinaタイプで遠位側をガイドワイヤ通過したケースでは，KBI施行後の側枝入口部残存ストラットが有意に少なかった（図3）[2]。特にキュロットステンティング施行時には，最初のステントにジェイルされた側枝入口部にストラットが残らないように拡張されていないと，2つめのステントの拡張が制限される可能性がある（図4，動画1）[2]。IVUSやOCT/OFDIの短軸断面画像のみでも，ガイドワイヤが遠位部を通過しているかどうかの判断は可能であるが，3Dでないとステントリンクとの位置関係を把握することは困難で，側枝入口部をジェイルするストラット形状を把握し，至適位置でガイドワイヤを通過させ拡張することが重要である。今後はこのような手法で分岐部病変に対するPCIを行うことにより，遠隔期の再狭窄や再血行再建が減少するか検証する必要がある。

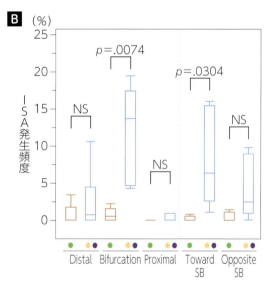

図3 ▶ 側枝入口部のステントジェイルのパターンとガイドワイヤ通過位置，側枝拡張後のISAの関係

A：ステントジェイルのパターンの定義。まず，3D-OCT上で側枝入口部にかかるステントクラウンのうち，遠位側のピークが少なくとも1つ以上入口部に位置するものを見つける（濃赤のクラウン）。そのクラウンからカリーナに接続するステントリンクの有無によって，free-carinaタイプ，connecting-to-carinaタイプと分類した。ガイドワイヤ通過位置を示す色は緑と黄は遠位側，紫は近位側を示す。free-carinaタイプで遠位側（緑）の位置であれば，側枝拡張後も良好なappositionが期待できる。
B：KBI後のISAの発生頻度。

（文献2より作成）

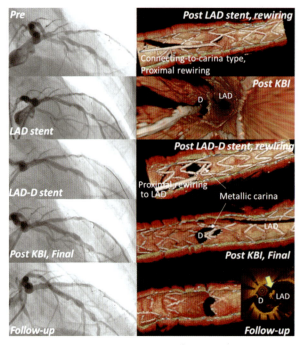

図4 ▶ キュロットステンティングを行ったLAD-D分岐部病変例

最初に留置したLADのステント内から対角枝（D）に近位側からガイドワイヤを通過させたため，2つめのステントをLAD-Dで留置した際も近位側からしかガイドワイヤが通過できず，KBI後もカリーナ周辺にストラットが残存してしまっている（動画1）。遠隔期にはストラット（metallic carina）に血栓（矢印）が付着していた。

（文献2より改変）

3. 3D-OCT／OFDIのピットフォール

　3D-OCT／OFDIは断層像の再構成画像で，コンピュータで付加情報を加えた画像であることを念頭に置くことが重要である。実際にはないリンクが存在するように描かれるだけでなく，その逆もありうる。事実と異なる虚像を，3D描画している可能性もある。それによって，至適なガイドワイヤ通過位置を誤って判断する可能性がある。2Dに立ち返って検証することが重要である。

4. 今後の展望と期待

　現在の3D-OCTは，金属ステントは描出できているものの，その他の血管内構造や生体吸収性スキャフォールドのポリマーストラットなどの自動診断については研究段階である。人工知能の技術を用いて画像診断精度を向上させ，組織性状やステントをより正確に識別できるようになるかもしれない。

また，拡張現実，複合現実の技術を使ったコンテンツを手術室で利用できる時代になってきている。血管造影やOCT／OFDIなど様々なモダリティから作成された3D映像を使って，術者の理解を深めたり手技のガイドとなるような情報を提示したり，教育や患者説明に使用されるような時代が来るかもしれない。そのような技術革新が，PCIを受けた患者の予後の改善をもたらすことを期待したい。

◉文献

1) Okamura T, et al : Three-dimensional optical coherence tomography assessment of coronary wire re-crossing position during bifurcation stenting. EuroIntervention. 2011 ; 7(7) : 886-7.
2) Okamura T, et al : 3D optical coherence tomography : new insights into the process of optimal rewiring of side branches during bifurcational stenting. EuroIntervention. 2014 ; 10(8) : 907-15.

略語一覧

	用語	対訳例
ACS	acute coronary syndrome	急性冠症候群
BMS	bare metal stent	ベアメタルステント
BRS	bioresorbable scaffold	生体吸収性スキャフォールド
CAG	coronary angiography	冠動脈造影
CCU	coronary care unit	冠動脈疾患集中治療室
CFR	coronary flow reserve	冠血流予備能
CTO	chronic total occlusion	慢性完全閉塞
DAPT	dual antiplatelet therapy	抗血小板薬2剤併用療法
DCA	directional coronary atherectomy	方向性冠動脈粥腫切除術
DES	drug eluting stent	薬剤溶出性ステント
EEM	external elastic membrane	外弾性板
EEM CSA	external elastic membrane cross-sectional area	―
EF	ejection fraction	駆出分画(率)
FCT	fibrous cap thickness	―
FFR	fractional flow reserve	血流予備量比
IPST	intraprocedural stent thrombosis	ステント内血栓(症)
ISA	incomplete stent apposition	ステント圧着不良
IVUS	intravascular ultrasound	血管内超音波(法)
LMT	left main trunk	左主幹部
LSM	late stent malapposition	晩期ステント不完全密着
MLA	minimum lumen area	最小ステント内腔面積
MLD	minimum lumen diameter	最小内腔径
MSA	minimum stent area	最小ステント面積
NIRS	near-infrared spectroscopy	―
NURD	non-uniform rotational distortion	―
OCT	optical coherence tomography	光干渉断層法
OFDI	optical frequency domain imaging	―
PCI	percutaneous coronary intervention	経皮的冠動脈インターベンション
PSS	peri-stent contrast staining	―
SCAD	spontaneous coronary artery dissection	特発性冠動脈解離
TCFA	thin-cap fibroatheroma	―
TLR	targeted lesion revascularization	標的病変再血行再建(術)
TVR	target vessel revascularization	標的血管再血行再建(術)
VLST	very late stent thrombosis	超遅発性ステント血栓症

索引

欧文

A
abrupt type　161
ABSORB trial　242
ADAPT-DES study　194

B
Bifurcationモード　96
BRS（BVS）　138

C
COBIS II registry　108
CREDO KYOTO AMI registry　195

D
DESNOTE study　267
distal protection　196
DOC　23

E
ELAN study　280
EROSION study　208

F
FCT　283
FIRST study　60
Forwardlooking®　305

G
GLAGOV trial　285
granuloma　259

H
HDi®　296
HORIZONS-AMI trial　242
hypersensitivity　259

I
ILUMIEN III study　95
iMAPTM　310

IPST　203
IVUS-OCT　300
IVUSの原理　3

J
JAPAN-ACS study　281

K
KAMIR（Korea Acute Myocardial Infarction Registry）　195

M
malaposition　259
MDU　25

N
neoatherosclerosis　126, 238, 249, 260, 264, 291
NIRAF-OCT　301
NIRF-OCT　300
NIRS-IVUS　290, 294
NIRS-OCT　301
NURD　18, 43

O
old SVG　80
OPINION trial　95, 274
OPUS-CLASS study　62

P
plaque burden　62
PLAスキャホールド　138
POBA　240, 272
PROSPECT study　210, 273
PSS　85, 243, 247, 267
Push法　77, 207

R
REVERSAL trial　276

S
shear stress　170
speckled　128
STEMI　208

T
TCFA　209, 241, 252, 273, 289
TIMELESS study　242
tip-injection法　207
type A病変　102

V
VISICUBE®　298
VLST　81
volume overload　155

和文

あ
アコーディオン現象　53, 176
アーチファクト　44, 45
アトルバスタチン　276, 283
アナグリフ法　309
アブレーション　181
圧着不良（malaposition）　100
安定プラーク　55

え
エア抜き　157
エッジ解離　109
エベロリムス溶出性ステント　247
エントラップメント　145, 152
壊死性コア　125

お
オーバーザワイヤタイプ　30
黄色プラーク　115
音響陰影　42

か

カッティングバルーン 217
カリーナ 160
解離(dissection) 40
拡張 177, 181
冠動脈解離 115, 158
冠動脈血腫 67
冠動脈穿孔 110

き

キャリブレーション 11
キュロットステンティング 316
機械走査式カテーテル 17
器質化血栓 51
気泡 44, 59
急性冠症候群(ACS) 194, 240
急性心筋梗塞 66, 133, 195
狭窄 60
虚血 158
虚血評価 62

く

空気塞栓 20

け

血圧変化 15
血液維持型血管内視鏡 31
血液の混入 27
血管治癒遅延 258
血管の異常反応 259
血球ノイズ 41
血腫 40, 92
血栓 39, 56, 80, 203, 215, 288
減衰 43
減衰プラーク 39, 102, 271

こ

抗血小板薬 285
高周波IVUS 296

高度石灰化病変 219
混合血栓 56

さ

サイドローブ 42
再狭窄病変 76

し

シロリムス溶出性ステント 246, 251
脂質性プラーク 38, 50
脂質プール 103
色調(プラーク) 55, 80
新生内膜 233, 238
心電図変化 14

す

スコアリングバルーン 175
スタチン 276
スタック 145
ステントジェイル 315
ステントフラクチャー 233
ステントリンク 167, 315
ステント血栓症 81
ステント再狭窄 84
ステント再内皮化遅延 252
スパスム 158
スローフロー 107
ずり応力 170

せ

正常血管 38
正常内膜 288
赤色血栓 51, 56
石灰化結節 52, 198, 205
石灰化病変 73
石灰化プラーク 38, 50
線維脂質性プラーク 38
線維性プラーク 38, 50

穿孔 182

そ

ゾタロリムス溶出性ステント 247
塞栓 156

た

ダブルルーメンカテーテル 75
多重エコー 42
単純プラーク 288
断線(カテーテル) 45

ち

遅発性ステント血栓症 81
遅発性ステント不完全圧着(LSM) 251
中膜解離 130
超遅発性ステント血栓症(VLST) 81, 238, 247, 251, 263

て

低分子デキストラン 9
電気ノイズ 45
電子走査式カテーテル 19

と

同心性病変 36
動脈の構造 36
特発性冠動脈解離(SCAD) 196

な

ナプキンリング 184
内膜解離 130

に

肉芽腫 259

ね

ネガティブリモデリング 36

の

ノーフロー 182
ノーリフロー 107, 114

は

ハーフコントラスト　118
バルーン　182
バルーンカテーテル　181
パクリタキセル溶出性ステント　247, 266
白色血栓　51, 56
白色プラーク　115
破綻プラーク　56
破裂プラーク　115

ひ

被覆度評価（新生内膜）　58

ふ

フィブリンネット（血栓）　86
フラッシング法　207
プラークシーリング効果　247
プラーク破綻　198, 205
プラークびらん　198, 205
プラバスタチン　276
プルバック速度　8
プロービングカテーテル　31
プロラプス　27

不安定プラーク　56, 105, 196, 215, 289
伏在静脈グラフト　80
複雑プラーク　288
分岐部病変　75, 314

へ

偏光OCT　302
偏心性病変　36
偏心性プラーク　226

ほ

ホワイトバランス　31
ボリュームレンダリング　312
ポジティブリモデリング　36, 271
方向性冠動脈粥腫切除術（DCA）　72, 228
泡沫細胞　125

ま

マイクロOCT　302
マイクロバブル　10
マーキング法（IVUS）　88
末梢塞栓　103
末梢保護　105

慢性完全閉塞（CTO）　69, 161

も

モノレールタイプ　30

や

薬剤溶出性ステント　172, 189
薬剤溶出性バルーン　191

ゆ

有害事象（OCT/OFDI）　13

ら

らせん状解離　67

り

リクロス（ガイドワイヤ）　167
リングダウン　41

れ

蓮根様所見　86
攣縮　158

ろ

ロータブレーター　121, 172, 182

わ

ワイヤリング（IVUSガイド）　71

編著

本江純子（ホンエ ジュンコ　Junko Honye）

〈略　歴〉
1983年 3月　日本大学医学部卒業
1987年 3月　大学院医学博士課程修了（大学院卒業）
1990年 3月　University of California, Irvine, Division of Cardiology留学
1992年 6月　日本大学医学部附属板橋病院第2内科
1994年 2月　日本大学医学部附属板橋病院救命救急センター医長
2003年 6月　東京大学医学部附属病院循環器内科助手
2004年 4月　東京大学医学部附属病院循環器内科特任講師
2005年 4月　日本大学医学部内科学講座循環器内科部門助手
　同年 5月　日本大学医学部内科学講座循環器内科部門専任講師
2008年12月　湘南鎌倉総合病院循環器科部長
2010年 4月　府中恵仁会病院心臓血管病センター附属イメージング研究所所長
2015年11月　菊名記念病院循環器センター副センター長
　同年 3月　菊名記念病院循環器センター長

〈学会認定・専門医〉
日本内科学会認定医，日本内科学会指導医，日本循環器学会専門医，日本心臓内視鏡学会認定医・専門医，日本心血管インターベンション治療学会名誉専門医，臨床研修指導医（厚生労働省認定），循環器研修指導医（厚生労働省認定）

電子版のご利用方法

巻末の袋とじに記載された**シリアルナンバー**で，本書の電子版を利用することができます。

手順①：日本医事新報社Webサイトにて会員登録（無料）をお願い致します。
（既に会員登録をしている方は手順②へ）

日本医事新報社Webサイトの「Web医事新報かんたん登録ガイド」でより詳細な手順をご覧頂けます。
www.jmedj.co.jp/files/news/20170221%20guide.pdf

手順②：登録後「マイページ」に移動してください。
www.jmedj.co.jp/mypage/

「マイページ」

↓

マイページ下部の「会員情報」をクリック

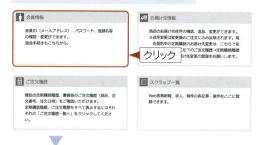

↓

「会員情報」ページ上部の「変更する」ボタンをクリック

↓

「会員情報変更」ページ下部の「会員限定コンテンツ」欄にシリアルナンバーを入力

↓

「確認画面へ」をクリック

↓

「変更する」をクリック

会員登録（無料）の手順

1 日本医事新報社Webサイト（www.jmedj.co.jp）右上の「会員登録」をクリックしてください。

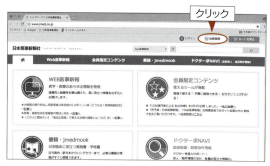

2 サイト利用規約をご確認の上(1)「同意する」にチェックを入れ，(2)「会員登録する」をクリックしてください。

3 (1)ご登録用のメールアドレスを入力し，(2)「送信」をクリックしてください。登録したメールアドレスに確認メールが届きます。

4 確認メールに示されたURL（Webサイトのアドレス）をクリックしてください。

5 会員本登録の画面が開きますので，新規の方は一番下の「会員登録」をクリックしてください。

6 会員情報入力の画面が開きますので，(1)必要事項を入力し(2)「（サイト利用規約に）同意する」にチェックを入れ，(3)「確認画面へ」をクリックしてください。

7 会員情報確認の画面で入力した情報に誤りがないかご確認の上，「登録する」をクリックしてください。

血管内イメージング
パーフェクトガイド

定価（本体12,000円＋税）

2018年7月12日　第1版

編著者　本江純子
発行者　梅澤俊彦
発行所　日本医事新報社　www.jmedj.co.jp
　　　　〒101-8718　東京都千代田区神田駿河台2-9
　　　　電話（販売）03-3292-1555　（編集）03-3292-1557
　　　　振替口座　00100-3-25171
印　刷　日経印刷株式会社

©本江純子 2018 Printed in Japan
ISBN978-4-7849-6255-6　C3047　¥12000E

・本書の複製権・翻訳権・上映権・譲渡権・公衆送信権（送信可能化権を含む）は（株）日本医事新報社が保有します。

JCOPY　〈(社)出版者著作権管理機構 委託出版物〉
本書の無断複写は著作権法上での例外を除き禁じられています。複写される場合は，そのつど事前に，(社)出版者著作権管理機構（電話 03-3513-6969, FAX 03-3513-6979, e-mail:info@jcopy.or.jp）の許諾を得てください。